P. Obermeier

Kunsttherapie für die Praxis

Ich fand heraus, dass ich mit Farben und Formen Dinge ausdrücken konnte,
die ich auf andere Weise nicht sagen konnte –
Dinge, für die ich keine Worte hatte.

Georgia O'Keeffe

Petra Obermeier

Kunsttherapie für die Praxis

Methodik – Anleitungen – Fallbeispiele

2. Auflage

ELSEVIER

Elsevier GmbH, Bernhard-Wicki-Str. 5, 80636 München, Deutschland
Wir freuen uns über Ihr Feedback und Ihre Anregungen an kundendienst@elsevier.com

ISBN 978-3-437-23706-5
eISBN 978-3-437-05155-5

2. Auflage 2025

Wichtiger Hinweis
Die medizinischen Wissenschaften unterliegen einem sehr schnellen Wissenszuwachs. Der stetige Wandel von Methoden, Wirkstoffen und Erkenntnissen ist allen an diesem Werk Beteiligten bewusst. Sowohl der Verlag als auch die Autorinnen und Autoren und alle, die an der Entstehung dieses Werkes beteiligt waren, haben große Sorgfalt darauf verwandt, dass die Angaben zu Methoden, Anweisungen, Produkten, Anwendungen oder Konzepten dem aktuellen Wissensstand zum Zeitpunkt der Fertigstellung des Werkes entsprechen.
Der Verlag kann jedoch keine Gewähr für Angaben zu Dosierung und Applikationsformen übernehmen. Es sollte stets eine unabhängige und sorgfältige Überprüfung von Diagnosen und Arzneimitteldosierungen sowie möglicher Kontraindikationen erfolgen. Jede Dosierung oder Applikation liegt in der Verantwortung der Anwenderin oder des Anwenders. Die Elsevier GmbH, die Autorinnen und Autoren und alle, die an der Entstehung des Werkes mitgewirkt haben, können keinerlei Haftung in Bezug auf jegliche Verletzung und/oder Schäden an Personen oder Eigentum, im Rahmen von Produkthaftung, Fahrlässigkeit oder anderweitig übernehmen.

Für die Vollständigkeit und Auswahl der aufgeführten Medikamente übernimmt der Verlag keine Gewähr.
Geschützte Warennamen (Warenzeichen) werden in der Regel besonders kenntlich gemacht (®). Aus dem Fehlen eines solchen Hinweises kann jedoch nicht automatisch geschlossen werden, dass es sich um einen freien Warennamen handelt.

Bibliografische Information der Deutschen Nationalbibliothek
Die Deutsche Nationalbibliothek verzeichnet diese Publikation in der Deutschen Nationalbibliografie; detaillierte bibliografische Daten sind im Internet über https://www.dnb.de abrufbar.

25 26 27 28 29 5 4 3 2 1

In ihren Veröffentlichungen verfolgt die Elsevier GmbH das Ziel, genderneutrale Formulierungen für Personengruppen zu verwenden. Um jedoch den Textfluss nicht zu stören sowie die gestalterische Freiheit nicht einzuschränken, wurden bisweilen Kompromisse eingegangen. Selbstverständlich sind **immer alle Geschlechter** gemeint.

Planung: Ursula Jahn, München
Projektmanagement: Martha Kürzl-Harrison, München
Redaktion: Stephanie Kaiser-Dauer, Heidelberg
Bildrechteklärung: Katja Sieger-Schauer, München
Satz: Thomson Digital, Noida/Indien
Druck und Bindung: Drukarnia Dimograf Sp. z o. o., Bielsko-Biała/Polen
Umschlaggestaltung: SpieszDesign, Neu-Ulm
Titelfotografie: Petra Obermeier, Regensburg

Aktuelle Informationen finden Sie im Internet unter **www.elsevier.de**

Vorwort

Die 1. Auflage des Praxisbuches *Kunsttherapie für die Praxis* wurde erfreulicherweise sehr gut angenommen und in seiner Auflage mit 2500 Exemplaren inzwischen fast vollständig verkauft. Vielen Dank für die sehr guten Rezensionen. Ich hoffe, dass das Buch für den Einsatz in Ihrer Praxis sehr hilfreich ist.

Auch diesmal möchte ich mich sehr herzlich bei meinen Schülerinnen und Schülern in der Weiterbildung Kunsttherapie bedanken, die mir ihre Bilder und Protokolle mit Fallbeispielen zur Verfügung gestellt haben und mich zum Schreiben und Verfassen der 2. Auflage motivierten und bereits darauf warten, sie in eigenen Händen zu halten und damit zu arbeiten.

Vorab möchte ich darauf hinweisen, dass der Buchteil I „Grundlagen" als Grundgerüst so bestehen blieb wie in der 1. Auflage und lediglich leicht überarbeitet wurde. In Buchteil II „Methodik, Anleitungen, und Fallbeispiele" gibt es jedoch zusätzlich neue Fallbeispiele und Bilder aus Protokollen der Teilnehmenden aus der Weiterbildung in Kunsttherapie der letzten drei Jahre. Im Laufe dieser Zeit hat sich in meiner kunsttherapeutischen Praxis sowie bei meiner Tätigkeit als Dozentin in der Weiterbildung Kunsttherapie wieder einiges an Material aus den protokollierten Settings angesammelt, das nun in der 2. Auflage veröffentlicht wird.

Wie schon in der 1. Auflage wird dem Leser bzw. der Leserin auch diesmal ein sehr persönlicher und tiefer Einblick in die Psyche der „Klienten" gewährt, wie sie sich im Bild selbst sehen, wie sie ihre „inneren Bewegungen" erlebt haben und wie sie anschließend im Setting darüber sprechen. Therapeutinnen und Therapeuten können hieraus wertvolle Erkenntnisse, theoretisches Wissen und Erfahrungen für ihre Praxis schöpfen. Auch sind die Anleitungen zu den verschiedenen Methoden sehr praxisnah beschrieben und somit leicht umsetzbar.

Dieses Praxisbuch beinhaltet nur bestimmte Auszüge der unterschiedlichen Methoden und Anleitungen aus der Weiterbildung Kunsttherapie und kann nicht deren vollen Umfang darstellen. Wenn Sie umfassende und grundlegende praktische Selbsterfahrungen sammeln möchten, empfehle ich Ihnen die Teilnahme an meiner Weiterbildung Kunsttherapie im HeilZentrum Regensburg (www.heilzentrum-regensburg.de).

Ich wünsche Ihnen, liebe Leserin und lieber Leser, nun viel Freude beim Lesen und bei der Umsetzung der verschiedenen Methoden in Ihrem Praxisalltag.

Regensburg, Sommer 2024
Petra Obermeier

Abbildungsnachweis

Der Verweis auf die jeweilige Abbildungsquelle befindet sich bei allen Abbildungen im Werk am Ende des Legendentextes in eckigen Klammern. Alle nicht besonders gekennzeichneten Grafiken und Abbildungen © Elsevier GmbH, München.

G747 Stewart I, Joines V. Die Transaktionsanalyse. Herder, 12. Aufl. 2015.

J787 Colourbox.com

L231 Stefan Dangl, München

W1051 Albertina, Wien (Feldhase von Albrecht Dürer)

P500 Petra Obermeier, Regensburg, für Abbildungen ohne Quellcode

Fehler gefunden?

An unsere Inhalte haben wir sehr hohe Ansprüche. Trotz aller Sorgfalt kann es jedoch passieren, dass sich ein Fehler einschleicht oder fachlich-inhaltliche Aktualisierungen notwendig geworden sind.

Sobald ein relevanter Fehler entdeckt wird, stellen wir eine Korrektur zur Verfügung. Mit diesem QR-Code gelingt der schnelle Zugriff.

https://else4.de/978-3-437-23706-5

Wir sind dankbar für jeden Hinweis, der uns hilft, dieses Werk zu verbessern. Bitte richten Sie Ihre Anregungen, Lob und Kritik an folgende E-Mail-Adresse: kundendienst@elsevier.com

Inhaltsverzeichnis

1 Einführung 1

2 Vorbemerkungen 3
2.1 Was ist Kunsttherapie? 3
2.2 Für welchen Personenkreis ist Kunsttherapie geeignet? 4
2.3 Was bewirkt Kunsttherapie? 4

3 Die Materialien, ihre Bedeutung und ihre Wirkung 5
3.1 Ölmalkreiden 5
3.2 Acryl- und Gouachefarben 5
3.3 Ton 5
3.4 Kohle 5
3.5 Papiergrund 6

4 Bildnerische Ausdrucks- und Gestaltungsvarianten 7
4.1 Gegenständlicher Bildausdruck 7
4.2 Gegenständlich-abstrakter Bildausdruck 7
4.3 Objektfreier Bildausdruck 7

5 Die Arten der Bildanalyse 9
5.1 Formale Bildanalyse 9
5.2 Die inhaltliche Bildanalyse 9

6 Die gegenständliche Collage . . . 11
6.1 Der Begriff „Collage" und die Wirkung der Collage 11
6.2 Bildaufgabe „Gestalte dich als Symbol vor einem passenden Hintergrund" 11
6.3 Fallbeispiele und Interventionen . . . 12
6.3.1 Fallbeispiel 1 „Der Flow" 12
6.3.2 Fallbeispiel 2 „Vom Widerstand zur Ruhe" 13
6.4 Einsatz der Methode 14

7 Die Gruppenarbeit mit Bäumen 15
7.1 Definition „Gruppe", Prozesse und Ziele 15
7.1.1 Definition und Merkmale 15
7.1.2 Ziele von Gruppenarbeit 15
7.2 Bildaufgabe „Gestaltet gemeinsam ein Bild und jeder ist ein Baum" 15
7.3 Fallbeispiele und Interventionen . . . 17
7.4 Einsatz der Methode 22

8 Die Ressourcen 23
8.1 Definition „Ressource" 23
8.2 Bildaufgabe „Male ein Bild mit positiven Eigenschaften von dir" . . 23
8.2.1 Beispiele aus der Praxis von Klienten mit fünf positiven Eigenschaften 23
8.3 Bildaufgabe „Gestalte ein Bild von dem, was dir im Moment wichtig ist" 25
8.4 Fallbeispiele und Interventionen . . . 25
8.4.1 Fallbeispiel 1 und Intervention „Selbstliebe" 26
8.4.2 Fallbeispiel 2 und Intervention „Meine weibliche und männliche Seite" 27
8.4.3 Fallbeispiel 3 und Intervention „Meine Tankstelle" 28
8.4.4 Fallbeispiel 4 und Intervention „Glaube und Hoffnung" 29
8.4.5 Fallbeispiel 5 und Intervention „Das Samenkorn" 30
8.5 Einsatz der Methode 31

9 Die Rezeptive Kunsttherapie . . . 33
9.1 Der Begriff „rezeptiv" und seine Bedeutung 33
9.2 Zielsetzung 33
9.3 Bildaufgabe „Gestalte ein Bild mit dem Wichtigsten des ausgesuchten Bildes" 33
9.4 Fallbeispiele und Interventionen . . . 34
9.4.1 Fallbeispiel 1 und Intervention „Das Leben genießen" 34
9.4.2 Fallbeispiel 2 und Intervention „Entspannung und Ruhe" 35
9.4.3 Fallbeispiel 3 und Intervention „Das Junglebild" 36

9.5 Einsatz der Methode 37

10 Das gegenständliche Körperbild 39
10.1 Bildaufgabe „Male ein Körperbild von dir" 39
10.2 Ziele der Bildaufgabe 39
10.3 Fallbeispiele und Interventionen . . . 41
10.3.1 Fallbeispiel 1 und Intervention „Die männliche und die weibliche Seite" . 41
10.3.2 Fallbeispiel 2 und Intervention „Der Herzmensch" 43
10.3.3 Fallbeispiel 3 und Intervention „Frei und glücklich" 44
10.3.4 Fallbeispiel 4 und Intervention „Kraft und Energie" 45
10.3.5 Fallbeispiel 5 und Intervention „Balance und Gleichgewicht" 46
10.4 Einsatz der Methode 47

11 Das Selbstbild mit Kohle 49
11.1 Bildaufgabe „Zeichne ein Selbstbild" 49
11.2 Fallbeispiele und Interventionen . . . 49
11.2.1 Fallbeispiel 1 und Intervention „Der dicke Hals" 50
11.2.2 Fallbeispiel 2 und Intervention „Yin und Yang im Ungleichgewicht" 51
11.3 Einsatz der Methode 51

12 Die Maske aus Ton 53
12.1 Definition „Maske" 53
12.2 Aufgabe „Gestalte eine Gesichtsmaske aus Ton" 53
12.3 Fallbeispiele und Interventionen . . . 54
12.3.1 Fallbeispiel 1 „Gezeichnet vom Leben" 54
12.3.2 Fallbeispiel 2 „Der alte Medizinmann" 55
12.4 Einsatz der Methode 55

13 Die Symbolarbeit 57
13.1 Definition „Symbol" 57
13.2 Bildaufgabe „Finde fünf Symbole und gestalte dazu ein Mandala" 57
13.3 Fallbeispiele und Interventionen . . . 58
13.3.1 Fallbeispiel 1 und Intervention „Alles ist verbunden" 59
13.3.2 Fallbeispiel 2 und Intervention „Geborgen und verwurzelt" 61
13.3.3 Fallbeispiel 3 und Intervention „Die Zeichen des Mondes" 63
13.3.4 Fallbeispiel 4 und Intervention „Mensch im Raum" 65
13.4 Einsatz der Methode 66

14 Das Gruppensymbol und soziale Interaktionen in der Gruppe 67
14.1 Bildaufgabe „Findet gemeinsam ein Gruppensymbol und geht damit in Gestaltung" 67
14.2 Fallbeispiel und Intervention 68
14.2.1 Diskussion und Reflexion nach der ersten Runde 68
14.2.2 Diskussion und Reflexion nach der zweiten Runde 68
14.2.3 Diskussion und Reflexion nach der dritten Runde 68
14.2.4 Diskussion und Reflexion nach der vierten Runde 69
14.2.5 Fragen und Reflexion zum Gruppenprozess 69
14.3 Einsatz der Methode 72

15 Die themenorientierte Arbeit mit Märchen 73
15.1 Märchen in der therapeutischen Arbeit 73
15.1.1 Welche Vorteile ergeben sich durch die Arbeit mit Märchen und Geschichten? 73
15.1.2 Welche Arbeitsweisen im Umgang mit Märchen gibt es? 73
15.2 Bildaufgabe „Male eine Szene aus dem Märchen Froschkönig, die dich bewegt hat!" 74
15.3 Fallbeispiele und Interventionen . . . 77
15.3.1 Fallbeispiel 1 und Intervention „Die versunkene Kugel" 77
15.3.2 Fallbeispiel 2 und Intervention „Das Herz" 78
15.3.3 Fallbeispiel 3 und Intervention „Der glitschige Frosch" 80
15.4 Bildaufgabe „Male den Schluss des Märchens 'Der liebste Roland'" . . . 81
15.5 Fallbeispiele und Intervention 83

15.5.1 Ziele der Bildbetrachtung 83
15.5.2 Fallbeispiel 1 und Intervention „Die strahlend rote Blume" 83
15.5.3 Fallbeispiel 2 und Intervention „Das Happy End" 84
15.5.4 Betrachtungsweise des Märchens „Der liebste Roland" 86
15.6 Einsatz der Methode 87

16 Die Skriptanalyse I 89
16.1 Definition „Transaktionsanalyse" . . 89
16.2 Einführung in die Transaktionsanalyse 89
16.3 Bildaufgabe „Male dein Leben in vier Bildern!" 90
16.4 Fallbeispiele und Interventionen . . . 92
16.4.1 Fallbeispiel 1 und Intervention „Mein Leben und alles, was dazu gehört" 92
16.4.2 Fallbeispiel 2 und Intervention „Das Leben ist wie eine Schachtel Pralinen" 94
16.5 Einsatz der Methode 95

17 Die Skriptanalyse II 97
17.1 Einstieg in die Skriptanalyse 97
17.2 Bildaufgabe „Gestalte deinen Namen" 97
17.3 Fallbeispiele und Interventionen . . . 98
17.3.1 Fallbeispiel und Intervention „Präsenz und Klarheit" 98
17.4 Skript-Matrix mit Bannbotschaften und Erlaubnissen 98
17.4.1 Definition „Bannbotschaften und Erlaubnisse in der Transaktionsanalyse" 98
17.5 Bildaufgabe „Gestalte drei Bilder von Bannbotschaften und Erlaubnissen, um einen Prozess deutlich zu machen" 99
17.5.1 Die zwölf Bannbotschaften 100
17.5.2 Die zwölf Erlaubnisse 100
17.6 Fallbeispiele und Interventionen . . . 101
17.6.1 Fallbeispiel 1 und Intervention „Das Symbol der Unendlichkeit" 101
17.6.2 Fallbeispiel 2 und Intervention „Die äußere und innere Lebenswelt" 103
17.6.3 Fallbeispiel 3 und Intervention „Die Metamorphose" 104
17.7 Einsatz der Methode 105

18 Die Skriptanalyse III 107
18.1 Übung zur Rolle und Identität „Ich bin mein Diamant" 107
18.2 Fallbeispiele und Interventionen . . . 108
18.2.1 Fallbeispiel und Intervention „Visionär, Partner, Kollege und Begleiter" 108
18.3 Einsatz der Methode 108
18.4 Bildaufgabe „Male deine kurz-, mittel- und langfristigen Ziele, die du realisieren möchtest!" 109
18.5 Fallbeispiele und Interventionen . . . 110
18.5.1 Fallbeispiel 1 und Intervention „Verwurzelung und Wachstum" 110
18.5.2 Fallbeispiel 2 und Intervention „Klarheit und Ordnung im Leben" . . 111
18.5.3 Fallbeispiel 3 und Intervention „Klarheit im Herzen" 112
18.6 Bildaufgabe „Welche möglichen Hindernisse könnten diesen Zielen im Wege stehen, und welche Ressourcen stehen dir zur Verfügung, um diese Hindernisse aus dem Weg zu räumen?" 113
18.7 Fallbeispiele und Interventionen . . . 114
18.7.1 Fallbeispiel 1 „Trauer und Liebe" . . . 114
18.7.2 Fallbeispiel 2 „Entwicklung und Vertrauen" 115
18.7.3 Fallbeispiel 3 „Zeit und Leichtigkeit" 116
18.8 Einsatz der Methode 116

19 Kunsttherapie und Ängste 117
19.1 Definition von „Angst" und deren Symptome 117
19.2 Die Angst symbolisch in Bildern dargestellt 118
19.3 Kunsttherapeutische Interventionen bei Angstbildern 118
19.4 Bildaufgabe „Male das Selbsterleben deiner Angst in einer bestimmten Situation" 118
19.5 Fallbeispiele und Interventionen . . . 119
19.5.1 Fallbeispiel 1 und Intervention „Angst vor dem unbekannten Land" 119

19.5.2 Fallbeispiel 2 und Intervention „Angst vor dem Tod" . . . 120
19.5.3 Fallbeispiel 3 und Intervention „Angst vor Authentizität" . . . 121
19.5.4 Fallbeispiel 4 und Intervention „Angst vor autoritärer Person" . . . 122
19.6 Bildaufgabe „Male ein Bild, wie du die Angst in dieser Situation gelöst und überwunden hast" . . . 123
19.7 Fallbeispiele und Interventionen . . . 123
19.7.1 „Lösungsbild" zum Fallbeispiel 1 „Angst vor dem unbekannten Land" . . . 123
19.7.2 „Lösungsbild" zum Fallbeispiel 2 „Angst vor dem Tod" . . . 124
19.7.3 „Lösungsbild" zum Fallbeispiel 3 „Angst vor Authentizität" . . . 125
19.7.4 „Lösungsbild" zum Fallbeispiel 4 „Angst vor autoritärer Person" . . . 126
19.8 Reflexionen . . . 127
19.9 Einsatz der Methode . . . 127
19.10 Die neun Grundängste . . . 127
19.11 Kunsttherapeutische Methode bei Angstpatienten: „Begleitetes Malen" nach Helena Schrode . . . 128
19.12 Bildaufgabe „Male das Selbsterleben einer der neun Grundängste" . . . 128
19.13 Fallbeispiele und Interventionen . . . 129
19.13.1 Fallbeispiel 1 und Intervention „Angst vor der Grundangst 'Verletzung'" . . . 129
19.13.2 Fallbeispiel 2 und Intervention „Angst vor der Grundangst 'Verlust'" . . . 131
19.14 Einsatz der Methode . . . 133

20 Der psychische Schatten im gegenständlichen Bild . . . 135
20.1 Schattenaspekte . . . 135
20.2 Bildaufgabe „Gestalte ein Bild von deinem persönlichen Schatten" . . . 136
20.3 Fallbeispiele und Interventionen . . . 138
20.3.1 Fallbeispiel 1 und Intervention „Vom Devoten zum Autonomen" . . . 138
20.3.2 Fallbeispiel 2 und Intervention „Von der Geltungsbedürftigen zur Bedeutungslosen" . . . 140
20.3.3 Fallbeispiel 3 und Intervention „Von der Unklaren zur Selbstzentrierten" . . . 141
20.3.4 Fallbeispiel 4 und Intervention „Von der Angepassten zur Dominanten" . . . 142
20.3.5 Fallbeispiel 5 und Intervention „Von der Leblosen zur Lebendigen" . . . 143
20.4 Bildaufgabe „Male ein Bild von deinem größten Schattenaspekt" . . . 144
20.5 Fallbeispiele und Interventionen . . . 145
20.5.1 Fallbeispiel 1 und Intervention „Male ein Bild des Autonomen in dir!" . . . 145
20.5.2 Fallbeispiel 2 und Intervention „Male ein Bild der Bedeutungslosen in dir!" . . . 146
20.5.3 Fallbeispiel 3 und Intervention „Male ein Bild der Selbstzentrierten in dir!" . . . 147
20.5.4 Fallbeispiel 4 und Intervention „Male ein Bild der Dominanten in dir!" . . . 148
20.5.5 Fallbeispiel 5 und Intervention „Male ein Bild der Lebendigen in dir!" . . . 149
20.6 „Schattenakzeptanz" nach Verena Kast . . . 150
20.7 Einsatz der Methode . . . 150

KAPITEL

1 Einführung

Die Kunsttherapie ist eine noch relativ junge Methode in der Psychotherapie. Sie ist jedoch in den letzten Jahren in psychiatrischen und psychosomatischen Kliniken ein fester Bestandteil des Therapieangebots geworden und auch in freien Praxen hat sie immer mehr an Bedeutung gewonnen.

Als wissenschaftlich anerkannte Therapiemethode wird Kunsttherapie in klinischen, pädagogischen, heilpädagogischen und soziokulturellen Bereichen ausgeübt, z. B. in Krankenhäusern, Schulen, Einrichtungen der Behindertenhilfe, Museen, Gefängnissen, Altersheimen, in der Beratung, im Teamcoaching, in der Supervision, in der Erwachsenenbildung und in freier beratender und therapeutischer Praxis.

Klienten in meiner Praxis bestätigen immer wieder, dass besonders die Kunsttherapie als Therapiemethode bei ihnen sehr viel bewirkt hat. Bilder hätten bei ihnen etwas „ersichtlich" gemacht, das im Gespräch so nicht in den Fokus oder ins Bewusstsein gekommen wäre. Häufig entstehen Bilder im Unbewussten, sodass es bei der Nachbesprechung zu einem „Aha-Erlebnis" kommt, also in das Bewusstsein gerückt wird.

Durch das Malen bekommt der Patient Zugang zu seinem Inneren, seinem Unbewussten und kann mit dieser Methode seine Gefühle, Empfindungen und Gedanken im Gestaltungsprozess in Farben und Formen mit Ölmalkreiden, Acryl- oder Gouachefarben auf einem Blatt Papier ausdrücken. Beim schöpferischen Tun kommt der Patient (Bezeichnung bei erkrankter Person) oder der Klient (Bezeichnung bei gesunder Person) in einen tiefen Kontakt mit sich selbst und seinem psychischen Erleben und somit können **psychodynamische Prozesse** in Gang gesetzt werden. Im Folgenden wird im Buch der Einfachheit halber der Begriff „Klient" verwendet.

Dieses Praxisbuch ist gut geeignet für Therapeuten in freien Praxen, für Kursleiter, Coaches und Berater, die sich neue Ideen und Anregungen über die verschiedenen Methoden in der Kunsttherapie holen, sie in ihrer Praxis einsetzen oder sich über Anleitungen und verschiedene Interventionen mit Klienten zur Praxiserfahrung informieren möchten. Es soll jedoch auch als Begleitbuch Schüler für die Weiterbildung in Kunsttherapie unterstützen.

Noch ein Hinweis: Bei manchen Kapiteln konnte leider keine Einführung in den Fall vorgenommen werden, da die Daten der Klienten nicht mehr zugänglich sind.

PRAXISTIPP

Der Schwerpunkt dieses Buches liegt insbesondere in der Anwendung und praktischen Umsetzung von kunsttherapeutischen Methoden überwiegend im ambulanten Bereich. Einige der beschriebenen Methoden empfehle ich auch nur bei psychisch stabilen Patienten anzuwenden. Der Therapeut sollte die Methode vor der Umsetzung mit Sorgfalt auswählen.

KAPITEL

2 Vorbemerkungen

2.1 Was ist Kunsttherapie?

Die Kunsttherapie ist eine „nonverbale" Therapieform. In der Kunsttherapie wird überwiegend in der Bildersprache gearbeitet. Kunsttherapeutische Prozesse spielen sich in „Polaritäten" ab. Durch dieses Phänomen wird es möglich, eine Brücke zu schlagen zwischen verschiedenen Bereichen wie Fantasie und Realität, Innen und Außen, zwischen sich und den Anderen, Altem und Jungem, Gefühl und Ratio, Geist und Materie, Zerstörung und Aufbau usw.

Es geht in der Kunsttherapie nicht darum, tatsächlich Kunst zu produzieren, sondern darum, dass beim künstlerisch-bildnerischen Arbeiten die innere Motivation stimuliert wird. Bei der Kunsttherapie kommt es darauf an, unbewusste innere Vorgänge sichtbar zu machen. Vorgänge, die der Klient häufig nicht verbal ausdrücken kann. Es wird nicht darauf geachtet, dass das Bild „schön" sein muss, sondern darauf, was im Inneren und im Verborgenen des Klienten liegt.

Die Kunsttherapie unterscheidet sich von anderen Therapieformen dadurch, dass zu der Beziehung Klient – Therapeut das künstlerische Medium hinzutritt. Daraus ergibt sich zwischen den Beziehungspunkten Klient – Therapeut – Medium (Werk) ein Beziehungsdreieck, das in der kunsttherapeutischen Literatur als kunsttherapeutische Triade bezeichnet wird (➤ Abb. 2.1). Damit spielen für die kunsttherapeutische Praxis drei Ebenen und ihre Beziehung zueinander eine Rolle: das künstlerische Gestalten am Werk, die Beziehung zwischen Therapeut und Klient sowie die Betrachtung des Werkes und dessen Wirkung.

Wichtig im Gespräch ist, dass der Therapeut die Bilder des Klienten **nicht** interpretiert! Es sollte **kein** Bewerten und **kein** Aufdrängen einer Meinung des Therapeuten gegenüber dem Klienten erfolgen. Der Therapeut kann dies vermeiden, indem er die Position des „Nichtwissens" einnimmt. Das bedeutet nicht, dass der Therapeut „nichts" weiß. Nein, er sieht und

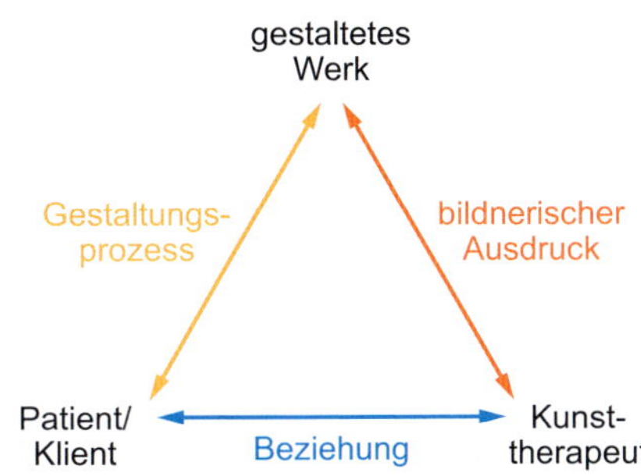

Abb. 2.1 Kunsttherapeutische Triade

erkennt vielleicht relativ schnell bestimmte Zusammenhänge im Bild, verhält sich jedoch zurückhaltend und geht in einen inneren und objektiven Abstand zum Bild. Er geht zusammen mit dem Klienten auf eine Entdeckungsreise und tastet sich mit dem Klienten in einer Unvoreingenommenheit im Bild vor, um wichtige Aspekte im Bild zu finden. Der Klient selbst kann dann bestimmte Zusammenhänge entdecken und aufspüren und es im Moment dann als „Aha-Erlebnis" empfinden. Das wirkt auf sein Innenleben nachhaltig.

Der Therapeut vermeidet die Interpretation des Bildes, indem er nur geschlossene und offene Fragen stellt. Das Vermeiden einer Interpretation kann manchmal schwierig sein, aber nur so schafft er einen Abstand zum Bild und nur so kann in tiefere Schichten des Klienten vorgedrungen werden und Unbewusstes zum Vorschein kommen.

! WICHTIG

Keine Interpretation und Wertung von Bildern!

PRAXISTIPP

- Empathische Haltung einnehmen
- Position des „Nichtwissens" und der Unvoreingenommenheit in der Bildbesprechung
- Offene und geschlossene Fragen stellen
- Aktives Zuhören

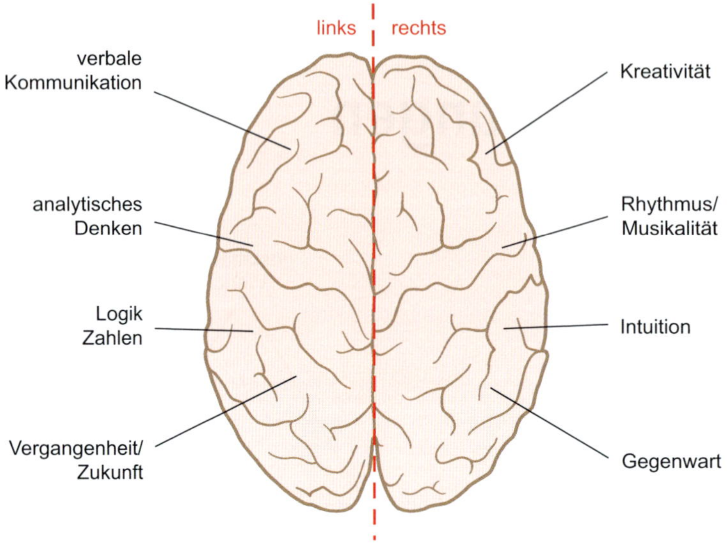

Abb. 2.2 Linke und rechte Gehirnhälfte und ihre Funktionen

2.2 Für welchen Personenkreis ist Kunsttherapie geeignet?

Kunsttherapie eignet sich für alle Interessierten, die mit künstlerischen Mitteln arbeiten und sich in dieser Form ausdrücken möchten. Das gilt auch für Erzieher, Pädagogen, Ergotherapeuten und weitere im sozialen und therapeutischen Umfeld tätige Menschen, die daran interessiert sind und Freude daran haben, kreativ und im Umgang mit künstlerischen Mitteln zu arbeiten.

2.3 Was bewirkt Kunsttherapie?

Die Wirkung der Farben und aller anderen in der Kunsttherapie eingesetzten Materialien besitzt eine bestimmte Kraft, die die Klienten innerlich berühren kann und dadurch innere Prozesse anregt, die man nur kennen kann, wenn man sich selbst fachlich und persönlich damit auseinandergesetzt hat. Es ist wissenschaftlich erwiesen, dass Bilder einen tiefen inneren und nachhaltigen Prozess auslösen können, der in einem alleinigen Gespräch so nicht möglich wäre. Das anschließende Sprechen über das gestaltete Werk kann dem Klienten helfen, neue Perspektiven und Lösungsmöglichkeiten zu entdecken und zu entwickeln. Allerdings geht es dabei nicht in erster Linie darum, Bilder zu deuten oder Bilder in Worte zu übersetzen. Bilder lassen sich nicht einfach als Text lesen, der hinter ihnen liegt und ihnen Bedeutung verleiht.

Es ist vielmehr so, dass der Klient durch das Bild wieder mehr Zugang zu seinen Gefühlen und Emotionen bekommen kann. Durch die Verknüpfung mit der Kognition, wie und was er über das Bild denkt und fühlt, und mit dem Aussprechen (verbale Kommunikation) darüber schafft er eine Verbindung von der rechten zur linken Gehirnhälfte (➤ Abb. 2.2). Durch diese Verbindung und Verknüpfung beider Gehirnhälften kann sich der Mensch wieder „ganz“ fühlen. Er kann im besten Fall verschiedene und „verloren geglaubte“ Anteile seiner Person wieder integrieren.

KAPITEL

3 Die Materialien, ihre Bedeutung und ihre Wirkung

Das Aussuchen eines bestimmten Materials ist ein wesentlicher Bestandteil in der Kunsttherapie, da es eine sehr große Wirkung auf das schöpferische Tun hat und deshalb bewusst für den Klienten ausgewählt werden sollte. Der Umgang mit Material, Werkzeug und Techniken bietet jeweils spezifische Möglichkeiten und erfordert bestimmte Eigenschaften bzw. Fähigkeiten vom Menschen. Jedes Material hat eine eigene Beschaffenheit und übt einen ganz bestimmten Einfluss auf uns aus. Das Material kann u. a. beim Klienten Erinnerungen auslösen. Diese Konfrontation gibt dem Therapeuten die Möglichkeit, das Material gezielt je nach Thematik einzusetzen.

3.1 Ölmalkreiden

Ölmalkreiden sind vielseitig einsetzbar. Die Handhabung kann ganz unterschiedlich sein, wie z. B. fest andrücken, leicht vermalen, zeichnen, schraffieren. Ölmalkreiden beanspruchen außerdem die Kraft des Malenden, denn um farblich kräftige Ergebnisse zu erzielen, muss die Kreide mit Entschlossenheit eingesetzt werden. Sie bieten Struktur, Widerstand und sind richtungsweisend. Mit Wasser verdünnt erscheinen die Bilder aquarellartig und haben einen weicheren und gefühlsbetonteren Charakter.

3.2 Acryl- und Gouachefarben

Acrylfarben sind wasserlöslich und können pastös bis wässrig aufgetragen werden. Abhängig von Schichtdicke und Konsistenz sind sie rasch trocken und übermalbar. Sie haben eine außergewöhnliche Leuchtkraft und diese bleibt auch nach dem Austrocknen erhalten. Sie können leicht in gefühlsbetonte Prozesse führen, da flüssige Farben die Stimmung und den Gefühlszustand der Malenden aufgreifen, wiedergeben und verstärken. Gouachefarben sind im Unterschied zu Acrylfarben mehr pastös und auch wasserlöslich. Sie eignen sich besser als Acrylfarben für einen Einsatz an der Malwand, da sie nicht so leicht vom Papier „fließen“, wie es mit den Acrylfarben eher möglich wäre.

3.3 Ton

Ton ist ein natürlich vorkommendes Material, das hauptsächlich aus feinkörnigen Mineralen besteht. Bei ausreichendem Wassergehalt ist es generell plastisch verformbar und wird spröde, wenn es getrocknet oder gebrannt wird. Ein Vorteil von Ton ist, dass ein dreidimensionales Gestalten möglich ist und vor dem Brennen immer wieder Veränderungen möglich sind. Es ist ein sinnliches und geschmeidiges Material. Die Erfahrung damit ist unmittelbarer und auch haptisch, da beide Hände zur Gestaltung benötigt werden und ein großer Spielraum zum Experimentieren gegeben ist.

3.4 Kohle

Kohle ist ein natürlich vorkommendes Material, mit dem ein kontrastreiches Arbeiten möglich ist. Es kann schraffiert, es können Linien gezogen und mit dem Finger verrieben werden, sodass viele Grauwerte entstehen können. Kohle kann eine harmonisierende Wirkung haben, und ihre Nuancenvielfalt reicht von hell bis tiefschwarz, von weich bis hart, von spitz bis breit.

3.5 Papiergrund

Entscheidend für eine Gestaltung ist der Papiergrund in Blattgröße, Stärke, Farbe und Format (➤ Tab. 3.1).

Tab. 3.1 Papiergrund

Blattgröße	Stärke	Farbe	Format
• Für den Einstieg in eine Therapie ist z. B. eine Größe von DIN A3 gut geeignet. Sie bietet Sicherheit bei ängstlichen und instabilen Personen, da das Format begrenzt ist und den Klienten nicht überfordert. • Die Größe z. B. von 50×70 cm gibt mehr Freiheit, erfordert jedoch auch mehr körperlichen Ausdruck und Bewegung. Sie schafft einen eigenen Raum und gibt unbegrenzte Möglichkeiten. Der Einsatz sollte jedoch nur bei stabilen Personen erfolgen.	Die Stärke des Papiers spielt eine wesentliche Rolle. Mit einem ca. 190 g/qm schweren und glatten Papier als Untergrund kann gut mit Ölmalkreiden, Acryl- und Gouachefarben gearbeitet und gestaltet werden.	Beim Einsatz sollte auch die Farbgebung beachtet werden: • Strahlend weißes Papier kann eine Verunsicherung durch die „Reinheit" entstehen lassen und es sollte überlegt werden, einem gedämpften Weiß oder einem farblich anderen Papier den Vorzug zu geben. • Bräunliches Packpapier auf der Rolle findet beim Malen von Körperbildern Verwendung. Zeitungsausschnitte, verschiedenfarbiges Tonpapier und Seidenpapier setzt man bei Collagenarbeit und beim Malen von Schattenbildern ein.	Der Therapeut sollte auch beachten, wie das Papier eingesetzt wird: mehr senkrecht oder vertikal, um „nach oben" zu wachsen, oder waagrecht oder horizontal, um „sich auszubreiten". Bei den unterschiedlichen Methoden muss dies berücksichtigt werden.

KAPITEL

4 Bildnerische Ausdrucks- und Gestaltungsvarianten

4.1 Gegenständlicher Bildausdruck

Beim gegenständlichen Ausdruck werden Objekte der äußeren Welt dargestellt. Solchen Darstellungen liegt das zentralperspektivische Sehen zugrunde, sodass die Abbildungen der Objekte möglichst genau mit ihnen übereinstimmen, also fast wie ein Foto wirken (➤ Abb. 4.1, linkes Bild).

4.2 Gegenständlich-abstrakter Bildausdruck

Beim gegenständlich-abstrakten Bildausdruck orientiert man sich auch an Objekten der äußeren Welt. Sie werden im Verlauf ihrer Darstellung in reduzierter und vereinfachter Form wiedergegeben und nicht in verwirklichter dreidimensionaler Form (➤ Abb. 4.1, Bild in der Mitte). Der gegenständlich-abstrakte Bildausdruck findet in der Malerei und auch in der Kunsttherapie Verwendung.

4.3 Objektfreier Bildausdruck

Ein bildnerischer Ausdruck ist dann objektfrei, wenn er frei von der Absicht ist, äußere Objekte abzubilden. Die bildnerischen Mittel Farbe, Bewegung, Form und Flächenraum werden nicht mehr dazu verwendet, um etwas Gegenständliches, in der Außenwelt Vorhandenes abzubilden (➤ Abb. 4.1, rechtes Bild). Der objektfreie Bildausdruck vermittelt ein unmittelbareres Ausdrucks- und Handlungserleben, das mehr unbewusst und arational wirkt. Gefühle und Emotionen, die hier vorwiegend „unbewusst" zum Ausdruck kommen, können dann im Gespräch bewusstgemacht werden.

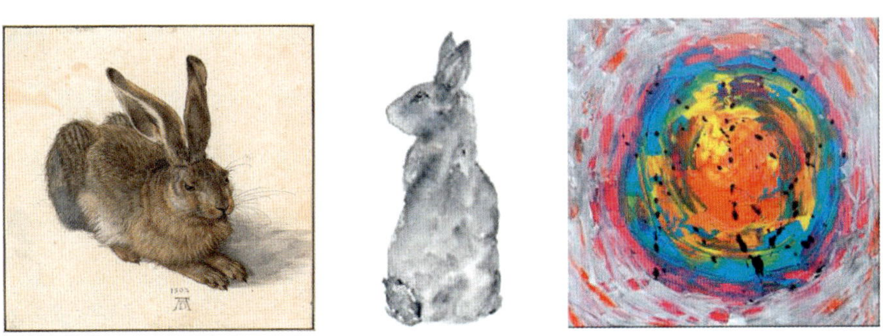

Abb. 4.1 Bildnerische Ausdrucks- und Gestaltungsvarianten

KAPITEL

5 Die Arten der Bildanalyse

5.1 Formale Bildanalyse

Fragestellung: **Wie** sind die Inhalte dargestellt?

Bei der formalen Bildanalyse werden vier Aspekte der Bildgestaltung untersucht und deren Merkmale nach ihren Eigenschaften benannt (> Tab. 5.1). In der Regel erlauben die Eigenschaften der Bildgestaltung einen synonymen Rückschluss auf die Befindlichkeit des Klienten zum Zeitpunkt der Entstehung des Bildes. Die formale Bildanalyse ist eine wichtige Grundlage in der Bildbesprechung.

5.2 Die inhaltliche Bildanalyse

Fragestellung: **Was** ist dargestellt?

Unterschiedliche Bildinhalte werden dargestellt, erkannt und je nach Therapieverlauf (Fokus und Ziel) und nach Befindlichkeit des Klienten besprochen (> Tab. 5.2).

Tab. 5.1 Die formale Bildanalyse

Farben	Formen	Bewegung	Raum
Warm-kühl, hell-dunkel, kräftig-blass, leuchtend-gedämpft, vermischt-klar, stechend-sanft, anregend-beruhigend, deckend-transparent	Rund-eckig, spitz-stumpf, groß-klein, offen-geschlossen, einfach-kompliziert, abgegrenzt-offen, symmetrisch-asymmetrisch	Stark-schwach, gerichtet-ungerichtet, zentrierend-expandierend, fließend-stockend, schnell-langsam, dynamisch-statisch	Topografisch (Bildfläche), leer-gefüllt, respektiert-gesprengt, illusionär (Bildtiefe), flach-tief, eng-weit, nah-fern

Tab. 5.2 Die inhaltliche Bildanalyse

Bildinhalte, die eher dem Unbewussten/Vorbewussten zuzuordnen sind	Bildinhalte, die eher dem Bewusstsein zuzuordnen sind
Fantasien, Träumen, Wünsche, Bedürfnisse, Stimmungen, Gefühle, Emotionen, Widerstände, Projektionen, Abspaltungen, Auslassungen, Stereotypen, Symbole, Archetypen, spirituelle Inhalte	„Reale" Abbildungen, Ereignisse, Erlebnisse, Erinnerungen, Selbstbilder, Porträts, biografisches Material, Entwicklungsschritte, Absichten, Pläne, Entwürfe, Ressourcen

KAPITEL

6 Die gegenständliche Collage

6.1 Der Begriff „Collage" und die Wirkung der Collage

Der Begriff „Collage" kommt aus dem Französischen und heißt übersetzt „das Aufkleben". Durch Aufkleben von verschiedenen Elementen wie z. B. Zeitungsausschnitten, Bändern, Papier, Fotografien wird ein neues Ganzes geschaffen. Eine Collage kann leicht und ohne besondere Vorkenntnisse angefertigt werden. Sie eignet sich besonders als Einstieg für Menschen, die das Malen als schwierig empfinden und sagen „Ich kann nicht malen", gestalterisch aber trotzdem aktiv sein möchten. Für den Selbstausdruck der Emotionen und für die Selbstwahrnehmung ist diese Arbeit gut geeignet. Die Hürde und Hemmschwelle zum Malen kann so leichter überwunden werden. Die Selbsterfahrungen mit Collagen sind meist sehr positiv und motivieren den Klienten, sich weiter zu entdecken und wahrzunehmen. Sie dienen als „Bestandsaufnahme" der aktuellen Lebenssituation und bringen mehr Klarheit, Ordnung und Bewusstsein in das eigene Leben.

6.2 Bildaufgabe „Gestalte dich als Symbol vor einem passenden Hintergrund"

Der Klient bekommt die Aufgabe, aus verschiedenen Materialien auf Zeichenpapier ein Collagenbild zu gestalten. Als Symbol versteht man ein Sinnbild für einen Bedeutungsträger, ein Zeichen, Wörter und auch Gegenstände.

Material

Tonpapier, Zeitschriften, Ölmalkreiden, Klebstift, Zeichenpapier A3 190 g/qm

Anleitung der Methode

- Zeitschriften werden gesichtet und intuitiv werden Bilder ausgesucht, möglichst mit beiden Händen herausgerissen und gesammelt. Beim Blättern kommt man in eine Art Trancezustand, man findet sich in Bildern, die mit dem eigenen Inneren in Resonanz treten, wieder. Durch das Blättern gelangt man in einen konzentrierten Zustand, versinkt ins Tun, vergisst manchmal die Zeit.
- Durch das Herausreißen von Blättern mit beiden Händen werden beide Gehirnhälften aktiviert und die Kreativität wird gefördert, da beide Hände gleichzeitig arbeiten. Der haptische Reiz wird gefördert und die Hemmschwelle „Ich kann nicht malen" wird abgebaut.
- Durch das Aufkleben von verschiedenen Bildelementen wird ein neues Ganzes geschaffen. Als Symbol dienen entweder Zeitungsausschnitte, alternativ kann auch mit Ölmalkreide gestaltet werden. Der Klient kann sich spielerisch ausprobieren und experimentieren, indem er intuitiv Bilder ausreißt, zusammenstellt und aufklebt.
- Das Ganze sollte ohne Leistungsdruck und perfektionistischen Anspruch erfolgen. Es geht darum, unbewusste Themen in das Bewusstsein zu holen, um sie bearbeiten zu können.
- Während des Prozesses soll der Klient sich selbst wahrnehmen und beobachten.
- **Arbeitszeit:** 60 Minuten

6.3 Fallbeispiele und Interventionen

Der Klient macht sich **nach** der Gestaltung der Collage Notizen zu den vier unten aufgeführten Fragen zur Selbstwahrnehmung vom Prozess, um so zu lernen, sich zu reflektieren. Der Therapeut lässt die Antworten dann zu Beginn des Settings miteinfließen.

6.3.1 Fallbeispiel 1 „Der Flow"

FALLBEISPIEL

Eine 53-jährige verheiratete Apothekerin mit einer erwachsenen Tochter setzt sich in einer Collagenarbeit mit sich auseinander. Ihr hohes Interesse an der Naturheilkunde, der Individualität des Menschen und der Psyche führt sie zu einem lebenslangen Weiterbildungs- und Lernprozess. Vor zwei Jahren veranlasste sie eine Krebserkrankung zu einer grundlegenden Reflexion ihres Lebens. Gerade das Zentrum der Collage drückt für sie die innere Mitte – voll und ganz bei sich und auch im Flow zu sein – aus. Es gibt ihr die Kraft, ihren Lebensweg mit all seiner Vielfalt und Faszination weiterzugehen.

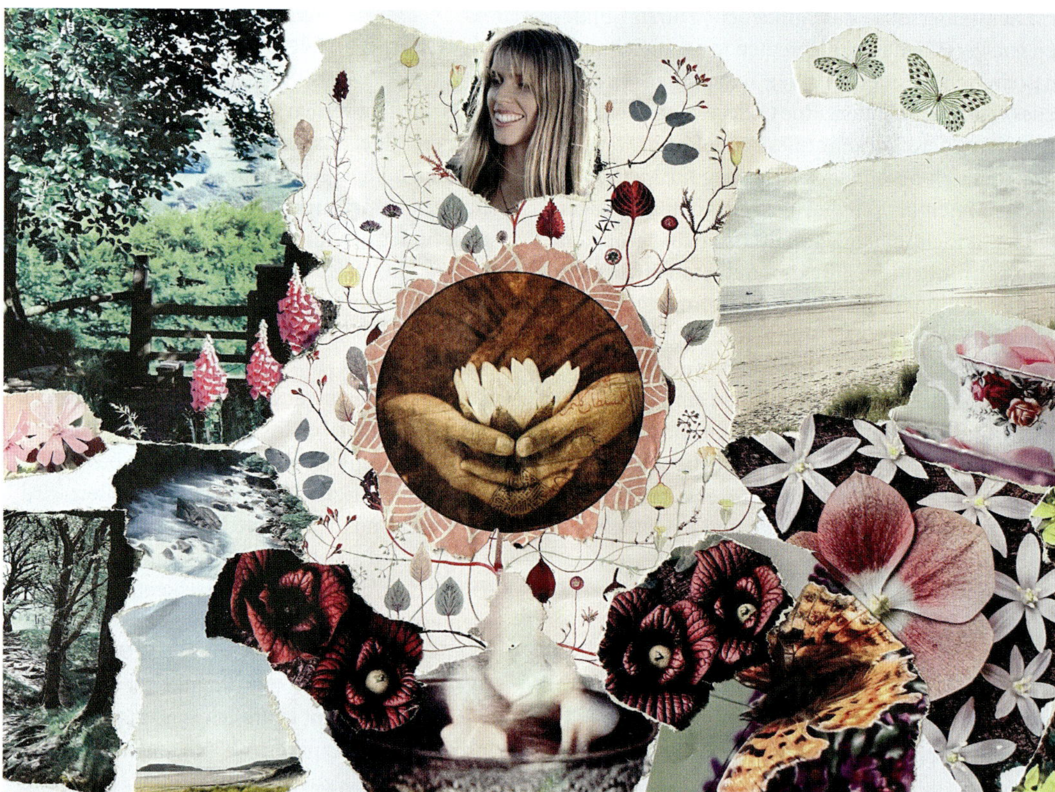

Fragen und Antworten zur Selbstwahrnehmung

Was lief ab im kreativen Prozess?

„Gleich zu Anfang sprechen mich sehr viele Bilder an, die ich beginne, zuerst vorsichtig, dann ungezielter auszureißen."

Welche Phasen hast du durchlaufen?

„Zuerst konzentriert, den Gedanken weicht sehr schnell das Sein – Geschehen lassen – ein Flow."

Was passierte im Tun?

„Beim Tun entscheidet immer mehr das Bauchgefühl. Ich bin ganz mit der Zeitschrift bzw. mit dem Tun verbunden. Die Umgebung verschwindet, nehme nichts mehr außer mich selbst und meine Arbeit wahr."

Wie waren die (Selbst-)Wahrnehmungen?
„Meine Wahrnehmungen über meine Emotionen waren sofort Faszination, Leichtigkeit, inneres Lachen und Optimismus und einfach der Flow."

Interventionen

Wie sieht dein Symbol aus?
„Mein Symbol ist eine Pflanze, die sehr bunt ist, sehr viele Verzweigungen hat, wie ich, die an vielem interessiert ist, viele Aus- und Weiterbildungen gemacht hat und mich im Moment frage, wie ich diese nutze, wie geht es weiter in meinem Weg?"
Gab es ein Ziel und wenn ja, welches?
„Daraus ergibt sich auch das Ziel, die innere Mitte zu finden bzw. zu halten. Damit ist das Symbol mit den zwei Händen in der Mitte gemeint. Die innere Ruhe zu finden, das Erden nicht zu vergessen und einfach nur zu sein. Nicht zu denken, damit von innen die Lösung, der Weg kommt. Über den Aufenthalt in der Natur komme ich sehr schnell in dieses Innehalten, den Flow, das Sein."
Worüber bist du zufrieden?
„Ich bin über die Gestaltung der Mitte, die zwei Hände über meinem Symbol sehr zufrieden. Sie erzeugen eine innere Ruhe in mir, den Zustand der Mitte, der Meditation, des Seins und des Erkennens."
Würdest du eventuell etwas anders machen?
„Vielleicht hätte ich alternativ einen Baum mit vielen Wurzeln, dickem Stamm und großer Krone als Symbol malen können, der mich von den Wurzeln her erdet, im Stamm mich zentriert und nach oben empfängt bzw. abgibt."

6.3.2 Fallbeispiel 2 „Vom Widerstand zur Ruhe"

FALLBEISPIEL

Eine 30-jährige junge Kunstpädagogin und Heilpraktikerin in Psychotherapie in Ausbildung lebt in einer herausfordernden Partnerschaft. Sie berichtet über eine schwierige Kindheit und möchte sich beruflich gerne verändern. Derzeit arbeitet sie in einem Café und ist nebenbei freiberuflich künstlerisch tätig. Sie befindet sich momentan in einer beruflichen Findungsphase und möchte gerne künstlerisch frei und therapeutisch arbeiten. Jedoch ist sie voller Ängste und es fehlt ihr der Mut, neue Schritte zu gehen. Seelisch fühlt sie sich in einem schlechten Zustand und möchte auch hieran arbeiten. Die Collagenarbeit spiegelt ihre derzeitige Befindlichkeit wider.

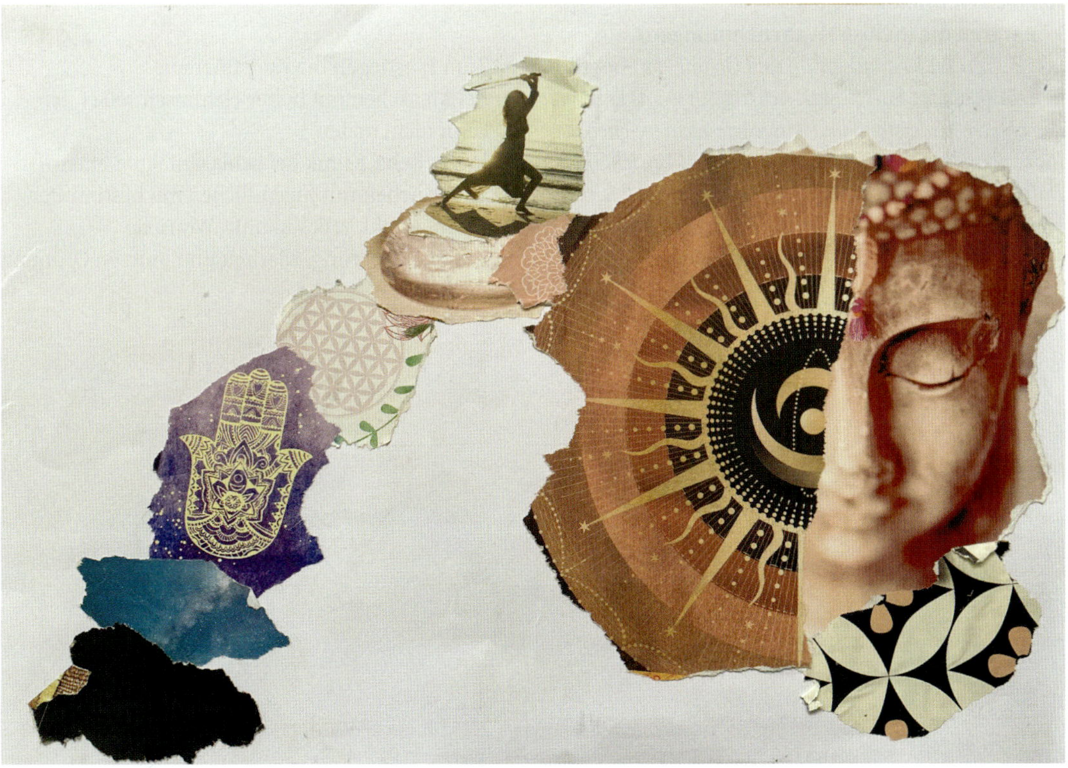

Fragen zur Selbstwahrnehmung

Was lief ab im kreativen Prozess?
„Zögerlicher Beginn, langsames, anfänglich noch lustloses Herumblättern. Lediglich Sprüche gefunden. Was ich aber nicht sollte. Schwierigkeiten, nur Bildhaftes zu finden. Es fiel mir schwerer. Dann setzte aber ein Flow ein und ich wurde aktiver und gelöster. Nächste Herausforderung war dann die Selektion der zahlreichen herausgerissenen Seiten sowie das Ansetzen dieser. Es war für mich auch nicht mehr genügend Zeit."
Welche Phasen im kreativen Prozess hast du durchlaufen?
„Erst war Widerstand da und das Gefühl, der Situation „ausgeliefert" zu sein. Dann der Entschluss, dieses beiseitezustellen, und es stellte sich dann während des Blätterns eine Ruhe ein, wie eine Art Flow. Plötzlich kamen wieder eine Skepsis und das Nichtwollen, beobachtbar in Richtung Selektion und Anordnung der Schnipsel. Dann kam wieder der Entschluss, sich darauf einzulassen. Ich bin aber froh, mich anders als früher dem hingegeben zu haben."
Was passierte im Tun?
„Ich wurde wacher, aktiver, rutsche ins Jetzt und vergesse zeitweise, was gerade ist. Es lenkt mehr oder minder von meinen Befindlichkeiten ab."
Wie waren die (Selbst-)Wahrnehmungen?
„Zu Beginn Widerstandsgefühl und Gefühl von Ausgeliefertsein. Schmerz. Energie setzt sich frei, ich werde fordernder, aktiver. Widerstand und Ausgeliefertsein weichen der Ruhe. Plötzlich Zeitpunkt der Skepsis und Unsicherheit. Habe ich das Thema richtig verstanden? Wie soll ich das machen? Zögerlich. Dann darauf einlassen. Letztendlich Freude, dass ich mich darauf eingelassen habe."

6

Interventionen

Wie sieht dein Symbol aus?
„Die Kriegerin im Sonnenlicht."
Gab es ein Ziel und wenn ja, welches?
„Kein Ziel, habe mich führen lassen."
Worüber bist du zufrieden?
„Meine Anordnung und die Farb- und Motivwahl."
Was würdest du eventuell anders machen?
„Bei mehr Zeit hätte ich den Hintergrund noch gestaltet."

PRAXISTIPP
- Fragen Sie nach dem Selbstbild und der eigenen Wahrnehmung des Klienten!
- Sind Ziele, Träume, Wünsche, Ressourcen oder auch Konflikte auf dem Bild ersichtlich?
- Der Hintergrund beschreibt den Kontext, in dem sich der Klient sieht.
- Wo und wie ist das Ich-Symbol dargestellt und gestaltet?

6.4 Einsatz der Methode

- Zum Einstieg in die Kunsttherapie
- Bei Menschen mit hoher Hemmschwelle („Ich kann nicht malen")
- In der Reha-Klinik bei Schlaganfallpatienten
- In der Arbeit mit Jugendlichen mit bestimmter Themenwahl, z. B. Zukunft, Wünsche
- Zur Stabilisierung, Klarheit und inneren Ordnung

KAPITEL

7 Die Gruppenarbeit mit Bäumen

7.1 Definition „Gruppe", Prozesse und Ziele

7.1.1 Definition und Merkmale

Als Gruppe wird jedes soziale Aggregat bezeichnet, das mindestens eine Außen- und Innengrenze besitzt, die miteinander in Beziehung stehen und gemeinsame Ziele verfolgen.

- Zusammenfinden mehrerer Personen, mindestens drei Personen
- Kontakt und Verständigung, das heißt, sie stehen in wechselseitiger Beziehung
- Bestand über einen längeren Zeitraum
- Gemeinsame Gruppenziele
- Gemeinsame Verhaltensregeln und Wertvorstellungen
- Struktur mit verschiedenen Rollen

7.1.2 Ziele von Gruppenarbeit

- Stärkung der Gemeinschaft
- Arbeitserleichterung
- Schaffung von Bindung und Zugehörigkeit
- Auseinandersetzung mit sich und den anderen
- Gemeinsame Entwicklung
- Förderung der Selbst- und Fremdwahrnehmung
- Schulung der Kommunikation
- Schulung der Empathie
- Schulung der sozialen Kompetenz

7.2 Bildaufgabe „Gestaltet gemeinsam ein Bild und jeder ist ein Baum"

Durch die Gestaltung eines gemeinsamen Bildes in der Gruppe wird eine Auseinandersetzung erprobt und ein Kennenlernen ist möglich. In der Gestaltung eines eigenen Baumes durch jeden Teilnehmer auf dem gemeinsamen Papiergrund wird ein Raum zwischen den Teilnehmern geschaffen. Trotzdem bleibt die Individualität erhalten. Dies zeigt sich dadurch, dass jeder einzelne Baum anders aussieht.

Material

Packpapierrolle Größe ca. 5 × 1 m, Ölmalkreiden, Gouachefarben, Pinsel, Klebestreifen

Anleitung der Methode

- Als Einleitung der Gruppenarbeit und zur Vorbereitung legt der Leiter eine Packpapierrolle auf den Tisch. Er zieht sich nun bewusst aus der „Führungsposition" zurück und lässt die Gruppe entscheiden, wie die Gruppenarbeit umgesetzt wird. Dabei zeigt sich, welche Mitglieder nun die Führung übernehmen, wer aktiv wird, welche Mitglieder sich anpassen und akzeptieren, was innerhalb der Gruppe passiert, und wie weiter vorgegangen wird. Es kann passieren, dass sich die Gruppe erst einig werden muss, wie das Packpapier auf den Tisch gelegt wird und von welcher Seite des Tisches gearbeitet wird. Erst nach Absprache und Übereinstimmung untereinander wird die Packpapierrolle auf einem großflächigen Tisch ausgerollt und an den Ecken festgeklebt.

- Anschließend trägt der Leiter eine Fantasiegeschichte von einem Baum vor, um die Teilnehmer in die Vorstellung „ihres" Baumes zu führen. Die Teilnehmer werden aufgefordert, sich bequem auf einen Stuhl zu setzen, die Füße auf dem Boden, und den Kontakt zur Sitzfläche zu spüren. Wer möchte, kann die Augen schließen.

Anleitung Fantasiereise

„Wir beginnen mit unserer Fantasiereise. Gehen Sie in Ihrer Vorstellung hinaus aus dem Raum, aus dem Haus, in die Natur. Sie sehen sich um, sehen in der Ferne einen Baum und gehen auf ihn zu. Sie kommen dem Baum immer näher, nehmen wahr, in welcher Landschaft er steht. Dann sind Sie bei dem Baum und sehen ihn sich genau an.
Wie ist er verwurzelt?
Wie ist sein Stamm?
Wie ist seine Krone?
Hat er Blätter, Nadeln, Blüten, Früchte oder nichts davon?
In welcher Jahreszeit befindet er sich?
Gehen Sie nun hin zu Ihrem Baum und berühren Sie ihn.
Wie fühlt er sich an?
Welcher Geruch liegt in der Luft?
Was hören Sie?
Verabschieden Sie sich nun von Ihrem Baum und kommen Sie wieder zurück in diesen Raum. Öffnen Sie die Augen, räkeln Sie sich, strecken sich und lassen den Tagtraum ziehen."

- Die Teilnehmer suchen sich anschließend ihren Platz gemeinsam an einer Tischseite und malen dann ihren Baum. Hier entscheidet jeder im Team, wo sein Platz ist und ob er sich mit dem ausgesuchten Platz und seinem Nachbarn wohlfühlt. Erst wenn jeder seinen Platz gefunden hat, kann der Malprozess beginnen.
- **Arbeitszeit:** 60 Minuten

(Aus Wieland 2016)

7.3 Fallbeispiele und Interventionen

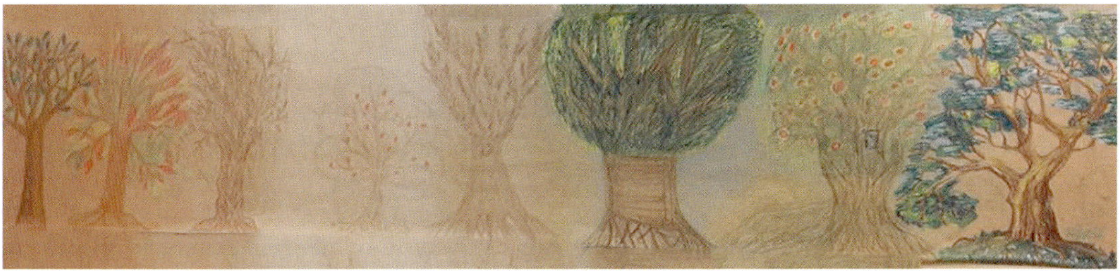

Nach dem Malprozess des gemeinsamen Baumbildes werden die Teilnehmer gebeten, folgende Fragen zur Selbstreflexion für sich zu beantworten.

Fragen zur Selbstreflexion

- Wie hast du die Vorbereitungsphase erlebt?
- Wie hast du den Gruppenprozess wahrgenommen?
- Was sagt das Bild über die Gruppe aus?
- Wie geht es dir mit deinem Baum und dem Platz, an dem er steht?

Nach der Bearbeitung der Fragen wird das Baumbild an die Wand gehängt. Anschließend stellt jeder Teilnehmer nach der Reihe seinen Baum in der Gruppe vor und beantwortet dabei die vom Leiter gestellten Fragen.

Intervention zum 1. Baum von links

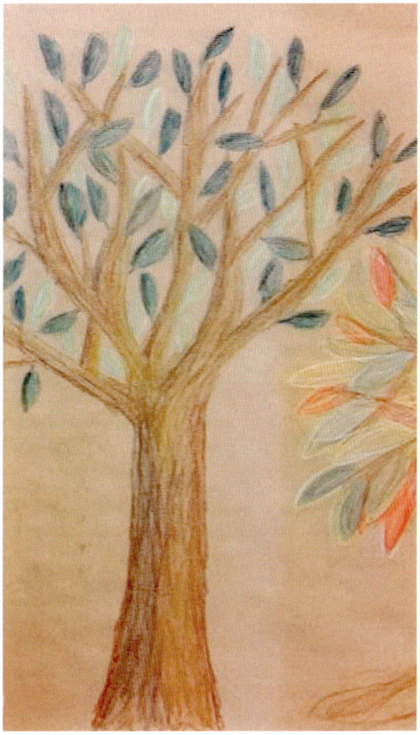

Wie hast du die Vorbereitungsphase erlebt?
„Zunächst bestand eine Unklarheit auch in der Kommunikation, ich habe mich jedoch zurückgehalten. Es kamen dann gute Ideen und es wurde sich auf eine zufriedenstellende Lösung geeinigt. Ich habe mein Bedürfnis kommuniziert, als für mich etwas nicht gestimmt hat, und es wurde von der Gruppe berücksichtigt, worüber ich dankbar war. Ein fließender Prozess mit stimmigem Ergebnis."

Wie hast du den Gruppenprozess wahrgenommen?
„Die Gruppe war miteinander vor allem in der Vorbereitungsphase in Interaktion, danach hat jeder sich auf seinen Baum konzentriert und war beschäftigt. Alle waren aktiv, was aktivierend gewirkt hat."
Was sagt das Bild über die Gruppe aus?
„Jeder hat seinen Platz gefunden. Jeder Baum hat etwas Besonderes. Das Gesamtbild zeigt einen Wald, die Bäume ergeben zusammen etwas Großes. Das Gefühl war: Wir sind eine Gruppe."
Wie geht es dir mit deinem Baum und mit seinem Platz?
„Ich fühle mich wohl an meinem Platz. Der Baum in meiner Phantasie hatte mehr Schatten und war somit dunkler, was ich mich nicht ganz getraut habe umzusetzen. Insgesamt passt der Baum so für mich."

Intervention zum 2. Baum von links

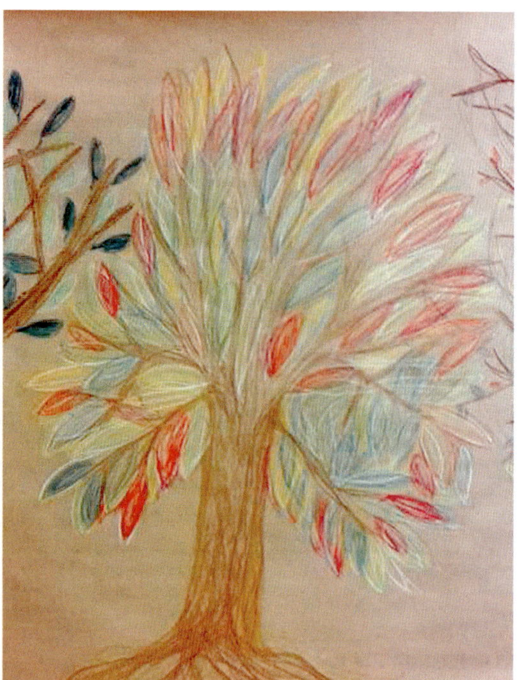

Wie hast du die Vorbereitungsphase erlebt?
„Ich habe mich in der Vorbereitungsphase als ruhig und zurückhaltend erlebt, was mich in diesem Moment gestört hat. C. und D. habe ich als dominant erlebt. A. und L. haben öfters nachgefragt."

Wie hast du den Gruppenprozess wahrgenommen?
„Als jeder seinen Platz gefunden hat, habe ich den Gruppenprozess als sehr angenehm, ruhig und dynamisch empfunden. Jeder war vertieft und mit seinem Baum beschäftigt."
Was sagt das Bild über die Gruppe aus?
„Die Bäume auf der rechten Seite wirken sehr dominant, die Bäume auf der linken Seite dagegen sehr zurückhaltend."
Wie geht es dir mit deinem Baum und mit seinem Platz?
„Sehr gut. Ich mag meinen Baum mit den vielen farbigen Blättern. Und auch den Platz, an dem er steht, nicht zu mittig, aber auch nicht ganz am Rand. Der Platz hat mir gereicht, ich habe mich nicht eingeengt gefühlt."

Intervention zum 3. Baum von links

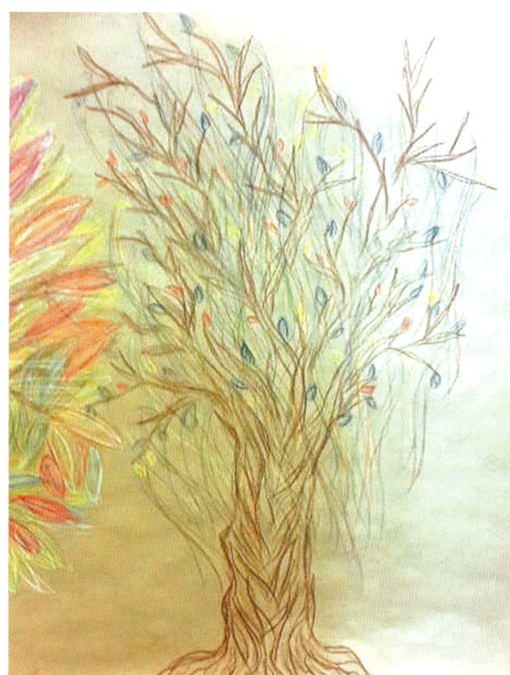

Wie hast du die Vorbereitungsphase erlebt?
„Ich habe die Vorbereitungsphase als sehr dynamisch empfunden. Es war erst ein Durcheinander und dann kam relativ bald ein System ins Gruppengeschehen!"

Wie hast du den Gruppenprozess wahrgenommen?
„Leise, angenehm und respektvoll."
Was sagt das Bild über die Gruppe aus?
„Das Bild sagt mir, dass jeder einzelne in der Gruppe sehr individuell und kreativ ist. Die kräftigen Farben der Bäume und die sanfteren Farben zeigen mir, dass in der Gruppe sowohl dominante und eher zurückhaltende Personen auftreten."
Wie geht es dir mit deinem Baum und mit seinem Platz?
„Mein Baum müsste kräftiger in seiner Farbe sein. Der Platz, wo er steht, ist ihm zu nah am linken Baum, er müsste mehr rechts stehen."

Intervention zum 4. Baum von links

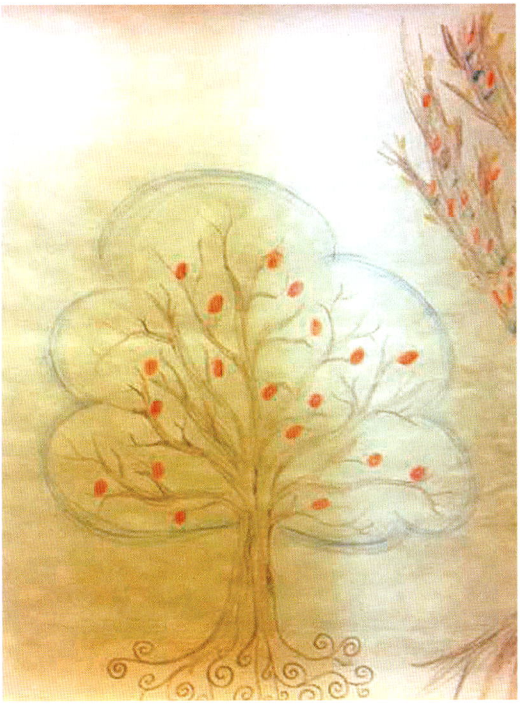

Wie hast du die Vorbereitungsphase erlebt?
„Chaotisch, bis sich ein ‚Gruppensprecher' herauskristallisiert hat."
Wie hast du den Gruppenprozess wahrgenommen?
„Als wir dann endlich angefangen haben, habe ich das Malen als entspannend empfunden. Ich war froh darüber, dass wir nicht alle an einem Baum malen mussten, sondern jeder seinen eigenen Baum gemalt hat."
Was sagt das Bild über die Gruppe aus?
„Die Bäume stehen noch sehr separat, die Gruppe muss erst noch zusammenwachsen. Die einzelnen Charaktere der Gruppenmitglieder werden deutlich."
Wie geht es dir mit deinem Baum und mit seinem Platz?
„Im Nachhinein ist mein Baum im Vergleich zu den anderen eher blass und klein, ich habe das selbst beim Malen anders wahrgenommen."

Intervention zum 5. Baum von links

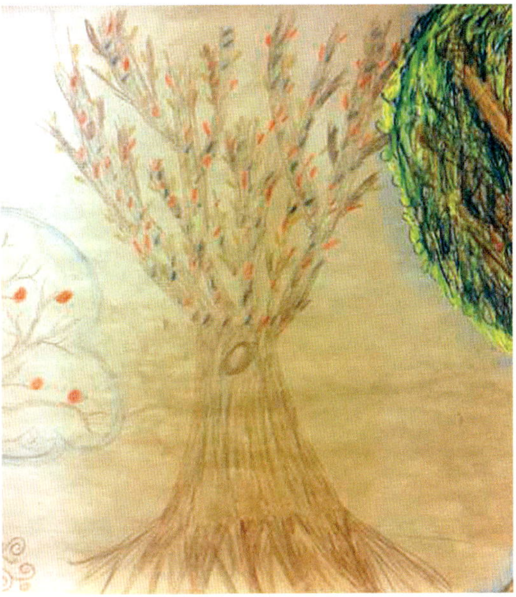

Wie hast du die Vorbereitungsphase erlebt?
„Es wurde diskutiert, wie wir zusammenarbeiten wollen. Manche haben mehr, manche weniger gesagt. Dann wurde eine Entscheidung getroffen und alle haben sich an den Vorbereitungen beteiligt."
Wie hast du den Gruppenprozess wahrgenommen?
„Es war ein sehr respektvoller Umgang miteinander. Gemalt hat jeder einen individuellen Baum, jeder hat sich ungefähr gleich viel Raum auf dem 5×1 m großen Blatt genommen. Bei manchen ist der ganze Platz ausgefüllt, bei anderen nicht."

Was sagt das Bild über die Gruppe aus?
„Für mich wirkt das Bild wie acht Bäume nebeneinander. Bei den drei Bäumen rechts kann man durch die ausladenden Kronen, die sich berühren, und den blauen Himmel eventuell eine Verbindung erkennen. In der Gruppe gibt es unterschiedliche Charaktere, die einen sind präsenter, die anderen etwas zurückhaltender."

Wie geht es dir mit deinem Baum und mit seinem Platz?
„Mein Baum ist mir etwas zu steif geraten. Er erinnert mich fast an den Fels in meiner Collage vom Vortag. Als ich meinen Malplatz verlassen habe, hatte ich noch das Gefühl, genügend Platz um mich herum zu haben. Das Endresultat sieht etwas anders aus. Da fühle ich mich von dem Baum rechts sehr bedrängt."

Intervention zum 6. Baum von links

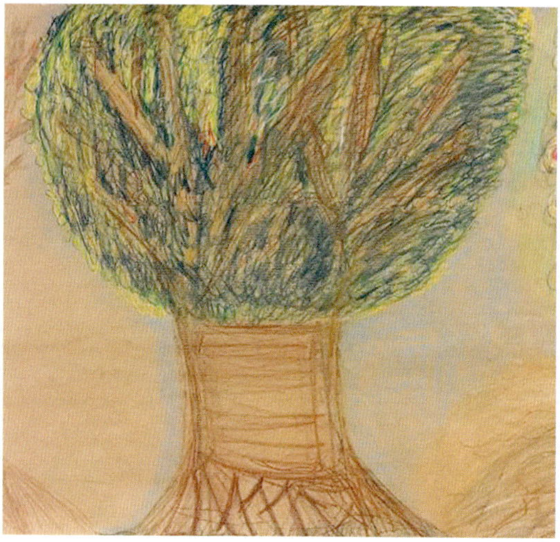

Wie hast du die Vorbereitungsphase erlebt?
„Kurz abwartend und orientierend, in welche Richtung es geht. Es wurden verschiedene Meinungen diskutiert. Mein Gedanke war, die Bäume in einer Reihe zum Beispiel als Wald zu platzieren. Ich wurde nach kurzer Zeit ungeduldig und war froh, dass eine andere Teilnehmerin den gleichen Gedanken hatte und das auch geäußert hat. Es wurde dann mit den anderen Teilnehmern abgestimmt, welche Variante gemacht wird. Nach der Abstimmung kam dann wieder eine Diskussion auf, was mich innerlich unruhig gemacht hat, da es ja schon eine mehrheitliche Entscheidung gab."

Wie hast du den Gruppenprozess wahrgenommen?
„Ab dem Moment, in dem ganz klar war, was gemacht wird empfand ich es als ‚stimmig'. Ich empfand es als inspirierend, die Gruppenmitglieder malen zu sehen. Jeder hat für sich konzentriert gearbeitet, es war eine entspannte Atmosphäre. Ich fragte eine andere Teilnehmerin, ob ich mich zu ihrem Baum hin ausdehnen kann, was sie mit den Worten ‚Du hast ja gesagt, es soll ein Wald werden' gestattet hat."

Was sagt das Bild über die Gruppe aus?
„Starke Charaktere in der Gruppe mit der Tendenz bzw. der erkennbaren Bereitschaft, ein Team bzw. eine gute Gruppe mit viel Potenzial zu bilden."

Wie geht es dir mit deinem Baum und mit seinem Platz?
„Der Baum steht gut da, so wie er ist. Es war ein befreiender kreativer Prozess."

Intervention zum 7. Baum von links

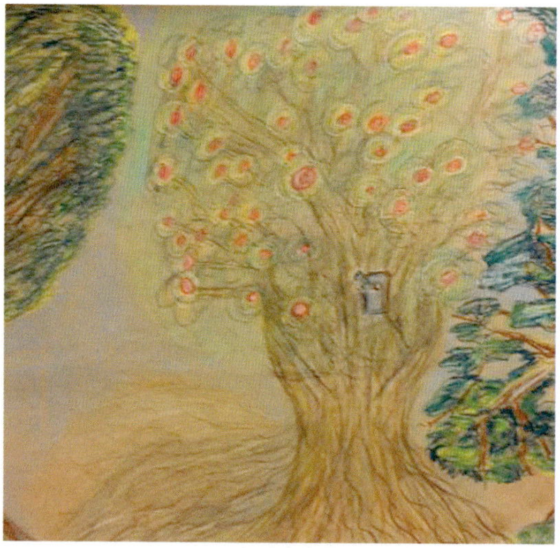

Wie hast du die Vorbereitungsphase erlebt?
„Alle Teilnehmer sind teamfähig, mit unterschiedlichen Ideen, es war lösungsorientiert. Die Tische wurden in einer Reihe aufgestellt bis zum letzten Tisch, damit die Plakatfläche reicht und jeder gleich viel Platz hat."

Wie hast du den Gruppenprozess wahrgenommen?
„Alle waren kooperativ, achtsam und flexibel – es ist ein gutes Ergebnis. Alle sind zufrieden, in sich ruhend beim Gestalten ihres Baumes und Grenzen achtend."
Was sagt das Bild über die Gruppe aus?
„Starke Individualität jedes Einzelnen, jeder hat seinen Raum klar eingenommen. Von fein bis mächtig."
Wie geht es dir mit deinem Baum und mit seinem Platz?
„Ich stehe an siebter Stelle, das ist ungewohnt. Rechts neben mir noch eine starke Eiche und links bin ich auch von einem mächtigen Baum eingerahmt. Am Anfang hatte ich Schwierigkeiten, die Wurzeln des Baumes fertig zu malen, da ich in der Meditation nur einen Baumstumpf (wie abgebrochen) mit vielen Wurzeln gesehen habe, was mich sehr irritiert und auch erschreckt hat. Trotzdem habe ich die Früchte zuerst gemalt und danach bin ich den in Fluss gekommen. Ich bin in einen richtigen Flow-Malprozess gekommen. Ich führte Selbstgespräche und hatte die Idee mit dem Vogelhaus und Vogel, aus dem später eine Eule wurde. Am Ende steht der Baum stabil und stark da. Die Wurzeln unter der Erde sind weit verzweigt. Ein blauer Himmelhintergrund, der vom Nachbarn links inspiriert weiter auf seine Seite gemalt wurde. Die Grenzen wurden achtsam und mit Rücksprache gewahrt."

Intervention zum 8. Baum von links

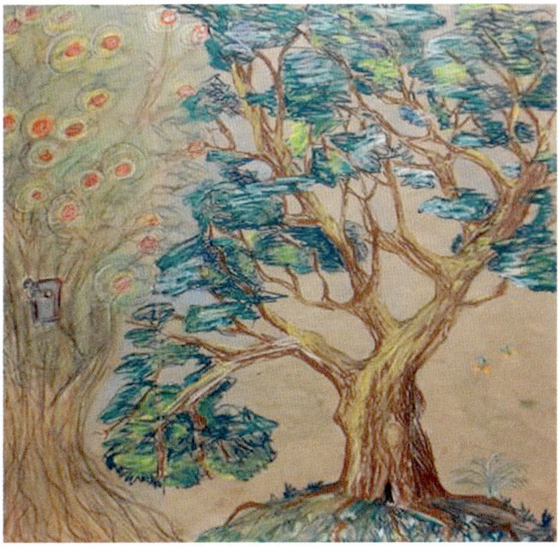

Wie hast du die Vorbereitungsphase erlebt?
„In der Vorbereitungsphase habe ich mich zuerst zurückgehalten. Dann habe ich der Gruppe die Frage gestellt, ob wir einen Wald malen wollen. Ich wollte Ordnung schaffen. Im Prozess hatte ich ein Problem damit, dass alle durcheinandergeredet haben und den anderen nicht ausreden haben lassen."
Wie hast du den Gruppenprozess wahrgenommen?
„Erst war es sehr chaotisch und unruhig, doch dann wurde es ruhiger. Der Gruppenprozess war zu schnell und hektisch und zu ungeordnet für mich. Wer übernimmt die Führung? Dann war es auf einmal da, die exekutive Entscheidung. Während des Malens herrschte eine schöne Stimmung. Jeder war sehr vertieft im Tun. Am Schluss haben mich die Unterhaltungen etwas gestört und aus der Vertiefung gebracht, aber man kann ja darüber reden."
Was sagt das Bild über die Gruppe aus?
„Das Bild zeigt viele Individuen. Jeder hat unterschiedliche Fantasien und Vorstellungen. Die Größenvorstellungen sind unterschiedlich."
Wie geht es dir mit deinem Baum und mit seinem Platz?
„Mir geht es gut mit meinem Baum. Der Platz ist gut, ich bin gerne am Rand. Ich gehe nicht gerne in der Mitte, das engt mich ein. Die Berührung mit dem anderen Baum bringt es zu einem Ganzen. Die Verbindung durch die Farbe Blau der drei Bäume bringt den Wald zusammen."

PRAXISTIPP

- Die Gruppe steht bei der Vorbereitung und bei der Ausbreitung der Packrolle am Tisch und bestimmt gemeinsam die Anordnung.
- Die Platzfindung der einzelnen Teilnehmer ist „selbstbestimmt".
- Ziel ist es, dass sich die Gruppe „findet" und in einen Auseinandersetzungsprozess kommt.
- Der Leiter greift nur bei vermehrten Unstimmigkeiten ein und moderiert dann.

7.4 Einsatz der Methode

- Bei Bildung einer neuen Gruppe und zum Kennenlernen von einzelnen Mitgliedern
- Zur Auseinandersetzung und Konfrontation von bestehenden und neuen Gruppen
- Zur Bildung von Gruppendynamik und Aufdeckung von Konflikten
- Zur Platzfindung und Selbstwahrnehmung der einzelnen Mitglieder

LITERATUR

Wieland E. Fantasiereise: Mein Baum. In: Leutkart C. Wieland E. Wirtensohn-Baader I (Hrsg.). Kunsttherapie – Aus der Praxis für die Praxis: Materialien – Methoden – Übungsverläufe. Dortmund: Verlag modernes lernen; 2016. S. 142

KAPITEL

8 Die Ressourcen

8.1 Definition „Ressource"

Eine Ressource ist eine Kraftquelle, die dem Menschen hilft, gewünschte Ziele zu verwirklichen. Alles, was potenziell nutzbar gemacht werden kann, ist eine Ressource. Das können unter anderem folgende Fähigkeiten sein:

- gespeichertes Wissen nutzbar zu machen oder neues Wissen zu erwerben
- sich selbst und andere zu motivieren
- Handlungen zu planen und konsequent durchzuführen
- menschliche Kontakte zu knüpfen
- kreative Ideen zu entwickeln und zu realisieren
- vorhandene Ressourcen als Komponenten für neu aufzubauende Ressourcen zu nutzen

Bedeutung von Ressourcen in der therapeutischen Arbeit mit Bildern

Die Nutzung von Ressourcen in der Kunsttherapie erfordert eine erweiterte Sicht: Sie erfordert ein besonderes Auge für die Stärken und Fähigkeiten des Klienten. Therapeut und Klient brauchen das Bündnis mit den Ressourcen im Bild, um den Ansturm archaischer Bildinhalte auszuhalten (das sind ursprüngliche Verhaltensweisen wie z. B. Ängste und Aggressionen). Jedoch auch, um Fähigkeiten zu entdecken, die dem Bewusstsein noch nicht zugänglich sind oder brachliegen.

- Eine Ressource ist eine Quelle, es sind eine Kraft und ein Potenzial vorhanden („Ich kann es mir verfügbar machen").
- Ressourcen in der Arbeit mit Bildern zeigen sich auf mannigfaltige Weise: farblich, inhaltlich, formal, auch in Ausdauer und Originalität, im Engagement, in der Spiritualität, vor allem in der Position des Ichs.
- In jedem Bild ist eine Ressource vorhanden. Der Therapeut muss sie nur durch Fragestellung sichtbar machen.
- Ressourcenaktivierung hat mit der Aktivierung unbewusster Bereiche der Psyche zu tun.
- Ressourcenarbeit dient der Freilegung verloren geglaubter oder noch nicht zugänglicher Fähigkeiten, Stärken und Kräfte.
- Es gibt eine enge Wechselbeziehung zwischen Kreativität, dem selbstorganisierenden Unbewussten und der Ressourcenaktivierung.

! WICHTIG

Nicht der Therapeut erklärt dem Klienten seine Fähigkeiten, sondern der Klient **darf** sie selbst entdecken und erarbeiten = **Aha-Erlebnis.**

8.2 Bildaufgabe „Male ein Bild mit positiven Eigenschaften von dir"

Die Ressourcenarbeit „Male ein Bild mit positiven Eigenschaften von dir" ist eine einfache und niedrigschwellige Methode und für einen Einstieg in eine Therapie gut geeignet. Das Selbstvertrauen, das Selbstbewusstsein, das innere Wachstum und die „Ich-Position" des Klienten werden dadurch gefördert. Besonders wirksam ist sie bei labilen Patienten mit psychischen Störungen, da sie vor allem stabilisierend wirkt.

8.2.1 Beispiele aus der Praxis von Klienten mit fünf positiven Eigenschaften

- Verantwortungsbewusst, zielorientiert, selbstfürsorgend, offen, empathisch.
- Ich bekomme leicht Kontakt zu anderen Menschen, kann jeden Menschen akzeptieren, wie er ist, arbeite genau und gewissenhaft, bin offen und

ehrlich, kann an Dingen dranbleiben und sie zu Ende führen.
- Offenheit anderen Menschen gegenüber/weltoffen, Spontaneität, mutig/experimentierfreudig, gute und empathische Beobachtungsgabe, gute Zuhörerin.
- Freundlich, offen, spontan, tolerant, kreativ, großzügig.
- Genau und akribisch, Durchhaltevermögen, guter Beobachter, kreativ sein, analytisches Denken.
- Selbstliebe und Akzeptanz, Flexibilität, Neugierde, Ideenreichtum, Weiblichkeit.
- Ruhepol, Organisationstalent, Energiespender, behütend und vertrauenswürdig, optimistisch.
- Tolerant, empathisch, zuverlässig, idealistisch, authentisch.

Material

Zeichenkarton 190 g/qm DIN A3, wasserlösliche Ölmalkreiden, Pinsel, Wasserglas

Anleitung der Methode

- Der Klient macht ein Brainstorming über seine positiven Eigenschaften. Anschließend sucht er insgesamt fünf positive Eigenschaften von sich aus und malt dazu ein objektfreies Bild. Jeder dieser fünf Eigenschaften soll der Klient eine Ölmalkreide zuordnen und dazu ein objektfreies Bild gestalten, um somit ein Bild mit fünf unterschiedlichen Farben zu erhalten. Er kann eine einzelne Eigenschaft anschließend auch mit Pinsel und Wasser übermalen und somit einen gefühlsbetonteren Ausdruck auf das Papier bringen. Nach Fertigstellung des Bildes beschreibt der Klient sein Bild.
- Der Therapeut bespricht mit dem Klienten das Bild anhand der formalen Bildanalyse (Wie sehen die Eigenschaften aus?) und der inhaltlichen Bildanalyse (Was ist dargestellt?).
- **Malzeit:** 60 Minuten

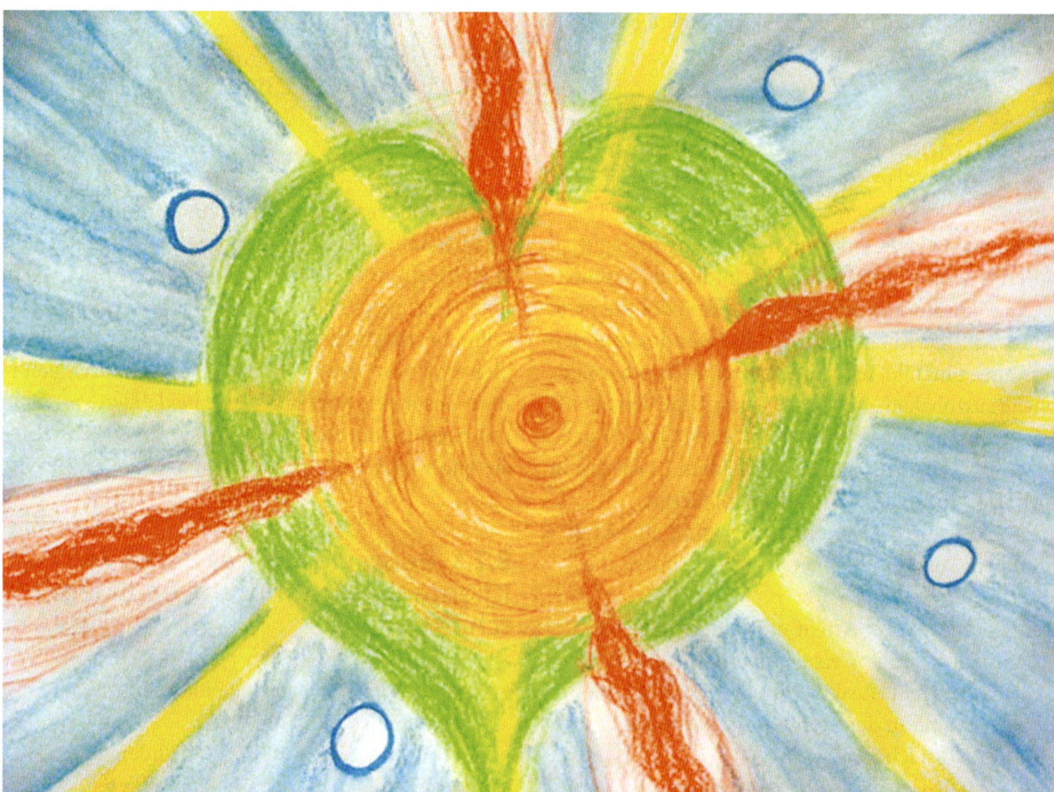

Die fünf positiven Eigenschaften zeigen sich mit einem leuchtenden grünen Herz, das ein **positives Denken** ausdrücken soll. Die gelbe Spirale in der Mitte bedeutet für die Klientin, dass sie über **viel Kraft und innere Ruhe** verfügt. Damit stellt sie sich gerne neuen Herausforderungen und kann mit diesen Eigenschaften auch gut zuhören. Die Strahlen in Rot und Gelb, die nach außen zeigen, sollen für sie **Flexibilität und Hilfsbereitschaft** darstellen.

8.3 Bildaufgabe „Gestalte ein Bild von dem, was dir im Moment wichtig ist"

Die Bildaufgabe kann in gegenständlich-abstrakter oder in objektfreier Gestaltung erfolgen. In dieser Ressourcenarbeit arbeitet der Klient selbst seine Ressourcen heraus, indem er ein Bild gestaltet von dem, was ihm momentan wichtig ist. Er legt den Fokus ganz auf sich und seine momentanen Bedürfnisse und kann sich so seiner selbst und seiner Ressourcen bewusst werden, die er vorher vielleicht so noch nicht kannte oder deren er sich noch nicht bewusst war. Seine Ressourcen werden somit aktiviert, Energien und Kräfte können in Gang gesetzt und freigelegt werden. Er stärkt sich selbst.

Material

Zeichenkarton 190 g/qm DIN A3, wasserlösliche Ölmalkreiden, Pinsel, Wasserglas

Anleitung der Methode

- Der Klient kann vor dem Malen mit der Bildaufgabe „Gestalte ein Bild von dem, was dir im Moment wichtig ist" ein Brainstorming von dem ihm momentan „Wichtigen" machen, die Ergebnisse notieren und anschließend ein gegenständlich-abstraktes oder ein objektfreies Bild gestalten. Es können auch Pinsel und Wasser dazu eingesetzt werden, um bestimmte Aspekte etwas „weicher" und fließender zu gestalten. Im Prozess selbst können auch mehrere „wichtige" Punkte nebeneinander dargestellt werden.
- **Malzeit:** 60 Minuten

8.4 Fallbeispiele und Interventionen

Nach dem Malprozess werden dazu Fragen gestellt:
- Wie hast du dich im Malprozess erlebt?
- Wo ist eine Ressource sichtbar? Beschreibe sie!
- Wie zeigt sich die Ressource in deinem Leben?
- Was ist das Wichtigste im Bild?

8.4.1 Fallbeispiel 1 und Intervention „Selbstliebe"

FALLBEISPIEL

Eine junge verheiratete Frau mit zwei kleinen Kindern hat nun wieder mehr Zeit für sich, um sich zu „finden". Sie ist derzeit von ihrem Mann finanziell abhängig, da sie selbst über kein Einkommen verfügt. Damit ist sie unzufrieden. Ihr Ziel ist, in naher Zukunft wieder finanziell auf eigenen Beinen zu stehen. Ihre Neigungen sind ihr bewusst. Es sind die Liebe zu sich selbst, die Kreativität im Malen und im Theaterspielen und der gute Umgang mit Kindern. Mit diesen Ressourcen möchte sie gerne in Zukunft beruflich arbeiten.

Wie hast du dich im Malprozess erlebt?

„Mir ist es leichtgefallen und ich wusste auch sofort, was ich malen möchte. Erst hatte ich einen Kreis um mich. Das empfand ich aber dann als zu wenig, dann entstand das Herz. Die Spirale im Herz bedeutet Bewegung oder Verwandlung. Das Gelb: Sonnenstrahlen, Energie nach außen. Gelb bedeutet auch Zentriertheit → die Angst hat sich in Energie umgewandelt bzw. in etwas sehr Wertvolles (deshalb Gold). Das Gold: die Transformation der Angst in etwas sehr Wertvolles und gleichzeitig Schutz. Die Punkte: das, was ich aufgreifen möchte."

Wo ist eine Ressource sichtbar? Beschreibe sie!

„Das lila Herz ist ein starkes Symbol, bedeutet für mich Selbstliebe."

Wie zeigt sich die Ressource in deinem Leben?

„Unter der Woche bin ich alleinerziehende Mama und habe aber gleichzeitig abends viel Zeit für mich. Selbstpflege, viel ausprobieren, Findungsphase, alles entwickeln lassen, Vertrauen in mich selbst → Wachstum."

Was ist das Wichtigste im Bild?

Die gelbe Energie. Sie ist weich, nicht pieksig. Mein Wirken nach außen? Kein Kampf mehr. Mein Verhalten ist weich, nicht mehr verletzend. Ein 'Aha-Erlebnis'."

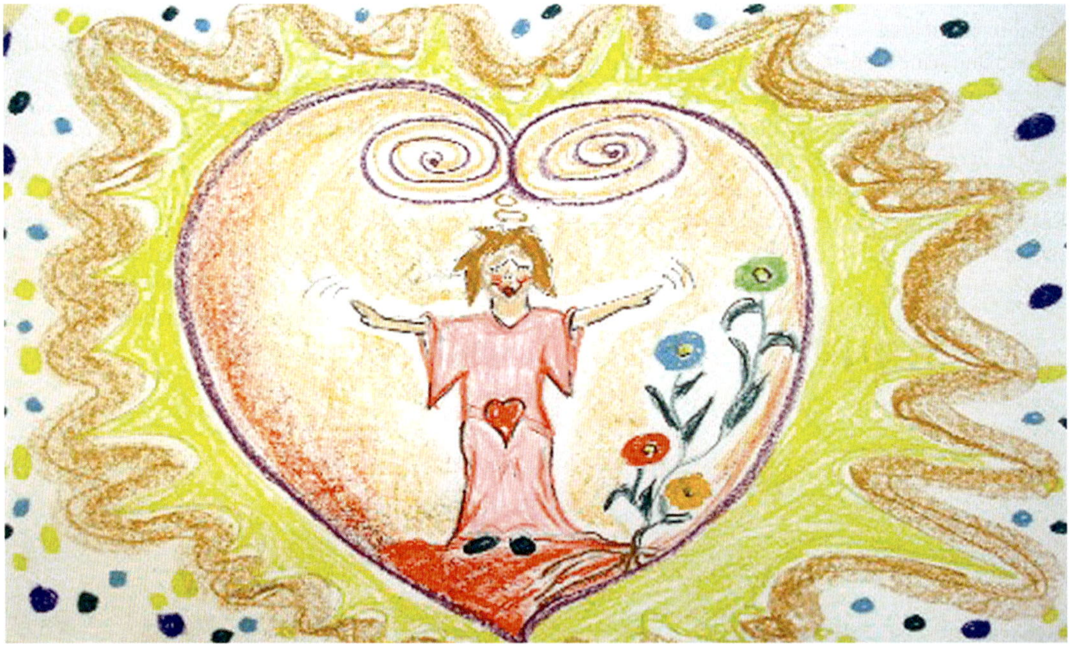

8.4.2 Fallbeispiel 2 und Intervention „Meine weibliche und männliche Seite“

FALLBEISPIEL

Eine 29-jährige verheiratete Frau befindet sich in einer Ehekrise. Sie weiß momentan nicht recht, wie es weitergehen kann. Einerseits liebt sie ihren Mann, andererseits hat sie auch Pläne und Interessen, die ihr Mann nicht teilt und zu welchen er auch nicht passt. Sie fühlt sich immer wieder hin- und hergerissen und hofft auf eine gute Lösung. Das ist ihr momentan wichtig. Dargestellt in dem Ressourcenbild ist die weibliche und männliche Seite von ihr, die sie versucht zu leben. Der Kreis ist die Hauptressource als neutraler Mittelpunkt, der beide Seiten in ihr verbinden soll und ein Gleichgewicht und eine Neutralität herstellen soll. Jedoch ist auch ein Pfeil sichtbar, der alles wieder sprengt.

Wie hast du dich im Malprozess erlebt?

„Ich habe einfach begonnen zu malen in der Hoffnung, dass eine Antwort kommt.

Die Hauptressource ist der Kreis, der die Gegensätze männlich (rechte Seite) und weiblich (linke Seite) vereint. Weitere Ressourcen sind der Halbmond, der das Gehaltenwerden symbolisiert. Der Pfeil, der zielgerichtet in die Mitte des gewünschten Gleichgewichtes geht, die schwarze Farbe als Kontrast. Das Bild wirkt mystisch und geht in die Tiefe.“

Wo ist eine Ressource sichtbar? Beschreibe sie!

„Die Ressource ist ein großer Kreis, der alles zusammenbringt und den Mittelpunkt zeigt. Die Farbe ist grün. Diese steht für Neutralität. Wichtig ist, dass innerhalb des Kreises die männliche und die weibliche Seite durchscheinen. Die männliche Seite wird in kalten Farben und eckigen Formen dargestellt, die weibliche in warmen Farben und runden Formen.“

Wie zeigt sich die Ressource in deinem Leben?

„Ich denke, ich habe die männliche und die weibliche Seite ins Gleichgewicht gebracht. Ich bin auf dem richtigen Weg, dann kommt der Pfeil, der alles sprengt. Dann kommt die Angst, jemanden zu verletzen oder dass das gegenwärtige Leben nicht mehr passt.“

Was ist das Wichtigste in deinem Bild?

„Das Wichtigste im Bild ist der Kreis, der alles ins Gleichgewicht bringt. Auch sehr wichtig ist die Öffnung in der Mitte oben im Bild und damit verbunden die Vorstellung, das Bild würde aufgehen, der Pfeil wäre weg und das Gleichgewicht hergestellt.“

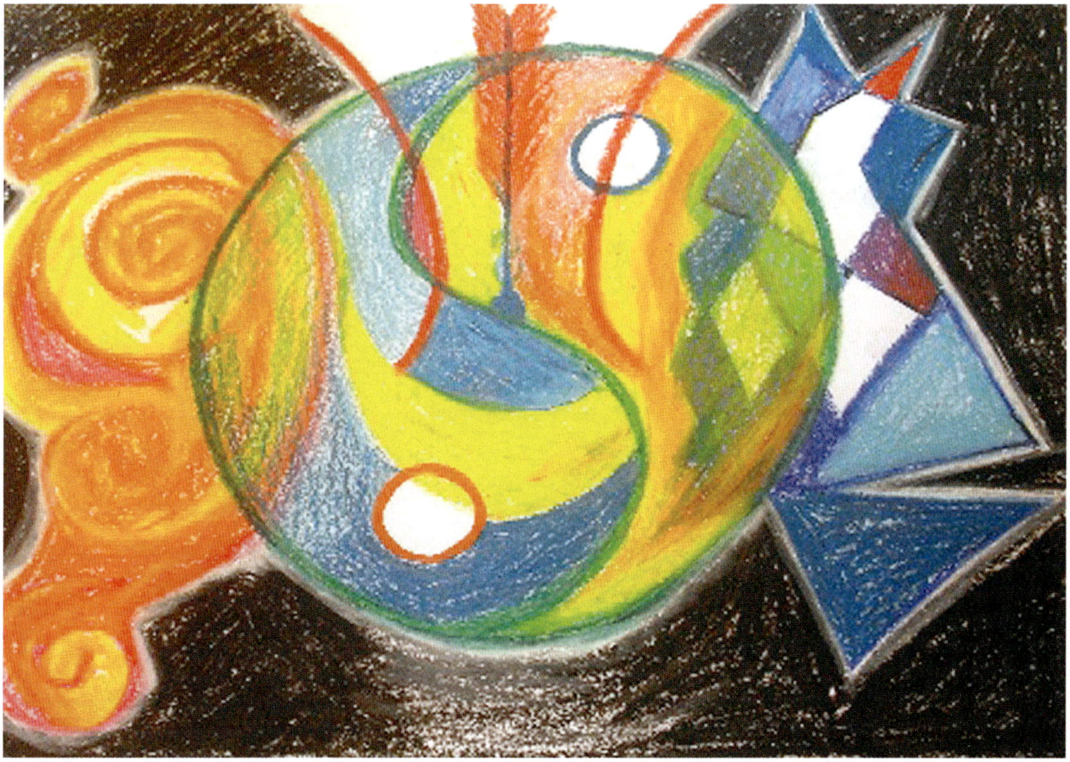

8.4.3 Fallbeispiel 3 und Intervention „Meine Tankstelle"

FALLBEISPIEL

Für eine jung verheiratete und empfindsame 25-jährige Frau sind ihr Ehemann und die Beziehung zu ihm eine sehr wichtige Ressource. Sie fühlt sich durch ihn beschützt, geliebt und er gibt ihr Halt. Sie kann sich in ihrer Beziehung und bei ihm wie in einer „Tankstelle" positiv aufladen. Dadurch gewinnt sie genügend Energie, um diese in ihrem Alltag und in ihrer Umwelt wieder weitergeben zu können. Für sie ist es ein Kreislauf und ein Strudel, die auch gestalterisch so gezeigt wurden.

Wie hast du dich im Malprozess erlebt?
„Am Anfang habe ich nicht gewusst, was ich genau darstellen möchte. Das Wichtige war mir dann, meine Beziehung zu meinem Mann darzustellen, worum es in dem Bild geht."

Wo ist eine Ressource sichtbar? Beschreibe sie!
„Ressourcen sind sichtbar im Herz und bei den Farben grün und blau. Das Herz stellt die Beziehung dar und damit verbunden Harmonie, Wärme, Halt, Energie und Tankstelle, um aufzutanken. Das Herz endet in einen Strudel, der die Umwelt und die in Bewegung gesetzte Energie darstellt."

Wie zeigt sich die Ressource in deinem Leben?
„Das Grüne und Blaue stellt für mich das Wasser und den gemeinsamen Urlaub oder Schwimmbadbesuch dar. Ein ‚Rauskommen aus dem Alltag', wodurch Entspannung und ein ‚Auftanken' entsteht. Die getankte Energie kann dann wieder nach außen gegeben werden, wie in einem Kreislauf, der sich ausgleicht."

Was ist das Wichtigste im Bild?
„Das Wichtigste für mich ist das Herz, das Liebe, Wärme und Ausgleich vom Alltag und den Verpflichtungen von außen für mich bedeutet und das ‚Wasser' als Tankstelle, um mich beziehungsweise die Beziehung wieder mit Energie aufzufüllen."

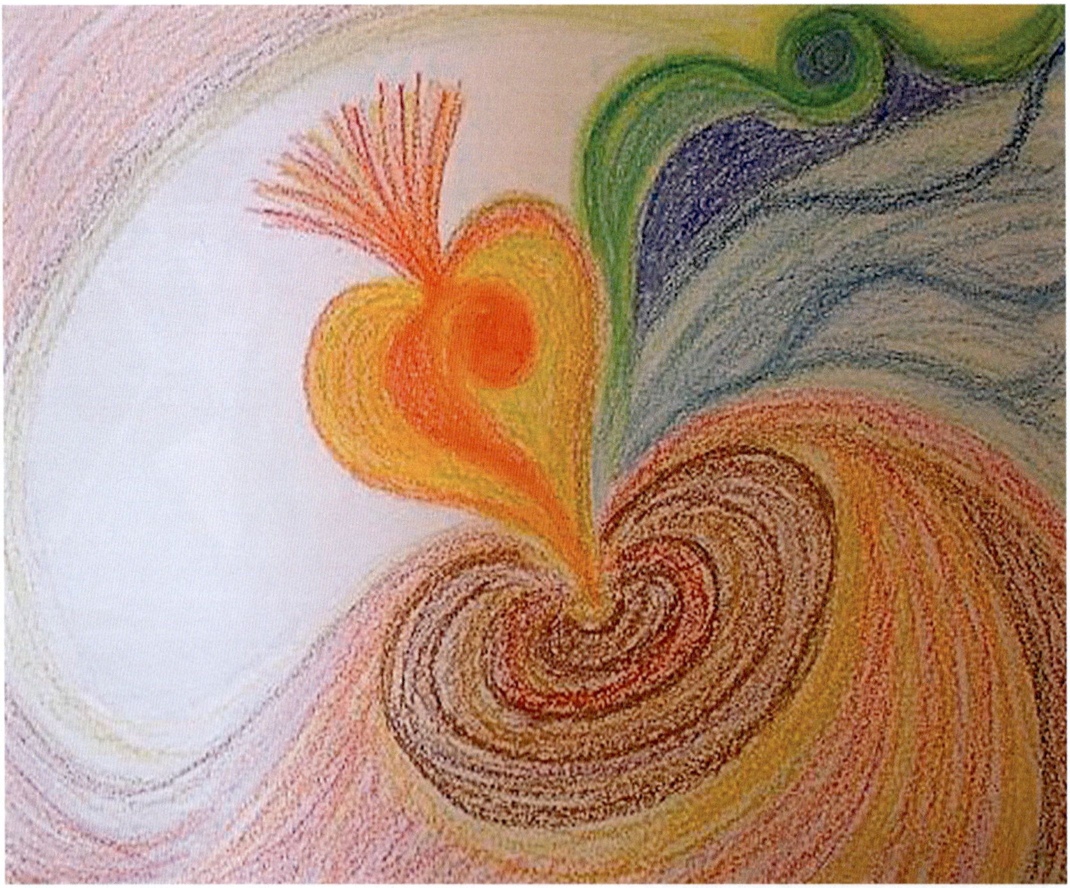

8.4.4 Fallbeispiel 4 und Intervention „Glaube und Hoffnung"

FALLBEISPIEL

Ein 50-jähriger Familienvater, künstlerisch sehr begabt und in diesem Bereich auch tätig, steckt in einer Sinnkrise. Er arbeitet sehr viel und ist gerne für andere da. Andere sind für ihn wichtiger als er selbst, er stellt die anderen in den Mittelpunkt. Durch Schmerzen und Anspannung in seinem Körper werden ihm dann seine Grenzen wieder bewusst. Durch das Gestalten eines Ressourcenbildes wird ihm sein „Ich" (in der Mitte dargestellt) wieder klar und bewusst. Er hat eine positive Grundstimmung in Bezug auf die Zukunft. Für ihn sind Glaube, Hoffnung, Wandel und die Dynamik und Bewegung im Leben die wichtigsten Ressourcen.

Wie hast du dich im Malprozess erlebt?
„Es war ein Versuch, das Bild objektfrei darzustellen, es ist Neuland, ungewohnt, nicht losgelöst, aber spannend, angefangen mit sich selbst, Kreis in der Mitte als „Ich zuerst", vom Dunklen zum Hellen."

Wo ist eine Ressource sichtbar? Beschreibe sie!
„Es sind Einflüsse von außen. Rot und schwarz, die Arbeit, die Gesundheit, der Stress, der Schmerz, die Kraft, schnell fließend und unvorhergesehen. Die Knospen sind die Zweige, die Arme, die sich ausstrecken. Die Ressourcen sind grün, leuchtend, nach außen, nicht einkapselnd, runde Form, mehr positive Kraft, instinktiv, Hilfe aus eigenen Ressourcen: Glaube, Hoffnung an sich und Familie. Die letzte Blüte rechts sind das Ziel, positive Grundstimmung, Zukunft. Die Verbindungen. Alles ist im Wandel, in Bewegung, dynamisch."

Wie zeigt sich die Ressource in deinem Leben?
„Als Veränderungen, als Wandel im Leben."

Was ist das Wichtigste im Bild?
„Die Dynamik, Veränderung, der Prozess, alles geht weiter. Es ist ein längerer Prozess, die eigenen Ressourcen zu aktivieren."

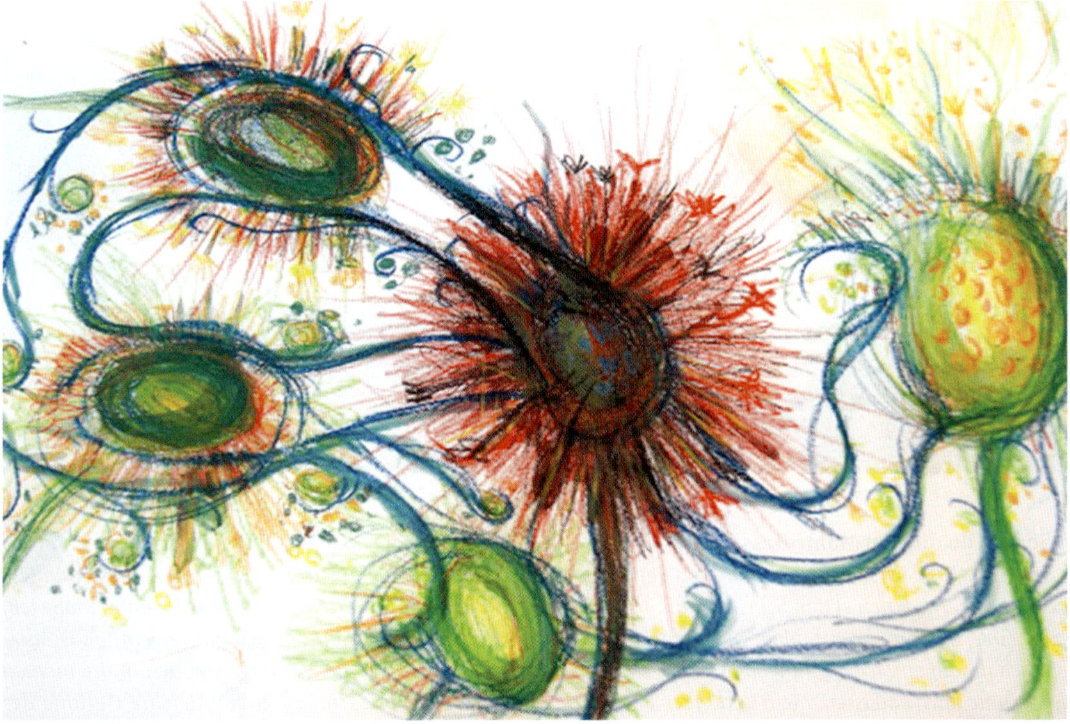

8.4.5 Fallbeispiel 5 und Intervention „Das Samenkorn"

FALLBEISPIEL

Eine 53-jährige Frau, verheiratet, zwei Kinder im Altern von 15 und 21 Jahren, hat die letzten 21 Jahre ihren Lebensmittelpunkt in ihrer Familie gelebt. Die Kinder beginnen eigene Wege zu gehen. Seit 2010 arbeitet sie als Ergotherapeutin auf derselben Station in einem psychiatrischen Krankenhaus. Welche Entwicklung nimmt die Beziehung zum Ehemann und welche Veränderungen wünscht sie sich beruflich? Diese Fragen möchte sie durch eine Collagenarbeit bewusst machen und lösen.

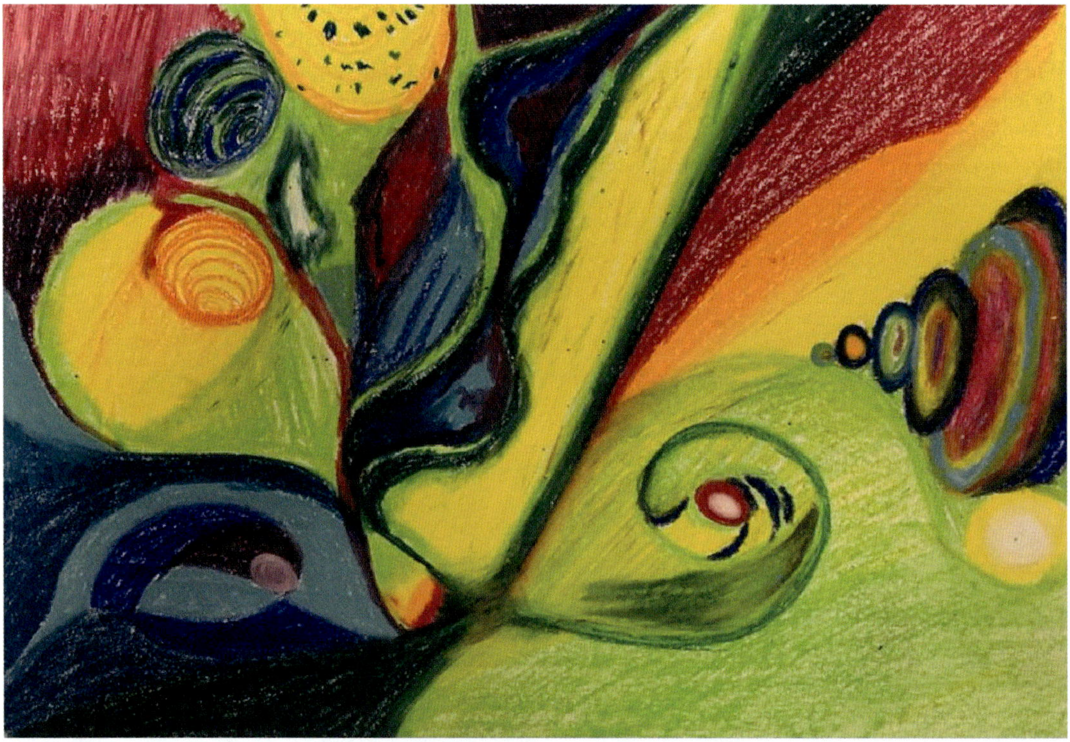

Wie hast du dich im Malprozess erlebt?

„Anfangs wusste ich nicht, was ich auf das Papier bringen möchte. Nach den ersten Schritten mit der Kreide kam Zuversicht in mir auf. Mein Gedanke: 'Lass dich einfach darauf ein.' Ich begann, Spaß daran zu finden. Ich konnte mich einlassen. Mein Gedanke: 'Lass es zu, einfach geschehen.'"

Wo ist eine Ressource sichtbar? Beschreibe sie!

„Das Samenkorn auf der rechten Bildhälfte, das bin ich. Ein Synonym für Wachstum, es keimt. Das Samenkorn enthält meine inneren Farben. Es benötigt Kraft, eine Kraftquelle – Wasser, um wachsen zu können. Die Kraft durch die kräftigen, energievollen Farben und etwas Blau. Es war schön, zu fühlen, dass es etwas Organisches ist, das Samenkorn. Ein natürlicher Wachstumsprozess. Das Bedürfnis und der Gedanke, meine inneren Farben nach außen zu bringen, ließen zwei Themen in mir aufsteigen. Das Erste war meine Arbeitssituation, dass etwas Neues entstehen kann. Das zweite Thema meine Familie. Meine Kinder werden unabhängiger und selbstständig. Meine Familie ist mir wichtig. Meine inneren Farben, die ich im Samenkorn gemalt habe, begann ich in die linke Bildhälfte einströmen zu lassen. Dies gestaltete sich zunehmend intensiv. Meinen Ehemann malte ich, meinen großen Sohn, das Gefühl 'eigentlich ist alles gut bei uns' war im Vordergrund. Ich malte meinen jüngsten Sohn. Hierbei kamen leichte Gefühle der Sorge in mir auf. Ich empfand meinen gestalterischen Ausdruck und mein Empfinden dabei zunehmend turbulent bis etwas chaotisch. Die Wahrnehmung unserer gemeinsamen momentanen Situation trat für

8

mich in den Vordergrund. Innerlich nahm ich mein Bedürfnis nach einem Plan wahr. Es ist auch immer viel zu Hause, viel zu tun und zu regeln. Ein Plan für meine persönliche Situation und für die Bildgestaltung. Die leichte Sorge in Bezug auf meinen jüngsten Sohn löste sich schnell auf und wich der Zuversicht, als ich begann, im oberen linken Bildrand den hellen gelben Kreis zu malen. Ich teilte das Bild in zwei Hälften – links die Familie, rechts die Arbeit. Ich zog einen Strich in der Mitte des Blattes. Die Spirale ist für mich persönlich ein wichtiges Symbol. Ich mag Spiralen. Die Spirale rechts ist mir wichtig. Sie funktioniert von innen nach außen und von außen nach innen. Ich bin so… Lebensrhythmus, Rückzug und Öffnung. Ausbalancieren, wann brauche ich Rückzug oder Öffnung? Wie eine Pendelbewegung.“

Wie zeigt sich die Ressource in deinem Leben?

„Ich bekomme Angebote im Beruf. Hier kann etwas Neues entstehen. Mein Samenkorn zeigt mir, es ist etwas im Entstehen. Ich empfinde Klarheit, ich muss mich auf mein Samenkorn konzentrieren und es nähren. Ich muss auf mich achten. Die Spirale hilft mir. Ich überlege genau, was ich will. Was bedeuten und beinhalten die unterschiedlichen Angebote und Möglichkeiten für mich? Wo und für was will ich mich öffnen? Und wie weit? In der linken Bildhälfte ist die Familie, die mir wichtig ist. Da ist alles gut, läuft schon. Hier gewinne ich Zeit, die ich im Beruf nutzen kann.“

Was ist das Wichtigste in deinem Bild?

„Das Wahrnehmen einer beginnenden Entwicklung in meinem Leben, die ihren Lauf nimmt. Das Gefühl, Zeit und Raum zu haben für die eigene Entwicklung. Das Erkennen, dass ein neuer Lebensabschnitt beginnt.“

8.5 Einsatz der Methode

- Die Ressourcenarbeit ist **generell** ein wichtiger Schwerpunkt in der Aufbau- und Stabilisierungsphase einer Therapie.
- Sie fördert die Ich-Stärkung und kann zu Beginn einer Therapie eingesetzt werden.

8

KAPITEL

9 Die Rezeptive Kunsttherapie

9.1 Der Begriff „rezeptiv“ und seine Bedeutung

Der Begriff „rezeptiv“ kommt vom Lateinischen „recipere“ und bedeutet so viel wie aufnehmend, empfangend, wahrnehmend.

In der Rezeptiven Kunsttherapie arbeitet der Klient mit vorgegebenem Bildmaterial wie Stimmungsbildern aus Zeitschriften, Fotografien oder auch Kunstwerken, aus denen er für sich das Wesentliche aufnimmt.

Dieser Zusammenhang hat in der Praxis der Rezeptiven Kunsttherapie eine besondere Bedeutung. Hier geht es darum, Bilder erlebnishaft zugänglich zu machen und die eigene Wahrnehmungsfähigkeit anzuregen. Rezeptive Bilderarbeit bietet sich in der therapeutischen Arbeit auch für psychisch erkrankte Erwachsene an, da sie niedrigschwellig ist.

Rezeptive Kunsttherapie soll die Entwicklung und die Selbstwahrnehmung fördern und die Sinne anregen. Es kann im gesamten Zusammenhang von einem interpersonalen Ansatz gesprochen werden, wobei die Medien den therapeutischen Prozess unterstützen. Besonders bei Klienten mit eingeschränkter **Kommunikationsfähigkeit** bietet sich die rezeptive Methode an.

9.2 Zielsetzung

- Selbstwahrnehmung fördern
- Sinne anregen
- Entwicklung fördern
- Kommunikationsfähigkeit verbessern

9.3 Bildaufgabe „Gestalte ein Bild mit dem Wichtigsten des ausgesuchten Bildes“

Der Klient in Einzelarbeit oder die Teilnehmer einer Gruppe bekommen die Aufgabe, aus vorgegebenem Bildmaterial aus Zeitschriften sogenannte Stimmungsbilder zu sammeln, um so an sein „Thema“ heranzukommen.

Material

Zeichenkarton 190 g/qm DIN A3, Ölmalkreiden, Zeichenpapier 40 cm × 50 cm, Acrylfarben

Anleitung der Methode

- Zur Vorbereitung der Rezeptiven Kunsttherapiearbeit werden vom Therapeuten oder Kursleiter mehrere zuvor ausgeschnittene verschieden große Stimmungsbilder aus Zeitschriften auf dem Boden ausgelegt. Der Klient sucht sich dann spontan und intuitiv ein Stimmungsbild aus, das ihn am meisten anspricht und mit dem er weiterarbeiten möchte. Er soll so direkt durch das Aussuchen des Bildes und die gestellte Bildaufgabe zu seinem „Thema“ kommen, welches ihn momentan am meisten beschäftigt. Das ausgesuchte Bild dient nun als Vorlage, als Impuls und als Grundidee für die weitere Bearbeitung seines „Themas“.
- Für die Bearbeitung erhält er als erste Bildaufgabe einen Zeichenkarton mit 190 g/qm im A3 Format und Ölmalkreiden. Er kann mit der gestellten Bildaufgabe „Gestalte ein Bild mit dem

Wichtigsten des ausgesuchten Bilds“ auf den Kern seines Themas kommen und arbeitet es mit dem Gestalten heraus. Bei der ersten Arbeit wird mit Ölmalkreiden gearbeitet. Diese sind mehr strukturgebend, sie geben strukturschwachen, gefühlsbetonten und labilen Menschen mehr Stabilität.
- Mit der Vorlage wird anschließend mit einem Zeichenpapier im Format 40 cm × 50 cm und Acrylfarben die gleiche Bildaufgabe „Gestalte ein Bild mit Wichtigsten des ausgesuchten Bildes“ durchgeführt. Der Klient bekommt durch das Gestalten mit einem anderen Material die Möglichkeit, eine andere Wirkung und einen Unterschied bei sich zu spüren und wahrzunehmen. Mit den Acrylfarben, die mehr fließend und „weicher“ sind, kann der Klient mehr Zugang zu seinen Gefühlen bekommen und diese auch ausdrücken.
- **Malzeit:** insgesamt 90–120 Minuten

9.4 Fallbeispiele und Interventionen

Nach dem Malprozess stellt der Therapeut dem Klienten zu dessen beiden Bildern Fragen.

9.4.1 Fallbeispiel 1 und Intervention „Das Leben genießen“

- Was spricht dich bei dem ausgewählten Bild besonders an?
- Wo hast du dies in deinen selbstgestalteten Bildern eingebracht und umgesetzt?
- Wie hast du es dargestellt?
- Inwiefern siehst du einen Zusammenhang von deinem gemalten Bild zu deinem Leben?

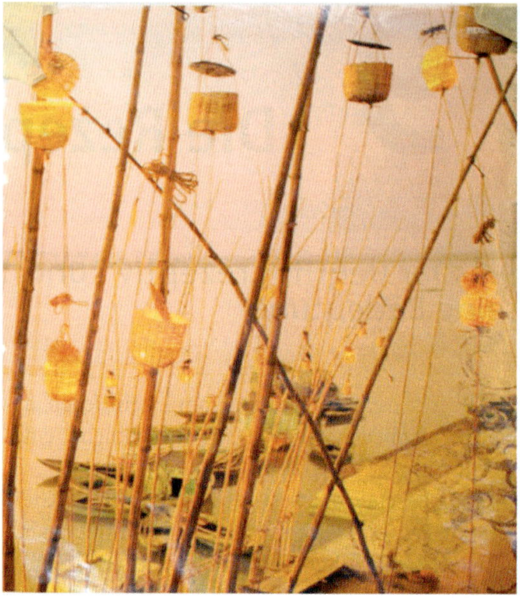

Was spricht dich bei dem ausgewählten Bild besonders an?
„Die Sehnsucht nach Asien, in ein Boot zu steigen und sich treiben zu lassen, wegfahren, reisen. Das Bildempfinden ist schön, ästhetisch. Der Weg ist versperrt, aber das ist ok, es ist schön, auch nur zu schauen.“
Wo hast du dies in deinen selbstgestalteten Bildern eingebracht und umgesetzt? Wie hast du es dargestellt?
„Es wurden kleine Boote dargestellt. Das ist das Symbol für eine Reise. Schön, warm, unwirklich, 1001 Nacht, im Fluss, helles, warmes Gelb, Boote sind im Fluss. Lampen zeigen den Weg an. Drei wichtige Aspekte sind auf dem Bild: Boot, Fluss, das rote Licht ist ein Energiestrahl. Das zweite Bild zeigt, selbst im Wasser zu treiben, die Lichter sind dezenter, zarter, ruhiger; zuerst nur Wellen, kleine Boote sind zufällig im Hintergrund.“

9

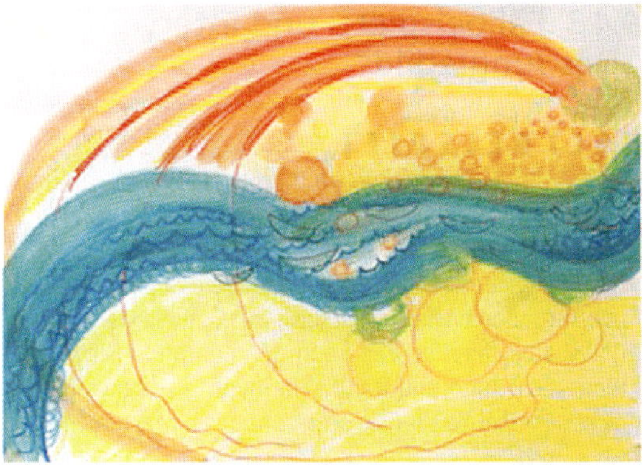

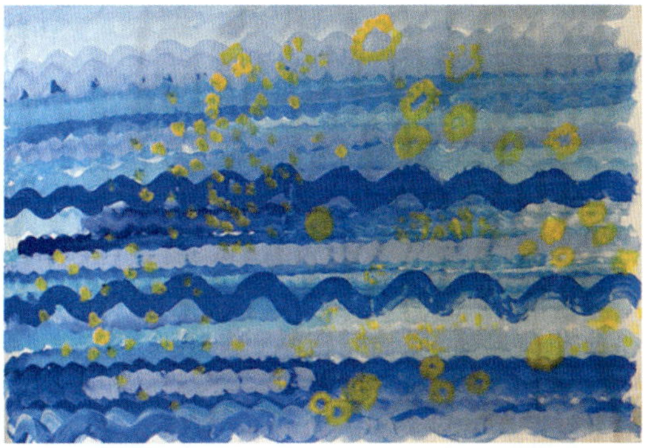

Inwiefern siehst du einen Zusammenhang von deinem gemalten Bild zu deinem Leben?
„Selbst im Wasser zu treiben, im Fluss der Zeit, kein Ziel haben, was ok ist, einfach genießen. Die Erkenntnis ist, dass ich zunächst Angst habe, dass das Leben an mir vorbeizieht, dass ich Träume nicht ausleben kann. Mit der Zeit kann ich mehr in den Fluss und in die Bewegung einsteigen, das Leben spüren. Die Angst gerät in den Hintergrund."

9.4.2 Fallbeispiel 2 und Intervention „Entspannung und Ruhe"

FALLBEISPIEL

Der 50-jährige Mann aus der Ressourcenarbeit (➤ Abschn. 8.4, Fallbeispiel 4) hat sich ein Steinbild ausgesucht, da er hier eine Resonanz verspürt. „Veränderung" ist unter anderem für ihn wieder ein Thema, wie bereits im Ressourcenbild, jedoch auch Entspannung und Ruhe.

Der Therapeut stellt Fragen zum Malprozess:

- Wie hast du dich im Malprozess erlebt?
- Welche Komponente hast du vom Ausgangsbild in deinen Bildern umsetzen wollen?
- In welchem Bild kommt deine Intention am besten heraus?

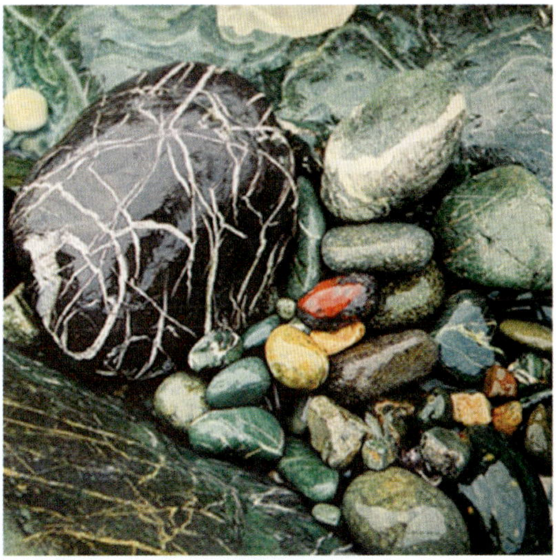

Wie hast du dich im Malprozess erlebt?
„Zur Bildauswahl: Als Kind hatte ich schon Interesse an Steinen, das habe ich gemeinsam mit meiner Tochter. Im Urlaub gehe ich Steine suchen. Jeder Stein übt in seiner Einzigartigkeit eine Faszination auf mich aus. Jeder Stein ist für mich auch ein Symbol für einen Veränderungsprozess."

Welche Komponente hast du vom Ausgangsbild in deinen Bildern umsetzen wollen?

„Vorstellen, was die Steine mit mir machen. Das Gefühl, auf warmen Steinen im Meer zu liegen, entspannt mich. Die Kraft der Steine möchte ich in mir aufnehmen, die Farbe der Steine annehmen. Rot sind die Adern, die durch den Körper ziehen, Lebenssaft, Wärme geben. Die Energie kommt von außen in mich rein. Das Wichtigste ist der große Stein. Die Grundidee sind die Adern. Die Person ist total entspannt durch die Körperhaltung. Es ist durchströmend, wellenförmig, ein Fuß im Wasser. Die Farbwahl, das Meer, Smaragdtöne, die Anlehnung an das Original. Das empfinde ich als kühl, abkühlend, frisch, aber auch wärmegebend in Wechselwirkung. Es ist ein entspanntes, gutes Gefühl."

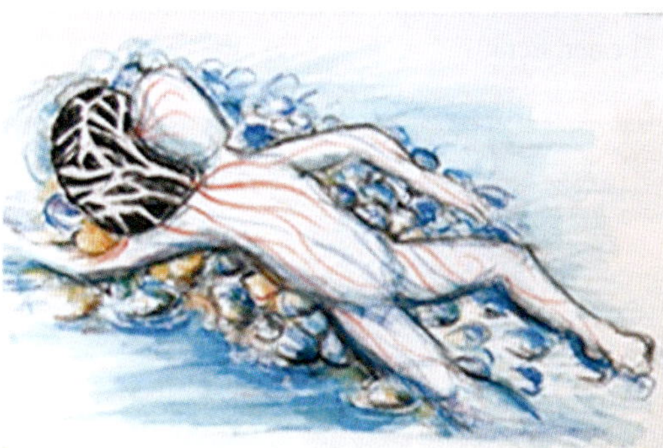

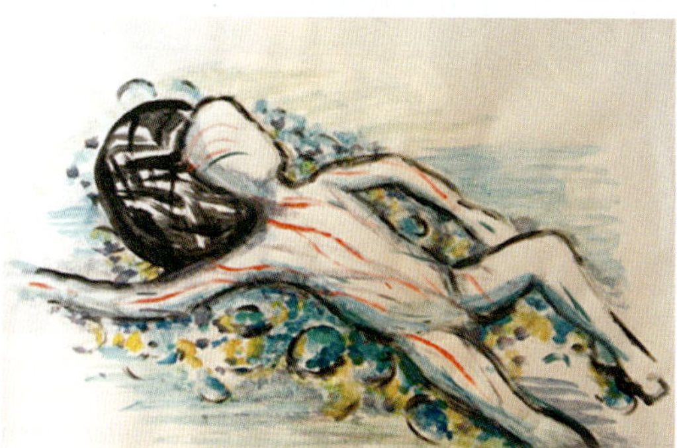

An welchem Bild kommt deine Intention am besten raus?

„Im großen Bild, da die Farben wärmer sind, mehr in die Stimmung versetzt, fließender, mehr Ausdruck. Die Wärme der Steine ist ein sinnliches Gefühl, das mich durchzieht, es gibt mir Ruhe, entspannend an einem Ort, wo ich gerne bin. Ich spüre das Durchfließen der Energie und Wärme, das meinen Körper durchströmt, das man nicht einfangen kann. Es ist ein sofortiges Genießen und Aufsaugen."

9.4.3 Fallbeispiel 3 und Intervention „Das Junglebild"

FALLBEISPIEL

Eine junge Grafikdesignerin mit Studium in Kommunikationsdesign fühlt sich von dem Junglebild besonders angesprochen, da sie dadurch an ihre vielen Reisen wie zum Beispiel nach Mittel- und Südamerika erinnert wird und sie dadurch wieder ihre positiven Gefühle wie Freiheit und Weiblichkeit spüren kann. Momentan ist sie durch Kindererziehung und Beruf sehr involviert und es bleibt nicht sehr viel Zeit für sie selbst.

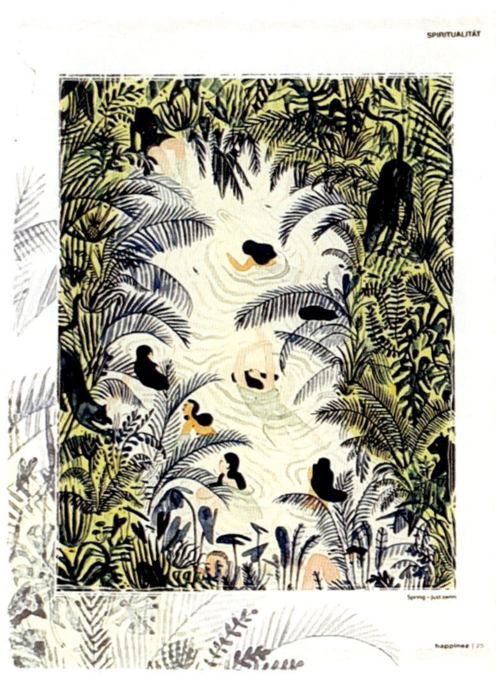

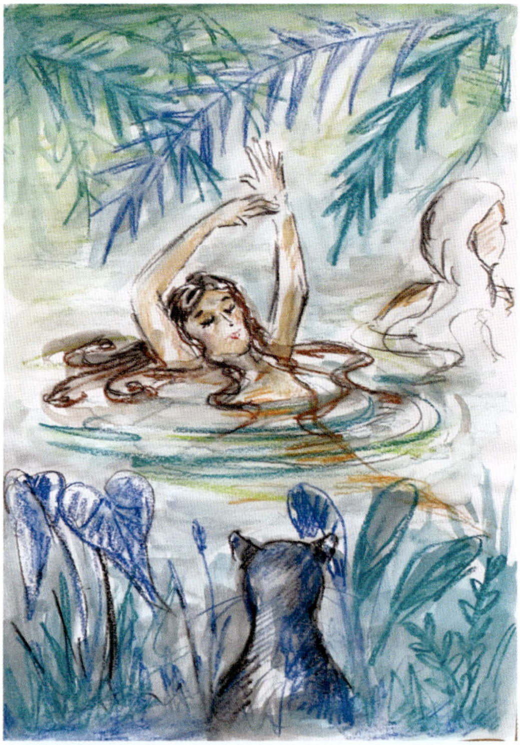

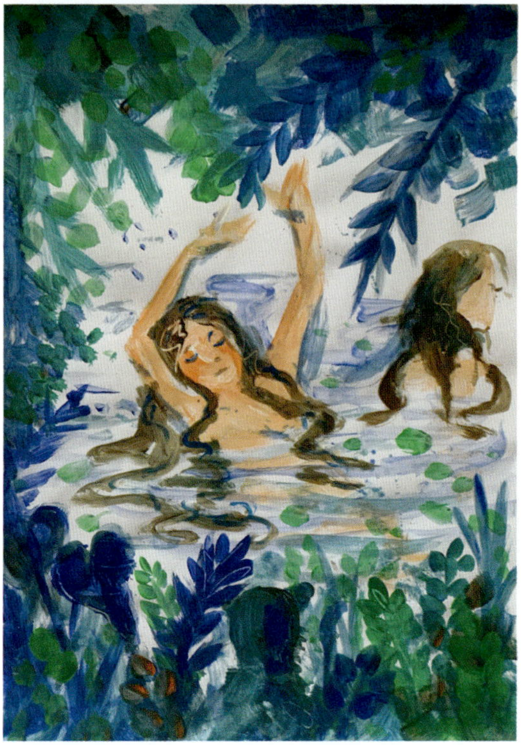

Was hat das Bild mit dir zu tun?

„Das Bild ist eine Illustration mit Aquarellfarben. Mit vielen Blau- und Grüntönen, wodurch ein harmonisches Zusammenspiel mit wenigen Kontrasten entsteht. Der Betrachter sieht die Szene aus einer gewissen Distanz und hat daher einen guten Überblick. Mit mir hat das Bild folgendes zu tun: Ich arbeite selbst gern mit Aquarellfarben. Ich mag das Vielschichtige und das Ineinanderfließen der Farben. Mich spricht der ungezwungene, fröhliche, kindliche Stil des Bildes an. Ich liebe die Natur, Pflanzen und Tiere und fühle mich damit verbunden. In der Natur fühle ich mich wohl und gut aufgehoben. Außerdem habe ich schon mehrere Reisen nach Mittel- und Südamerika gemacht und habe sehr positive Erinnerungen und Gefühle dazu. Ich habe ähnliche Szenen wie das Schwimmen im Dschungel erlebt und kann mich deshalb gut in das Bildmotiv einfühlen. Mich spricht außerdem an, dass es um ein gemeinschaftliches Erlebnis geht. Dass das Weibliche im Vordergrund steht, ohne dabei sexualisiert zu werden. In einer Gruppe von Frauen können gute Dinge entstehen. Auch diese Erfahrung habe ich gemacht. In meinem Bildmotiv mag ich besonders, dass trotzdem jede einzelne Figur ihren Raum hat und dem nachgeht, was ihr offenbar guttut. Dass sie sich frei bewegen kann und trotzdem Teil des Ganzen, Teil einer Gemeinschaft, Teil ihrer natürlichen Umgebung ist. Das Bild löst in mir Freude und Dankbarkeit dafür aus, dass mir solche Erlebnisse nicht unbekannt sind."

9.5 Einsatz der Methode

- Zum Einstieg in die Kunsttherapie
- Bei großer Hemmung zu malen: „Ich kann nicht malen"
- Förderung der Sinneswahrnehmung
- Stärkung der Selbstwahrnehmung
- Stärkung des „Ich"

KAPITEL

10 Das gegenständliche Körperbild

10.1 Bildaufgabe „Male ein Körperbild von dir"

Diese Bildaufgabe erfordert eine tiefe Auseinandersetzung und eine „innere" und intrapsychische Kommunikation mit dem eigenen Körper. Das eigene Abbild konfrontiert uns mit den eigenen Ängsten, Wünschen, Widerständen und Projektionen und der Innenwelt des „Ich". Im therapeutischen Kontext kann im Spiegelbild des „Ich" eine neue Betrachtungsweise und eine Wahrnehmung für sich selbst entstehen und reflektiert werden. Das Körperbild repräsentiert eine Zusammenfassung von Vorstellungen, Bewertungen, Wahrnehmungen und Gefühlen, die sich das Individuum über seinen Körper bildet.

10.2 Ziele der Bildaufgabe

- Sich mit sich selbst beschäftigen
- Die eigene Befindlichkeit wahrnehmen und diese symbolisch ausdrücken
- Hinnehmen des „Außen", wie es sich gerade zeigt
- Das „Innen" und „Außen" in Beziehung zur eigenen Person bringen und sich im Laufe des Malens verändern
- Spielerisch mit der eigenen (Körper-)Form umgehen
- Die Selbstwahrnehmung schärfen
- Das Selbstbild überprüfen
- Eigene verborgene Emotionen, Wünsche und Widerstände erkennen und wahrnehmen
- Die Selbstakzeptanz stärken
- Blockaden und Ressourcen erkennen
- Die Körpergrenzen wahrnehmen
- „Kranke" Stellen bewusst wahrnehmen

Material

Packpapierrolle 1 × 2 m, Ölmalkreiden, Acrylfarben, Pinsel in verschiedenen Größen, Wasserglas

Anleitung der Methode

- Die Bildaufgabe kann in der Einzeltherapie oder in der Gruppe angeleitet werden. Es wird vom Leiter oder Therapeuten vor der Umsetzung eine **Körperwahrnehmungsübung** vorgelesen, um den Klienten oder die Teilnehmer auf den eigenen Körper „einzustimmen".
- Die Wahrnehmung, die Aufmerksamkeit und die eigene Körperempfindlichkeit werden auf sich selbst gerichtet, um so einzeln die eigenen Körperregionen bewusst zu spüren.

(Langsam vorlesen!)
„Bewege dich frei im Raum, nimm den Raum und die anderen Teilnehmer bewusst wahr, alles ganz langsam. Suche einen Platz im Raum, im Stehen oder auf einen Stuhl, probiere es aus, finde einen Platz, spüre, ob der Platz auch passt. Schließe dann die Augen langsam.

Nimm den Atem bewusst wahr, wie er kommt, wie er geht. Lass beim Einatmen die Energie hereinkommen, versuche beim Ausatmen, die Spannung loszulassen, den Atem so kommen zu lassen, wie er will.

Spüre deinen Körper als Ganzes, deine Haut, die deinen Körper bedeckt. Spüre das Innen, sozusagen unter der Haut, und spüre das Außen – über der Haut. Vielleicht magst du dir ja einen kühlen Tau im Morgen auf deiner Haut vorstellen?

Nun gehe mit der Aufmerksamkeit in die Füße – wie stehst du, wie spürst du dein Gewicht, wie fühlt sich das an? Gibt es Unterschiede zwischen rechts und links? Spürst du dein Gewicht mehr auf der Ferse oder am Ballen, stehst du mehr auf den Außenkanten oder stehst du mehr auf der Innenseite? Ist dein Gewicht gleichmäßig verteilt, welches Bein ist dein Standbein?

Was würden deine Füße mitteilen, wenn sie zu dir sprechen könnten? Und was würdest du ihnen gerne sagen?

Verändere den Stand, probiere ruhig aus und suche spielerisch neue Standmöglichkeiten, wenn du willst – du kannst auch gerne mit den Zehen wackeln, dich auf die Ferse stellen, nach Innen stellen, nach Außen stellen, ganz platt auf den Boden stellen oder versuchen, ganz wenig Gewicht an den Boden abzugeben. Gehe mit der Aufmerksamkeit in die Knie, wie fühlen sich deine Knie an? Gibt es Unterschiede zwischen rechts und links? Spiele mit den Knien, spiele, kreise, strecke sie durch, gib in den Knien nach, ziehe die Kniescheiben nach oben.

Gehe dann mit der Aufmerksamkeit in das Becken, wie fühlt sich das Becken an? Spürst du Unterschiede zwischen deinen Beckenknochen links und rechts? Lege die Hände auf das Becken seitlich auf die Beckenschaufeln und spüre den Raum dazwischen. Wenn du magst, kannst du gerne mit dem Becken spielen, kippen, kreisen. Probiere einfach aus, verändere die Lage deiner Hände und spüre nach – was verändert sich? Welche Farbe kommt dir in den Sinn, wenn du in dein Becken hineinspürst? Vielleicht kommt ein Wort oder ein Gefühl.

Vielleicht nimmst du auch nur ein Gefühl von Wärme wahr, alles was kommt, es ist ok.

Gehe mit deiner Aufmerksamkeit zu deinem Bauch. Wenn du willst, kannst du auch gerne deine Hände darauflegen – wie fühlt sich dein Bauch an? Gespannt/entspannt? Spürst du Wärme, Zucken, Kribbeln oder etwas ganz Anderes? Wenn dein Bauch reden könnte – was würde er dir mitteilen? Was würdest du ihm gerne sagen? Gibt es ein Bild, einen Gedanken?

Wenn du Lust hast, kannst du gerne eine Hand auf deinen Rücken legen und den Raum dazwischen spüren – was hat sich verändert?

Dann gehe mit deiner Aufmerksamkeit zu deinen Schultern, lege auch hier, wenn du magst, die Hände von oben auf deine Schultern, kreuze eventuell die Arme dafür. Fühlen sich beide Schultern gleich an? Gibt es Unterschiede? Wenn ja, welche?

Dann gehe weiter zu deinem Gesicht, lege deine Hände über dein Gesicht. Erforsche dein Gesicht ganz zart mit deinen Fingerkuppen, wie fühlt sich das an? Nase, Backen, Unterkiefer, Kinn, Lippen, Augen, Jochbeinbogen, das ist der Knochen unter den Augen. Weiter zu den Augenbrauen, zur Stirn, zu den Schläfen. Dann lege deine Hände auf deinen Kopf, oben seitlich. Wie fühlt sich das an? Ertaste sanft und vorsichtig deine Haare, deine Kopfhaut.

Wenn du magst, massiere die Kopfhaut mit den Fingerkuppen. Massiere den oberen Bereich, den Bereich an der Stirn, den Bereich um die Ohren herum, den Bereich oberhalb des Nackens, wo der Hals in den Kopf übergeht.

Wenn du noch Lust hast, lege eine Hand auf deine Stirn und die zweite Hand quer über deinen Nacken und fühle den Raum dazwischen. Kommt dir dabei eine Farbe in den Sinn?

Ein Wort oder ein Gefühl?

Gehe jetzt mit deiner Aufmerksamkeit zu deinen Armen. Wie fühlen sie sich an? Schwer oder leicht? Wie fühlt sich der linke Arm an, wie der rechte? Fühlst du beweglich damit? Gehe weiter zu deinen Händen, zuerst zur linken, dann zur rechten. Wie fühlen sie sich an?

Zum Abschluss nochmal mit der Aufmerksamkeit in die Füße gehen, hat sich der Stand oder das Gefühl in den Füßen verändert? Wie stehst/sitzt du nun da? Gibt es Unterschiede zwischen vorher und nachher? Wie fühlst du dich jetzt? Wie ist deine Atmung?

Wenn es sich gut anfühlt, öffne die Augen, gähne, strecke dich, schneide Grimassen, was auch immer. Oder vielleicht kommt dir eine Bewegung in den Sinn, die du jetzt gerne machen möchtest.“

- Nach dem Vorlesen sucht sich jeder einen Partner, der mit ihm arbeiten möchte, und einen Platz, an dem beide gerne arbeiten möchten. Das vorbereitete Packpapier wird auf den Boden gelegt und fixiert. Anschließend legt sich der Klient mit dem Rücken auf das Packpapier und nimmt eine entspannte Haltung ein. Die Arme sollten etwas vom Körper weggestreckt sein und die Beine ausgestreckt und offen liegen. Der Partner macht dann mit einer ausgewählten Ölmalkreide einen Körperumriss vom Klienten. Der ganze Ablauf passiert in der Stille.
- Anschließend wird die gleiche Arbeit am Boden mit dem anderen Partner durchgeführt.
- Als nächsten Schritt malt der Klient in der Stille sein Körperbild mit Ölmalkreiden und Acryl oder Gouachefarben aus. Anschließend beantwortet der Teilnehmer für sich die gestellten Fragen schriftlich.
- **Malzeit:** ca. 60 Minuten

10.3 Fallbeispiele und Interventionen

10.3.1 Fallbeispiel 1 und Intervention „Die männliche und die weibliche Seite"

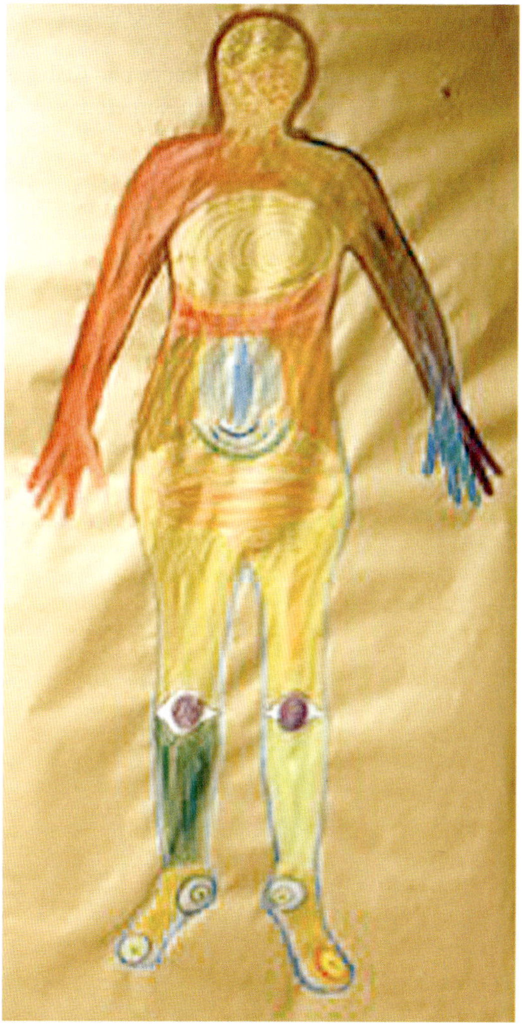

Wie erging es dir?
„Am Anfang war ich sehr konzentriert, aber dann entspannt. Habe erst mit Kreide und dann mit Gouache gearbeitet. Im Malprozess war ich entspannt."

Gibt es einen Unterschied von Kreide und Gouache?
„Ja, mit der Kreide habe ich die wichtigen Dinge gemalt. Mit Gouache dann die weniger wichtigen Dinge, das ist flächiger."

Beschreibe dein Körperbild!
„Ich habe die Umrandung mit Blau am Schluss nochmal deutlicher gemalt und farblich angepasst. Aber mit der Umrandung habe ich mich schwergetan. Ich habe sie mal dicker, mal dünner gemalt. Die wichtigen Dinge habe ich mit Kreide gemalt. Die Füße mit kalten und warmen Farben, die Knie, das Becken, wie eine Art Strudel in warmen Farben, Herz und Seele in Gelb und Lila, meinen Kopf. Den Rest dann mit Gouache, in warm, Wärme im Oberbauch, die Beine sind blasser. An manchen Stellen ist mir kalt, an manchen wärmer. Mein Kopf fühlt sich sehr voll an. Die Knie fühlen sich locker an, es gibt Lücken im Brust- und Bauchbereich. Mein Becken fühlt sich warm an."

Wenn dieser gemalte Körper sprechen könnte, was würde er dir sagen?
„Er würde mir Fragen an mich selbst stellen. Woraus fließt meine Energie?"

Hast du eine Antwort darauf gefunden?
„Aus dem Brustbereich, der Energiefluss ist aber gerade gehemmt."

Gibt es eine zentrale Botschaft für dich?
„Bring es wieder in den Fluss!"

Welches Grundgefühl hast du?
„Erschöpfung. Zu meinem Bild, es ist insgesamt stimmig für mich. Jedes meiner Körperteile hat sich während der Übung anders angefühlt. Ich habe mich in den einzelnen Körperteilen nicht wohlgefühlt, aber im Gesamten war es dann doch wieder stimmig und ich fühle mich wohl."

Wie erlebst du dich in deinem Körper?
„Wohl und heimisch. Aber es gibt ein paar schwache Stellen. Die Knie sind wackelig. Oder doch locker? Ich habe zum ersten Mal meine Knie gefühlt. Das Luftige und Wackelige der Knie war unangenehm. Hatte Angst, den Stand zu verlieren. Kalte Füße. Mein Kopf ist voll, sehr voll, keine Ordnung. Ich bekomme nicht mehr alles rein. Starke Abgrenzung, damit nichts mehr reinkommt! Undefinierte Tupfen – ein Durcheinander. Der Bauch ist kalt. Ich bin dankbar für meine zwei Kinder. Aber mein Bauch ist nicht mehr wie früher."

Wie war er denn?

„Straff, flach. Ich hatte ein klares, gutes Bauchgefühl, auch noch immer, aber durch negative Erfahrungen musste ich ein neues Vertrauen in mein Bauchgefühl aufbauen. Herz und Brust sehen gerade leer aus. Vielleicht ist da gerade eine Blockade. Gelb und Lila. Früher war es nur Gelb, jetzt auch Lila. Die hellen und dunklen Aspekte vom Leben. Die gehören zusammen. Das wollte ich früher nicht sehen."

Kannst du das so annehmen?

„Ja."

Du hast Mut, dir das anzuschauen. Welche Verbindung spürst du zwischen den einzelnen Körperteilen?

„Es gibt nicht so viele Verbindungen außer über die Farbverläufe vielleicht."

Wie fühlt sich deine Körpergrenze an?

„Ich habe mir dafür viel Zeit genommen. Erst war gar keine da. Die Grenze am Kopf war wichtig. An den Händen ist keine Grenze – der Kontakt nach außen ist mir wichtig."

Wie ist das Bewusstsein für die einzelnen Regionen deines Körpers?

„Meine Arme haben unterschiedliche Farben. Ich habe erst den Linken in Blau gemalt, das ist sehr kalt. Beide Arme in blau wären zu kalt. Habe rechts dann eine warme Farbe verwendet."

Empfindest du das so?

„Ja."

Wo liegt deine Köpermitte bei dir?

„Im Brustbereich."

Wie fühlt sich das an?

„Wenn es weiter unten wäre, wäre es stimmiger."

Wie gestaltet sich die Beziehung zu dir selbst?

„Ich erkenne mich in dem Bild wieder. Ich sollte fürsorglicher zu mir selbst sein. Die zwei Seiten in Einklang bringen."

Möchtest du etwas an deinem Bild verändern?

„Ja, die Verbindung zwischen den Körperteilen. Die Seele heller malen. Mehr Fülle und Helligkeit."

Dann verändere es!

Die Klientin malt die Seele mit Orange und Gelb aus und verbindet sie mit den anderen Körperteilen.

Das Fazit der Klientin nach dem Malprozess

- Sie traut sich wieder mehr zu.
- Sie hört wieder mehr auf ihr Bauchgefühl.

10.3.2 Fallbeispiel 2 und Intervention „Der Herzmensch"

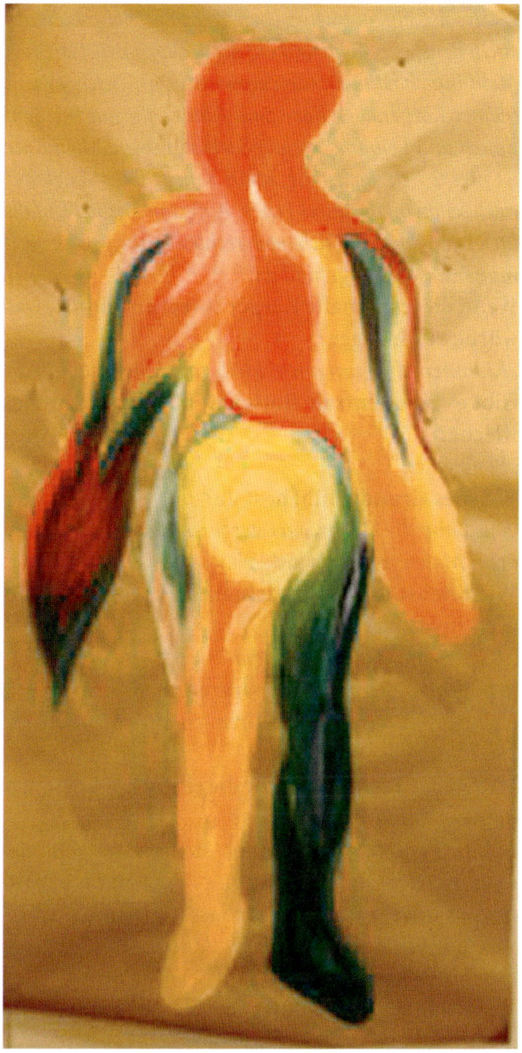

Beschreibe dein Körperbild!

„Leicht geöffnete Beine, Arme liegen neben dem Körper. Das Bild ist vielfarbig. Ich habe mit Kreide begonnen. Dies war mir zu wenig intensiv, daher habe ich mit Gouachefarben weitergemalt. Die vorgegebene Grenze wurde übermalt, ich wollte mich ausbreiten. Die Punkte in Kopfnähe symbolisieren die Ausdehnung. Das Innere soll nach außen gehen können. Alles ist im Fluss."

Wenn dieser gemalte Körper sprechen könnte, was würde er dir sagen?

„Trage diese Farben, dein Ich nach Außen in die Welt. Diese Botschaft war sofort präsent."

Gibt es eine zentrale Botschaft für dich?

„Ich denke, dass ich zu sehr im Inneren lebe, nicht im Außen. So kann ich auch nicht nach außen wirken! Von dem Kreis im Bauch geht die Kreativität aus. Der Kopf ist in Herzform, hat aber kein Gesicht. Das schreit förmlich: ‚Zeige dich!' Der Kopf folgt dem Herzen = ich bin ein Herzmensch (siehe Farbverlauf)."

Welches Grundgefühl hast du? Wie erlebst du dich in deinem Körper? Fühlst du dich zu Hause? Fremd?

„Ich fühle mich sehr wohl, kenne mich und meine Bedürfnisse. Ich bin mit mir im Einklang."

Wie fühlt sich deine Körpergrenze an?

„Ich wollte mich ausdehnen. Hände gibt es nicht, sondern die Arme laufen in Richtung Hände aus. Dadurch fehlt die Handlungsfähigkeit. Handlung jedoch zeigt sich im Außen."

Welche Verbindungen gibt es zwischen den einzelnen Körperteilen?

„Es sind keine Körperteile erkenntlich, alles geht ineinander über."

Wie ist das Bewusstsein für die einzelnen Regionen deines lebendigen Körpers?

„Beim Betrachten des Bildes wird mir bewusst, dass ich schwebe, nicht fest verwurzelt bin und mich in der Innenwelt bewege."

Wie fühlt sich deine Körpermitte an? Wo liegt sie genau?

„Die Körpermitte ist der Kreis. Er ist gelb und wirkt wie ein Ruhepol. Darüber dominiert das Rot."

Wie gestaltet sich die Beziehung zu dir selbst?

„Ich folge mehr dem Herzen als dem Kopf, bin mit mir im Einklang und sehr im Inneren."

Was bewegt dich innerlich, bezogen aufs Bild?

„Dass die Hände fehlen und damit die Handlungsfähigkeit."

Was war schwierig oder hinderlich beim Gestalten des Körperbildes?

„Zuerst habe ich mit Kreide gemalt, der Ausdruck war zu schwach. Dann habe ich die vorgezeichnete Grenze übermalt, ein Zeichen dafür, dass das Gefühl nach außen schwappt."

Möchtest du etwas verändern an deinem Körperbild? Wenn ja, was und wie?

„Ich möchte ein Gesicht malen, Hände und einen Hintergrund."

10.3.3 Fallbeispiel 3 und Intervention „Frei und glücklich"

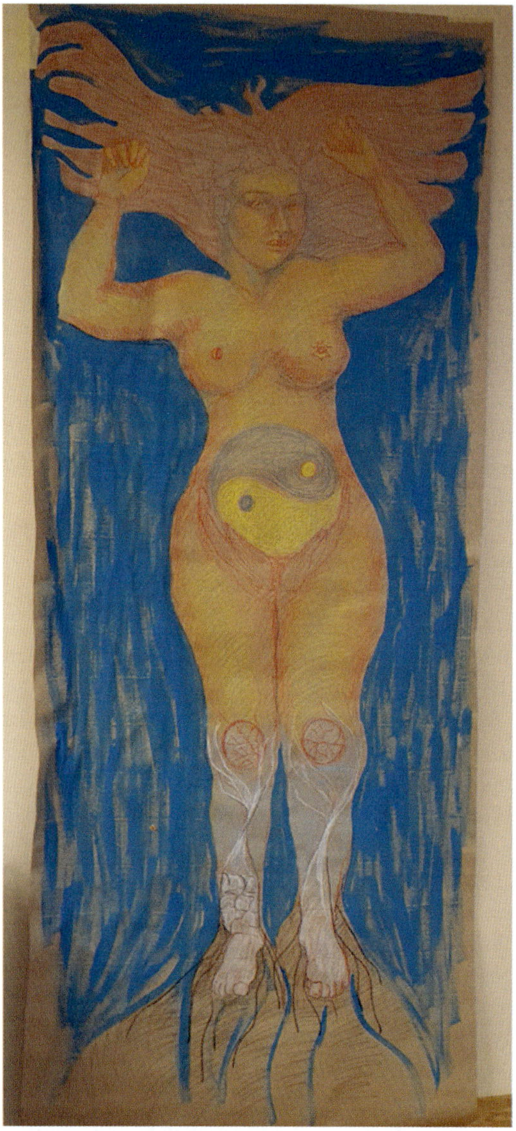

Beschreibe dein Körperbild!

„Ich fühle mich ohne ein Kleid frei. Meine Haare sind ein Symbol von magischer Stärke. Haare haben einen historischen Hintergrund von Hunderten von Jahren. Meine Haare fliegen wie meine Gedanken, meine Ideen. In meinem Kopf herrscht immer ein Chaos aus wirren Gedanken. Es ist das Themengewirr, das mich interessiert. Mein Kopf, mein Gesicht ist so rund wie eine Kugel. Das sagt mein Vater immer. Mein Körper ist warm und lebendig. Meine Hände sind nah an meinem Kopf, während meine Hände meine Gedanken erkennen. Aufgrund eines Motivs aus einem ungarischen Volksmärchen ist auf der einen Brust ein Mond und auf der anderen Brust ein Tag. Mein Bauch ist mein Gleichgewicht. Das Gleichgewicht meines Körpers. Ich habe zwei Kinder, die aus meinem Bauch und Leib und meiner Seele stammen. Mein Knie ist meine Schwachstelle. Mein Knieproblem begleitet mich schon mein ganzes Leben. Aufgrund meines Unfalls im letzten Jahr fühlt sich mein rechtes Sprunggelenk noch immer nicht ganz gesund an."

Wenn dieser gemalte Körper sprechen könnte, was würde er dir sagen?

„Kümmere dich um mich! Bleib ganz! Bleib stabil!"

Gibt es eine zentrale Botschaft für dich? Wenn ja, welche?

„Bleib ganz!"

Welches Grundgefühl hast du?

„Ich habe die Gegenwart vergessen. Ich fühlte mich beim Malen frei und glücklich."

Wie erlebst du dich in deinem Körper? Fühlst du dich zu Hause? Fremd?

„Allgemein fühle ich mich gut."

Wie fühlt sich deine Körpergrenze an?

„Ich glaube, ich spüre die Grenzen aller meiner Körperteile gut."

Wie ist das Bewusstsein für die einzelnen Regionen deines lebendigen Körpers?

„Meine Fußsohlen sind schwer. Meistens verlagere ich mein Gewicht auf mein rechtes Bein. Ich mag mein Becken frei bewegen, tanzen lassen. Mein Bauch ist weich, weich wie ein Wackelpudding. Mein Kind sagt das immer zu mir."

Wie fühlt sich deine Körpermitte an? Wo liegt sie genau?

„Beim Becken."

Was bewegt dich innerlich?

„Ich bin immer unruhig und neugierig. In diesem Zustand fühle ich mich gesund und harmonisch. Wenn ich mich in mich verliere, wenn ich tagelang ruhig bleibe und nicht weiß, was ich tun soll, wird mir schlecht."

War etwas schwierig oder hinderlich beim Gestalten deines Körperbildes?

„Nichts."

Möchtest du etwas verändern an deinem Körperbild? Wenn ja, was?

„Ich möchte stärkere Füße."

10

10.3.4 Fallbeispiel 4 und Intervention „Kraft und Energie"

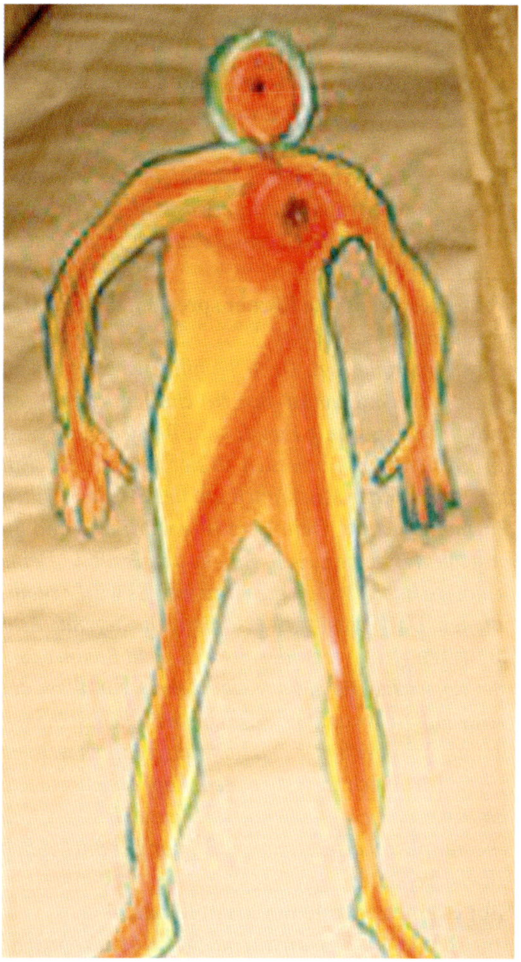

Beschreibe dein Körperbild!
„Die Grenzen des Körpers sind mit grünen Linien gestaltet. Das Innere des Körpers ist vielfarbig, kraftvoll. Die einzelnen Körperregionen sind miteinander durch rote Linien verbunden. Die Energie kann fließen."
Wenn dieser gemalte Körper sprechen könnte, was würde er dir sagen?
„Wenn du etwas anpackst, was du wirklich willst, dann schaffst du das auch!"
Gibt es eine zentrale Botschaft?
„Ich habe Kraft und Energie. Ich kann den Kopf und das Herz verbinden und die Energie durch den Körper fließen lassen."
Welches Grundgefühl hast du?
„Neugier auf das, was kommt."
Wie erlebst du dich in deinem Körper? Fühlst du dich zu Hause? Fremd?
„Ich fühle mich meistens in meinem Körper zu Hause. Ich habe Phasen, da schaffe ich es sehr gut, mit mir im Einklang zu sein. Es gibt jedoch auch Phasen, in denen mein Kopf versucht, körperliche Empfindungen und Bedürfnisse zu beherrschen, der Körper dann vom Geist wie abgespalten ist."
Wie fühlt sich deine Körpergrenze an?
„Die Körpergrenze ist passend und stimmig."
Welche Verbindungen gibt es zwischen den einzelnen Körperteilen?
„Alle Bereiche des Körpers sind mit roten Linien miteinander verbunden. Alles kann fließen."
Wie ist denn das Bewusstsein für die einzelnen Regionen deines lebendigen Körpers?
„Mir sind alle Körperregionen bewusst und ich kann sehr gut in mich hineinfühlen."
Wie fühlt sich deine Körpermitte an? Wo liegt sie genau?
„Die Körpermitte liegt in Höhe des Bauchnabels, sie fühlt sich warm an."
Wie gestaltet sich die Beziehung zu dir selbst?
„Ich versuche in letzter Zeit meist, gut für mich zu sorgen, meine Bedürfnisse und Wünsche wahrzunehmen."
Was bewegt dich innerlich?
„Ein familiärer Konflikt. Wie ich die nächsten sechs Wochen alleine zu Hause bewerkstelligen kann, die Ehefrau geht fünf Wochen zur Reha."

10.3.5 Fallbeispiel 5 und Intervention „Balance und Gleichgewicht"

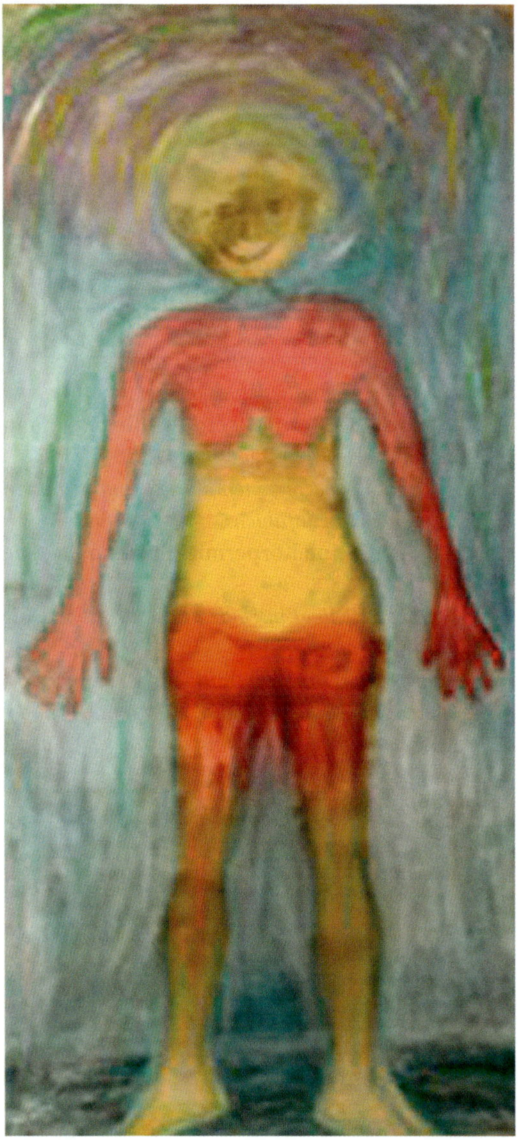

Beschreibe dein Körperbild!

„Mein Körperbild zeigt eine strahlende Gestalt mit Busen, grünblauen Augen und lachenden Mund. Die Gestalt sieht fast männlich aus, besonders der Kopf. Sie steht gut auf dem Boden, dieser ist extra dunkler gemalt. Der Körper in den Chakrenfarben Rot für das erste Wurzel-Chakra, Orange für das zweite Chakra. Das Becken ist gelb und steht für das dritte Chakra, den Solarplexus. Am Anfang waren es dunkelblaue Umrisse, dann wurden die Körperformen grün und türkis. Türkis ist das fünfte Kehl-Chakra für Heilung und heilsame Sprache. Die rosa Farbe steht für das Herz-Chakra. Das Herz in die Hände, das 'Om-Zeichen' über dem Kopf. Dort ist es helllila und gelb, also vielfarbig. Die Füße stehen wie auf Zehenspitzen, beim Liegen ging es nicht anders zu malen, dicke Waden, großes Becken, große Hände, etwas schiefe Schultern, Arme etwas dünn im Gegensatz zu den Händen und unterschiedlich."

Wenn dieser gemalte Körper sprechen könnte, was würde er dir sagen?

„Das Körperbild sagt: Deine Familienwurzeln wollen geheilt werden. Du hast dich zu sehr benutzen lassen und findest zu wenig Freude und Befriedigung, was ein Frauenthema bei euch in der Familie ist. Ein funktionierender Missbrauch um des Friedens willen ‚harmoniesüchtig'. Dein Herz ist voller Liebe und du gibst alles für deine Lieben, Familie und Freunde. Deine Schultern haben viel getragen, zu viel. Es wird Zeit abzuladen. Das Geschöpf ist erschöpft. Die liegende Acht im Becken gleicht geduldig aus und sucht Balance und Gleichgewicht. Die Füße wollen Zehen, vor allem der rechte Fuß ist etwas kürzer. Das linke Becken ist breiter, die linke Schulter höher. Das sollte ausgeglichen werden. Ansonsten bin ich zufrieden. Mein Kopf ist voller Ideen, die Türkis-Farbe hilft mir, mich klar auszudrücken. Und ich habe mein Lachen, meinen Humor, der mich durch schwierige Zeiten trägt."

Gibt es eine zentrale Botschaft für dich?

„Ja. Ich sollte besser auf meine Körpersprache achten. Die Füße sind müde, die Schultern schwer, das Becken schief, ich brauche mehr Auszeiten. Ich wünsche mir Lust und Liebe und möchte die Seele baumeln lassen. Geben und Nehmen will ich in Einklang bringen."

Welches Grundgefühl hast du?

„Ich bin jetzt in Frieden und zufrieden und genieße das Jetzt und Hier, diesen Tag, unsere Gruppe und den heilsamen Unterricht. Ich fühle Dankbarkeit und Freude beim Malprozess und auch Dankbarkeit für meinen Körper und die Möglichkeit, mich noch besser kennen zu lernen."

Wie erlebst du dich in deinem Körper? Fühlst du dich zu Hause? Fremd?

„Ich erlebe mich stabil und geschützt."

Wie fühlt sich deine Körpergrenze an?
„Die Körpergrenze habe ich dreimal gemalt in verschiedenen Farben, so als würde sie Heilung benötigen. Jetzt ist es gut."
Welche Verbindungen gibt es zwischen den einzelnen Körperteilen?
„Am Ende des Malens sieht es aus, als ob der Kopf vom Körper getrennt ist, da der Hals in Türkis wie der Hintergrund angemalt wurde."
Wie ist das Bewusstsein für die einzelnen Regionen deines lebendigen Körpers?
„Gutes Körpergefühl. Zu viel im Kopf."
Wie fühlt sich deine Körpermitte an? Wo liegt sie genau?
„Im Solarplexus. Die Zentrale ist der Bauchnabel, warm und sonnig und stimmig."
Wie gestaltet sich die Beziehung zu dir selbst?
„Mangelnde Abgrenzung der Ich-Stärke. Kopf und Herz sollte ich zusammenbringen."
Was bewegt dich innerlich?
„Das rote Wurzel-Chakra ist die Sexualität. Ich möchte meine weibliche Seite mehr leben und die Hingabe."
Was war schwierig oder hinderlich beim Gestalten des Körperbildes?
„Es war sehr leicht und ich war wie im Flow. War gut im Fluss."
Möchtest du etwas verändern an deinem Körperbild? Wenn ja, was und wie?
„Ja, ich werde den Kopf mit dem Körper verbinden und den Hals kräftiger malen. Und ich male die Füße gleich und die Zehen, welche fehlen und die Hüfte ausgleichen. Meine Heilfarbe ist grün."

PRAXISTIPP

- In der Therapie darf der Klient nach dem Setting das Bild verändern, wenn er es will.
- Der Klient kann symbolisch und gestalterisch nach dem Setting in die Situation oder den Schmerz hineingehen. Eine Veränderung kann stattfinden. Dazu eine Heilfarbe wählen und direkt auf die Schmerzstelle malen lassen.
- Patienten mit Migräne ihren Kopfumriss malen lassen.

10.4 Einsatz der Methode

- Fragmentierungen und Depersonalisation
- Körperschemastörungen (Bulimia nervosa, Anorexia nervosa)
- Somatoforme Störungen (Schmerzpatienten)
- Migränepatienten

KAPITEL

11 Das Selbstbild mit Kohle

11.1 Bildaufgabe „Zeichne ein Selbstbild"

Diese Methode ist gut einsetzbar, wenn ein Klient sich selbst „fremd" geworden ist, sich nicht mehr spürt und wahrnehmen kann. Auslöser könnten hier Stress- und vielleicht Traumafaktoren sein. (Bei traumatisierten Klienten ist hier jedoch wegen der Gefahr der Destabilisierung Vorsicht geboten.) Durch das Zeichnen eines Selbstbilds und die Selbstberührung mit den eigenen Händen über das Gesicht wird die Wahrnehmung wieder mehr auf sich selbst gerichtet. Der Klient bekommt wieder vermehrt Zugang zu sich. Bei der Arbeit mit der Kohle wird er sensibilisiert, sein „Inneres" und auch seine Schatten, also Aspekte, die ihm bisher verborgen waren, wahrzunehmen und zu integrieren. Diese Methode eignet sich auch, wenn der Klient oder Teilnehmer mehr im „Außen" lebt.

Material

Kohlestift, weißes Papier DIN A3, Ölmalkreiden

Anleitung der Methode

- Das Papier wird in Augenhöhe an die Wand gepinnt oder geklebt und der Klient stellt sich in einem geringen Abstand davor.
- Es wird im Stehen und mit geschlossenen Augen gearbeitet. Mit den Fingerspitzen einer Hand tastet der Klient langsam sein Gesicht ab. Auch die Ohren, die Schulter, der Hals und der Nacken werden ertastet. Die andere Hand zeichnet das Ertastete aufs Papier. Der Stift darf nicht abgesetzt werden, die Strichführung wird nicht kontrolliert geführt, sondern von der eigenen Intuition geführt. Es wird absolut „blind" gezeichnet. Erst am Ende der Zeichnung werden die Augen geöffnet. Anschließend kann das Selbstbild mit Ölkreiden ausgestaltet werden, die Konturen dürfen dabei nicht verändert werden.
- Sobald der Klient vor dem Papier steht und die Augen geschlossen hat, leitet der Therapeut an:

„Lasse dich ein auf das, was ist, die Linien von deinem Gesicht… lasse dich leiten in der Ausarbeitung deiner Linien. Lasse dich führen von deiner Hand und dem, was du spürst und wahrnimmst an deinem Gesicht. Berühre es sanft und vorsichtig mit deinen Fingerspitzen, während die andere Hand das Erspürte wahrnimmt und auf dem Papier zeichnet. Bleibe im intuitiven Prozess und spüre, was das Bild werden will. Am Ende kann es auch kein Gesicht mehr sein."

- **Malzeit:** 30 Minuten

11.2 Fallbeispiele und Interventionen

Anschließend erfolgt eine Reflexion zum Vorgang. Jeder Teilnehmer beantwortet die Fragen für sich schriftlich. Anschließend erfolgt eine Bildbetrachtung zur Aufgabe.

Fragen zur Reflexion/Bildbetrachtung/Auswertung:

- Wie geht es mir mit meinem Bild?
- Welche Botschaft erkenne ich im Bild?
- Welcher Teil ist mir fremd?
- Was kann ich Neues aus meinem Selbstbild/Selbstportrait lernen?

11.2.1 Fallbeispiel 1 und Intervention „Der dicke Hals"

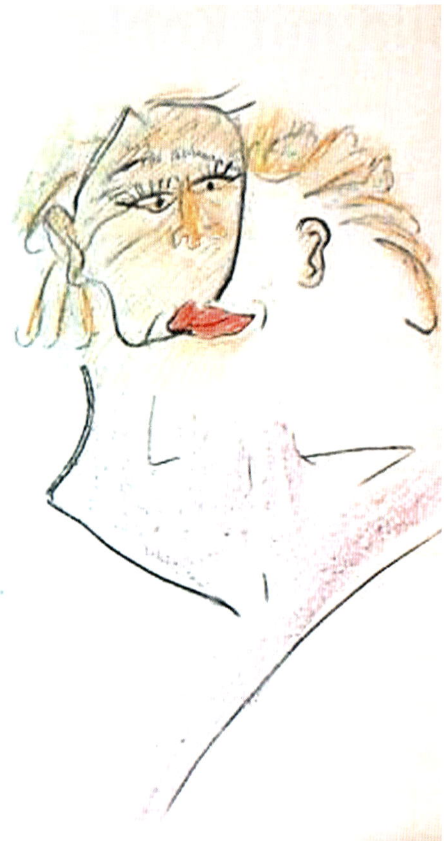

Wie geht es dir mit deinem Bild?
„Ich bin enttäuscht, traurig, voll daneben, aber auch verwundert."
Welche Botschaft erkennst du im Bild?
„Du bist größer, als du dich siehst! Kleines Köpfchen. Ich sehe mich viel kleiner, der Hals ist größer."
Welcher Teil ist dir fremd?
„Der dicke Hals symbolisiert die Kommunikation und das Sprechen. Das ist das Hals-Chakra. Der Mund ist außerhalb des Gesichts. Das ist eine Fehlplatzierung. Ich rede zu viel und das ist gar nicht vom Innersten. Es ist oberflächlich, ein Stück weg von mir stehend. Die Ohren sind außen. Das ist positiv. Ich kann gut zuhören, ernst zuhören. Ich habe eine gute Wahrnehmung. Ich lasse aber auch nicht alles rein."
Was kannst du Neues aus deinem Selbstbild und Selbstportrait lernen?
„Ich bin nicht bei mir selbst. Ich kann mich nicht einschätzen. Ich kenne mich nicht gut. Das ist auch interessant. Ich will meine Größe mehr wahrnehmen, größer werden."

11.2.2 Fallbeispiel 2 und Intervention „Yin und Yang im Ungleichgewicht"

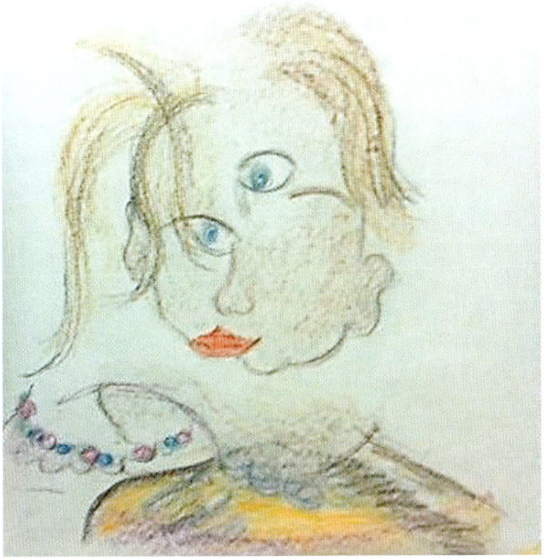

Wie geht es dir mit deinem Bild?
„Ich bin nicht erfreut, es ist wie verrückt. Ich kann mich nicht identifizieren. Die Lage ist ernst."
Welche Botschaft erkennst du im Bild?
„Die rechte Hälfte fehlt. Die Ohren und der Mund sind verrutscht. Es ist alles durcheinander. Der Hals fehlt. Der Schmuck haut ab. Die Botschaft: Irgendetwas ist im Ungleichgewicht!"
Welcher Teil ist dir fremd?
„Alles ist fremd. Ich akzeptiere es als Wahrheit. Alles ist kahl."
Was kannst du Neues aus deinem Selbstbild und Selbstportrait lernen?
„Das Yin-und-Yang-Ungleichgewicht muss sich ändern. Ich muss am Boden bleiben und nicht abheben. Ich brauche dringend einen Hals, damit auch der Schmuck (er bedeutet für mich Schutz) wieder hält. Ich möchte dranbleiben."

11.3 Einsatz der Methode

- Bei höherer Einschätzung und Bewertung von anderen als durch sich selbst
- Bei Fremdbestimmung und Autonomieverlust
- Zur Stärkung der Individuation und des Selbstbewusstseins
- Zur Integration von verborgenen Eigenanteilen
- Zur Förderung der Selbstwahrnehmung

KAPITEL

12 Die Maske aus Ton

12.1 Definition „Maske"

Masken sind wahrscheinlich so alt wie die Menschheit. Eine Maske (mashara [arabisch] = Narr, Posse, Hänselei, Scherz) ist eine Gesichtsbedeckung und wird in Theater und Kunst sowie zu rituellen und religiösen Zwecken verwendet, häufig ergänzt durch eine Verkleidung oder Kostümierung. Als Schutzmaske kann sie dem Schutz des Gesichts oder Teilen davon dienen. Sie kann aufdecken, verdecken, überzeichnen, karikieren und verzaubern.

Das Hineinschlüpfen in eine andere Identität scheint fast immer bei den Gesichtern anzufangen. Man versteckt sich **hinter einer Maske,** wird eine andere Person, bleibt anonym oder kann so das sein, was man sonst nicht ist, nicht sein darf oder sich nicht traut. Das **Aufdecken und Entfernen** einer „Maske" wiederum lässt uns so erscheinen, wie wir in Wirklichkeit sind oder sein möchten – zum Beispiel echt, ehrlich und authentisch, ohne jemandem etwas vorzumachen, insbesondere uns selbst. Das braucht Mut, eine gründliche Selbstwahrnehmung und Erforschung der eigenen Identität und des Ichs, um dann zu erkennen, welche „wahrhaftige" und authentische Person in einem steckt.

12.2 Aufgabe „Gestalte eine Gesichtsmaske aus Ton"

Die Maskenarbeit im kunsttherapeutischen Kontext ist durch die Verwendung von Ton archaisch und intensiv. Durch die dreidimensionale Arbeit und den Einsatz beider Hände kann sie sehr tief wirken. Das Abbild des eigenen Gesichts wird sichtbar. Es können Abdrücke, Konturen und Aspekte auftauchen, die vielleicht neu, bisher unentdeckt und fremd waren und im ersten Moment erschreckend und abstoßend wirken.

Material

Hartfaserplatte 30 cm × 40 cm, Ton in zwei verschiedenen Farben, altes Zeitungspapier, Krepp, Utensilien (Skalpell, Teppichmesser, Draht, Schwämmchen), Wasser, Gläser, Pinsel

Anleitung der Methode

- Vor der Gestaltung der Maske aus Ton wird der Platz vorbereitet. Als Untergrund kann eine Hartfaserplatte im Format 30 cm × 40 cm verwendet werden. Die Utensilien, die benötigt werden, um den zu Ton schneiden und zu bearbeiten, werden bereitgelegt. Der Therapeut schneidet den Ton in ca. 2 cm dicke Scheiben. Der Klient formt aus Zeitungspapier eine Kugel und umwickelt sie mit Krepp. Die Maske wird für die weitere Bearbeitung darauf gelegt.
- Zur Einleitung kann der Text aus ➤ Abschn. 12.1 vorgelesen werden, sodass der Klient an die Arbeit herangeführt werden kann.
- Der Klient nimmt anschließend die Tonscheibe und formt daraus eine Tonplatte. Um den Ton formbar und geschmeidiger zu machen, kann er den Ton auch auf der Hartfaserplatte „schlagen". Für die Gestaltung und zum Auflegen des Tons auf das Gesicht sollte er sich am besten auf einen Stuhl setzen, den Kopf in den Nacken legen und anschließend die Tonplatte auf das Gesicht legen.
- Von oben nach unten wird der Ton auf das Gesicht gedrückt, und mit beiden Händen und Fingern werden Vertiefungen und Konturen wie zum Beispiel die Augenkonturen, das Profil der Nase und die Mundpartie in das Gesicht

hineingearbeitet. Sollte der Prozess längere Zeit beanspruchen, ist es ratsam, mit den Utensilien Löcher in die Nase zu bohren.

CAVE
Achtung bei Platzangst und Angstpatienten!

- Zur weiteren und feineren Ausarbeitung von Konturen und Details die Maske auf die Papierkugel legen und mit verschiedenen Utensilien weiterformen. Der Klient soll dabei in gutem Kontakt mit sich bleiben. Es können auch verschiedene Details in anders gefärbtem Ton verarbeitet werden. Die Masken können unterschiedlich weit ausgeformt werden. Sie können im Ergebnis archaisch wirken, und häufig sind die Klienten über ihr Ergebnis sehr erstaunt.
- **Gestaltungszeit:** 60 Minuten

12.3 Fallbeispiele und Interventionen

Nach der Gestaltung der Maske stellt der Klient Fragen an die Maske und geht anschließend mit der Maske in einen Dialog. Die Maske „stellt sich vor". Welchen Aspekt der Persönlichkeit zeige ich hier?

12.3.1 Fallbeispiel 1 „Gezeichnet vom Leben"

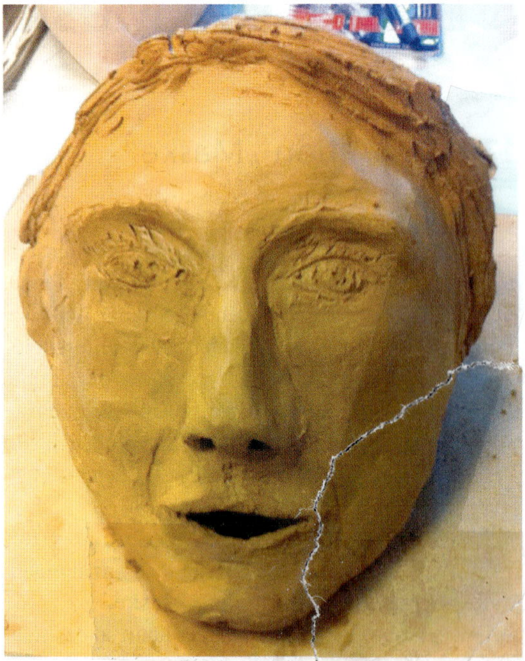

Dialog mit der Maske

Hallo Maske, wie geht's dir?
„Ich versuche zu lachen, aber es geht nicht recht. Ich versuche zu lächeln, aber der Mund spielt nicht mit. Ich möchte was erzählen, wird es ein Hilfeschrei? Oder plaudere ich nur…? Meine Haut sollte glatt werden, doch es gelang nicht, so ist sie nun mal. Auch die Maske kann nur den möglichen Fantasievorstellungen entsprechen, die auch begrenzt sind. Ich habe meine Grenzen. Doch irgendwie fühle ich mich auch gekrönt. Es ist ein Geschenk, ein Gesicht zu haben. Die Augen sind wachsam. Ich habe nur dieses Leben, sagt die Maske. Ich bin neugierig, halte die Augen offen. Ich bin gezeichnet vom Leben, doch das macht mich aus. Ich will nicht schweigen, der Mund bleibt offen."

12.3.2 Fallbeispiel 2 „Der alte Medizinmann"

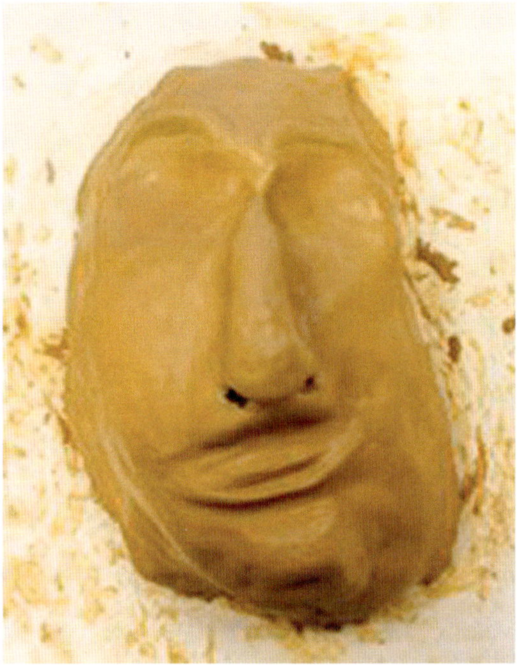

Dialog mit der Maske

Wieso hast du mich so schief gemacht?
„Es tut mir leid, aber es ging nicht besser. Ich habe das Bestmögliche aus dir gemacht. Du hast ganz schön Widerstand geleistet, warst total bröselig. Ich konnte dich fast nicht bearbeiten. Wenn ich dich an einer Stelle glätten wollte, bist du an einer anderen Stelle wieder gerissen. Ehrlich gesagt, du schaust aus wie ein Indianer. Die hohen Wangenknochen rechts, die krumme Nase, die Augenbrauen. Was willst du mir denn sagen? Du schaust aus wie ein alter Medizinmann. Es fehlt die Bemalung und die Federn. Die werde ich dir noch geben. Du bist zwar nicht hübsch, aber interessant und ich denke, weise. Jemanden, den man um Rat fragt. Du bist echt vom Leben gezeichnet. Schaut nach einem Jochbein- und Nasenbruch aus. Vielleicht bist du ja auch kollabiert wie ich und hattest nicht das Glück von jemandem aufgefangen zu werden."

Würdest du mich gerne kennenlernen?
„Ich glaube, ich könnte ganz viel von dir lernen. Du strahlst für mich eine große Ruhe aus. Vielleicht bist du ja schon tot? Und dein Geist wirkt auf mich. Vielleicht kommt daher mein Interesse und die Freude an indianischen Chants, Trommeln und Tanz!?"

Wie könnte ich denn heißen?
„Grauer Wolf fände ich keinen schlechten Namen für dich. Du hast ganz feine, fast edle Gesichtszüge. Ich sehe dich förmlich vor mir beim Tanz. Dein schiefes Gesicht scheint keinen zu stören und du brauchst dich nicht zu verstecken."

12.4 Einsatz der Methode

- Zur Stärkung der Individuation
- Zur Förderung der Autonomie
- Zur Integration von bisher nicht bewussten Aspekten der Persönlichkeit
- Zur Stärkung der eigenen Identität und der Selbstakzeptanz

! WICHTIG
Psychische Stabilität ist Voraussetzung!

KAPITEL

13 Die Symbolarbeit

13.1 Definition „Symbol“

Ein Symbol ist etwas Feststehendes, etwas Verdichtetes, etwas Fixiertes, etwas Statisches. Es kann auch stellvertretend für einen Zustand, eine Person oder auch ein Gefühl stehen. In einfachster und grundlegendster Definition ist ein Symbol schließlich alles, was nicht nur für sich selbst, sondern gleichzeitig auch für etwas Anderes steht. Die Wirkung von Symbolen wird potenziert, wenn sie selbst aktiv produziert werden.

13.2 Bildaufgabe „Finde fünf Symbole und gestalte dazu ein Mandala“

Bei dieser Bildaufgabe ist der Klient gefordert, ein Symbol für positive Zustände des Ichs zu finden und sich dessen bewusst zu werden. In der Gesamtheit ergibt es ein Sinnbild und wird durch ein Mandala ausgestaltet.

Material

Ölmalkreiden, Papierbogen DIN A3, Schere, Klebstift

Anleitung der Methode

- Der Klient erhält einen Papierbogen DIN A3 und schneidet an der kurzen Seite einen Streifen von ca. 10 cm Breite ab. Den Streifen zerschneidet er in fünf Quadrate. Auf die Rückseite jedes Quadrat notiert er einen Ich-Zustand, wie in ➤ Abb. 13.1 gezeigt.
- Für jeden der fünf Ich-Zustände überlegt sich der Klient dann ein entsprechendes Symbol, das er mit Ölmalkreiden auf das jeweilige Kärtchen malt. Sobald er alle Symbole gemalt hat, klebt er die Kärtchen in der Anordnung aus ➤ Abb. 13.1 auf das weiße Papier. Als nächsten Schritt gestal-

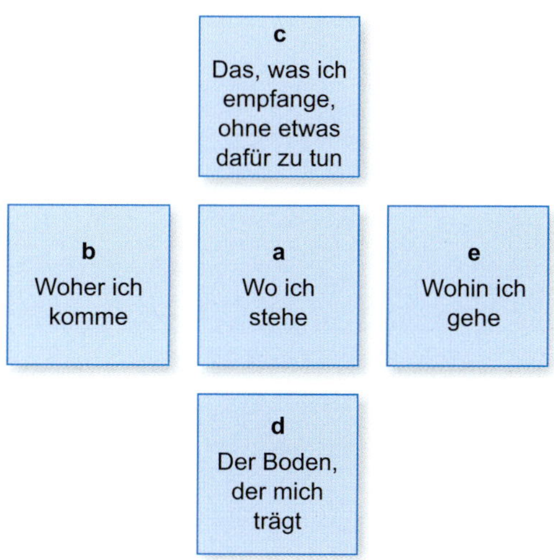

Abb. 13.1 Die fünf Ich-Zustände und ihre Anordnung im späteren Mandala

tet er mit Ölmalkreiden ein Mandala (ind. Hochsprache Sanskrit = Kreisbild) um die Symbole herum.

- Das Mandala beschreibt das „immer Wiederkehrende“ und die „Endlosigkeit“ im Leben. Der Kreis ist das Symbol für die Seele. Kreise unterstützen die Zentrierung des Bewusstseins, da sie seelische Energien bündeln. Die Zahl Fünf spielt in buddhistischen Mandalas eine große Rolle. Die Ziffer ist Sinnbild für die vier Himmelsrichtungen und deren Mitte, die fünf Buddha-Weisheiten, die fünf Elemente, die in jedem Wesen vereint sind:
  - Körperliche Faktoren
  - Geistesfaktoren
  - Bewusstseinsfaktoren
  - Wahrnehmungen
  - Empfindungen
- **Malzeit:** 60 Minuten

13.3 Fallbeispiele und Interventionen

Nach der Gestaltung wird das Symbolbild in der Reihenfolge a) bis e) mit Fragen bearbeitet. Das Mandala als Hintergrund kann in der Besprechung mit einbezogen werden. Der Therapeut führt das Gespräch entlang der Fragen, lässt am Ende den Klienten zusammenfassen und fragt: „Was nimmst du insgesamt mit?“

13.3.1 Fallbeispiel 1 und Intervention „Alles ist verbunden"

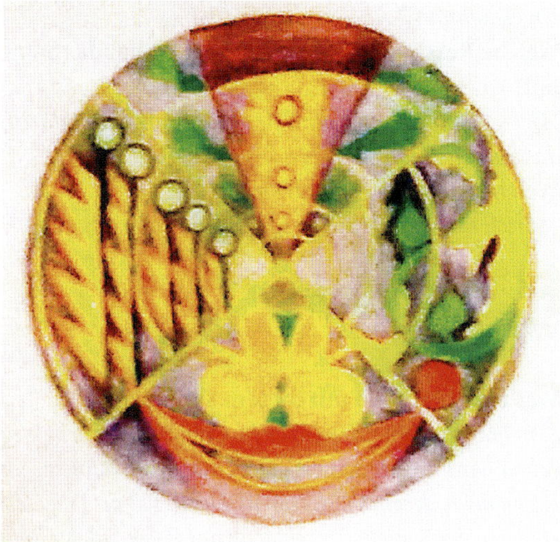

Wo ich stehe

Was assoziierst du mit diesem Symbol?
„Ich assoziiere Wellen mit dem Symbol. Ich selbst stehe in der Mitte, im Zentrum, und das Kreuz teilt den Kreis in vier Bereiche ein. Die Wellen durchdringen alle Teilbereiche. Somit habe ich eine Verbindung zu allen Bereichen."
Was davon kannst du mit deinem Leben in Verbindung bringen?
„Ich durchdringe viele Teilbereiche in meinem Leben, habe von vielen Bereichen etwas Wissen, habe eine Übersicht und eine gute Beobachtungsgabe. Doch die Wellen bilden im Gesamten noch keinen gesamten Kreis, wie ein Stein, der ins Wasser fällt und kreisförmige Wellen bildet. Ich weiß noch nicht, wie ich all dieses Wissen vereinen kann zu einem Ganzen."
Welches Gefühl bewirkt das einzelne Symbol in dir?
„Das Gefühl, dass alles verbunden ist. Und auch doch nicht. Ich spüre ein Pulsieren, ein Gefühl der Helligkeit, welches ich als positiv erlebe."
Welche Ressourcen und Kraftquellen hat das Symbol?
„Es ist eine Kraftquelle. Das Symbol durchdringt alles. Es steht für Verbundenheit, für das Zentrum."
Welche Aufgaben zeigen sich?
„Die Aufgabe ist es, alle Bereiche in eine gleiche Schwingung zu versetzen und die Bereiche so zu verschieben, dass sich der Kreis zum Ganzen schließt."

Woher ich komme

Was assoziierst du mit diesem Symbol?
„Meine Familie, wir fünf, in einer Reihe, ich bin der kleinste Engel. Die Zacken sind die Konflikte, die jeder Einzelne mit sich bringt durch das Karma. Sie sehen aus wie Engelsflügel oder auch wie Feuer. Sie verbreiten Helligkeit und Wärme. Meine Eltern sind zusammen in einem Kreis, meine Brüder in einem Bereich, und ich stehe alleine da, vor mir ist es frei."
Was davon kannst du mit deinem Leben in Verbindung bringen? Kannst du Beispiele nennen?
„Ich komme aus meiner Familie, ich wurde daraus geboren. Mein Wunsch, durch mein Sternzeichen Krebs, ist stets der nach einer perfekten, harmonischen Familie. Doch dies ist nicht der Fall. Jeder Einzelne von uns bringt Karma mit, das uns alle fünf verbindet. Wir sind eine Familie, und doch beschreiten wir alle das Leben individuell. Doch mein Rücken ist gestärkt von meinen Familienangehörigen. Wir alle kommen aus dem Kosmos, aus dem Licht, aus der gleichen Quelle."
Welches Gefühl bewirkt das einzelne Symbol in dir?
„Gegensätze durch den Kreis, den Zacken und den Strich, etwas Unruhe."
Welche Ressourcen und Kraftquellen hat das Symbol?
„Die Größenanordnung. Mein Rücken wird gestärkt durch meine Familie und meine Vorfahren und Ahnen. Das Feld vor mir: Es ist freier Raum da zur Entfaltung."
Welche Aufgaben zeigen sich?
„Den Raum von meinen Familienangehörigen zu wahren. Das Karma und den Weg jedes Einzelnen zu akzeptieren und respektieren, und trotzdem in Liebe zueinander zu stehen, doch ohne mich selbst dabei zu verlieren. Das Leben ist zu kostbar, um sich mit Familiendramen zu beschäftigen. Auch möchte ich die Kraftquelle meiner Vorfahren annehmen und mich selbst in meinem Weg darin bestärken."

13

Das, was ich empfange, ohne etwas dafür zu tun

Was assoziierst du mit diesem Symbol?
„Ich assoziiere mit diesem Symbol meinen Weg und die Pfeile sind die Zeichen, die ich erhalte. Die runden gelbe Kreise auf meinem Weg symbolisieren die Zeichen, die ich fähig war und bin zu erkennen und die meinen Weg bereitet haben."
Was davon kannst du mit deinem Leben in Verbindung bringen?
„Wenn ich aufmerksam war im Leben, bei mir selbst und offen, dann haben sich die Zeichen in den vergangenen Jahren meines Lebens gezeigt. Ich wurde von den Engeln begleitet, vieles hat sich gefügt. Beispiele Kanada und Amerika ... Vieles dieser Zeichen erkennt man auch erst im Nachhinein."
Welches Gefühl bewirkt das einzelne Symbol in dir?
„Offenheit, Bestätigung, Öffnung und Kontraktion."
Welche Ressourcen und Kraftquellen hat das Symbol?
„Die gelben Kreise sehe ich als Zeichen für meine Vergangenheit."
Welche Aufgaben zeigen sich?
„Aufmerksam und offen und unvoreingenommen durch das Leben zu gehen, um die Zeichen empfangen zu können. Wo ist mein nächstes Zeichen, der Lebensabschnitt und die Richtung?"

Der Boden, der mich trägt

Was assoziierst du mit diesem Symbol?
„Einen lachenden Mund – Humor, Lachen, Frohsinn, Liebe, Vertrauen auf das Leben, offene Ohren – hinhören in meine Umwelt, sowohl in mich selbst hinein, Offenheit."
Was davon kannst du mit deinem Leben in Verbindung bringen?
„Der lachende Mund symbolisiert mir, dass ich glücklich bin, dass es mir gut geht. Das gibt mir Halt. Und ich vertraue darin, dass das Leben sich fügt. Auch ist es ein Symbol dafür, dass ich meine Weisheit, die ich erhöre, in mir trage, teilen kann und darf."
Welches Gefühl bewirkt das einzelne Symbol in dir?
„Glücklich sein, Frohsinn, die lachende Katze aus ‚Alice im Wunderland'. Sie ist richtungsgebend und steht für ein Geheimnis."
Welche Ressourcen und Kraftquellen hat das Symbol?
„Der geöffnete Mund und der Sternenhimmel darin, das Spirituelle spricht."
Welche Aufgaben zeigen sich?
„Sprich und teile deine Weisheit, höre ganz genau hin."

Wohin ich gehe

Was assoziierst du mit diesem Symbol?
„Ein Fragezeichen. Ich weiß nicht, wohin genau mein Weg gehen wird. Das Fragezeichen ist auch eine Pflanze, ein Rosenbusch, der im Wachstum ist. Der Punkt des Fragezeichens ist der Samen, der schon all das Potenzial der Rose in sich trägt, der sich allerdings noch entfalten muss, den richtigen Nährboden haben muss. Außerdem assoziiere ich mit den gelben Flecken auf blauen Hintergrund die Welt."
Was davon kannst du mit deinem Leben in Verbindung bringen?
„Dass mein Weg wieder zurück zu der Weisheit der Pflanzen gehen wird, zurück ins Grüne, in die Natur. Der Samen ist da, mit all dem Potenzial, was daraus wird, ist vorherbestimmt, nun liegt es noch an dem richtigen Nährboden, dass dies geschehen kann – meine äußeren Umstände im Leben erlauben es mir momentan noch nicht, diesen Weg zu gehen und zu entfalten."
Welches Gefühl bewirkt das einzelne Symbol in dir?
„Weltoffenheit, Neugierde."
Welche Ressourcen und Kraftquellen hat das Symbol?
„Samenkorn der Rose, als auch die Kontinente der Welt."
Welche Aufgaben zeigen sich?
„Nourish the seed – pflege das Samenkorn, und lasse ihm Zeit, sich zu entfalten. Sei selbst offen und öffne dich für das, was kommen wird."
Wie stark ist das gesamte Bild als Ressource auf einer Skala von 0–10?
„10."

13.3.2 Fallbeispiel 2 und Intervention „Geborgen und verwurzelt"

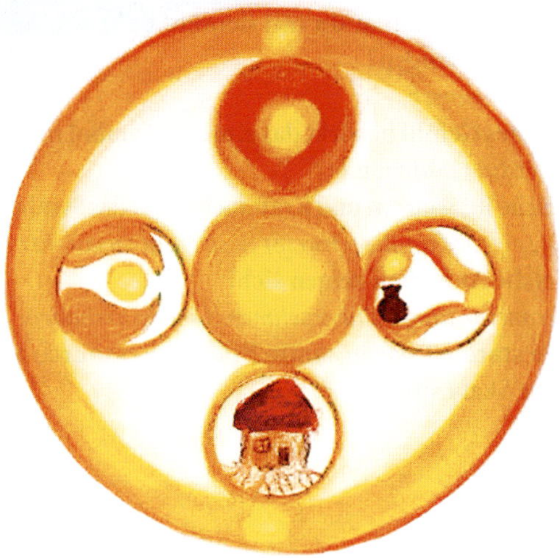

Wo ich stehe

Was assoziierst du mit diesem Symbol?
„Die Sonne soll mich darstellen."
Was davon kannst du mit deinem Leben in Verbindung bringen?
„Ich bin Widder, ein Feuerzeichen. Eine Frau, die mitten im Leben steht."
Welches Gefühl bewirkt das einzelne Symbol in dir?
„Zufriedenheit."
Welche Ressourcen und Kraftquellen hat das Symbol?
„Genügend Energie zu haben, um alles zu schaffen und mit allen Schwierigkeiten des Lebens fertig zu werden."
Welche Aufgaben zeigen sich?
„Positiv in die Zukunft schauen das Leben ‚leben' mit allem, was kommt."

Woher ich komme

Was assoziierst du mit diesem Symbol?
„Zwei Hände, die mich halten."
Was davon kannst du mit deinem Leben in Verbindung bringen?
„Mutter und Vater, Oma und Opa die mich behütend großgezogen haben, die mir ‚Wurzeln' und ‚Flügel' mit auf den Weg gegeben haben."
Welches Gefühl bewirkt das einzelne Symbol in dir?
„Geborgenheit."
Welche Ressourcen und Kraftquellen hat das Symbol?
„Behütet aufgewachsen zu sein, alles mitbekommen zu haben, was ich für mein Leben brauche. Obwohl meine Mutter schwer krank war und ist."
Welche Aufgaben zeigen sich?
„Dem eigenen Kind dies auch einmal mitzugeben."

Das, was ich empfange, ohne etwas dafür zu tun

Was assoziierst du mit diesem Symbol?
„Bedingungslose Liebe, Geborgenheit, Familie."
Was davon kannst du mit deinem Leben in Verbindung bringen?
„Ich fühle mich wohl in meiner Familie, Freunde, Nachbarschaft. Es ist ein großes Zusammengehörigkeitsgefühl, auch im Dorf."
Welches Gefühl bewirkt das einzelne Symbol in dir?
„Geborgenheit."
Welche Ressourcen und Kraftquellen hat das Symbol?
„Eingebettet zu sein, zu wissen, nie alleine zu sein, ein Zusammenhalt."
Welche Aufgaben zeigen sich?
„Eine funktionierende Beziehung. Die Familie ist ein Geben und ein Nehmen. Sich jetzt um Mama und Oma kümmern können, die dies früher für mich getan haben."

Der Boden, der mich trägt

Was assoziierst du mit diesem Symbol?
„Ein fest verwurzeltes Zuhause, wo man sich geborgen, ‚daheim' fühlen kann."
Was davon kannst du mit deinem Leben in Verbindung bringen?
„Ich würde nie wegziehen wollen aus dem Ort, aus der Gemeinschaft dort."
Welches Gefühl bewirkt das einzelne Symbol in dir?
„Ein gutes Gefühl, Geborgenheit."
Welche Ressourcen und Kraftquellen hat das Symbol?
„Immer einen Platz zu haben."
Welche Aufgaben zeigen sich?
„Vielleicht mich in der Gemeinschaft zu engagieren, zum Beispiel in den Vereinen."

Wohin ich gehe

Was assoziierst du mit diesem Symbol?
„Selbst eine Familie zu gründen."
Was davon kannst du mit deinem Leben in Verbindung bringen?
„Kinderwunsch."
Welches Gefühl bewirkt das einzelne Symbol in dir?
„Ungeduld und Freude."
Welche Ressourcen und Kraftquellen hat das Symbol?
„Die eigene Familie schweißt noch mehr zusammen."
Welche Aufgaben zeigen sich?
„Verantwortung zu übernehmen, Geduld zu haben."
Wie stark ist das gesamte Bild als Ressource auf einer Skala von 0–10?
„8."

13.3.3 Fallbeispiel 3 und Intervention „Die Zeichen des Mondes"

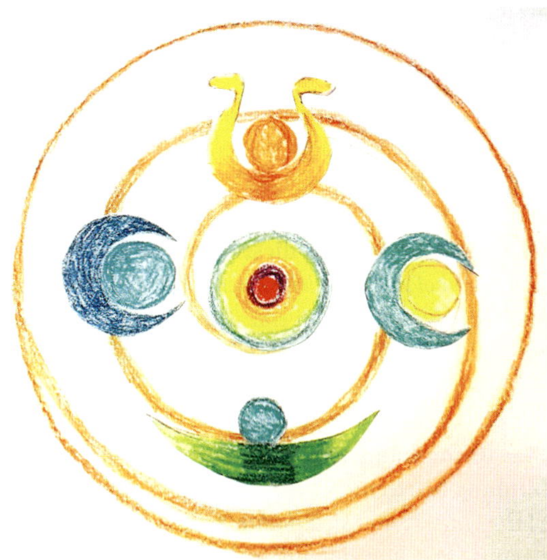

Wo ich stehe

Was assoziierst du mit dem Symbol?
„Ich stehe in der Mitte, im Jetzt. Ich bin mein Zentrum in Kreisen und Schichten, die meinen Kern umgeben. Ganz innen Kraft (rot) und geistiges Sein (violett), umgeben von Freude (orange) und Licht (gelb). Die beiden äußeren Schichten sind Heilung (grün) und Schutz (türkis)."
Was davon kannst du mit deinem Leben in Verbindung bringen?
„Alle Schichten wirken sich in meinem Alltag aus. Der kraftvolle Kern gibt mir zum Beispiel den Antrieb und die Kraft zu Denken und Taten. Mein geistiges Sein zeigt sich in meiner Spiritualität, meiner schamanischen Arbeit, meinen Beziehungen zu Menschen usw. Die Schutzhülle ist wichtig, um die im Alltag gelegentlich auch nötigen Grenzen ziehen zu können."
Welches Gefühl bewirkt das Symbol in dir?
„Das Symbol bewirkt in mir ein Gefühl der Stärke, Gelassenheit und Zentriertheit."
Welche Ressourcen und Kraftquellen hat das Symbol?
„Die Ressource, auf die ich mich in dem Symbol beziehe, ist mein Selbst, meine Seele, also meine Lebenskraft, die sich auf die ihr eigene Art entfalten möchte."
Welche Aufgaben zeigen sich?
„Das Wort ‚Aufgaben' macht mir Stress. Das ist so, als wäre es eine Pflicht, die jemand von mir einfordert. Ich bin nicht Körper geworden, um Pflichten zu erfüllen, sondern weil ich werden und mich entfalten wollte und will. Es gibt einen Wunsch, eine Sehnsucht, ich, genau ich zu sein. Mir gefällt also besser: Welcher Wunsch zeigt sich? Das ist, Stärke, Gelassenheit und Zentriertheit noch mehr zu leben."

Woher ich komme

Was assoziierst du mit diesem Symbol?
„Es ist wie eine Geburt. Ich komme aus dem Unbekannten in meine jetzige Form. Die dunkle Mondform symbolisiert Schoß und Beine meiner Mutter. Die türkisene Kugel symbolisiert – gemalt als Sicht von außen auf meine äußere türkisene Schutzhülle – mich als Kind, das geboren wird."
Was davon kannst du mit deinem Leben in Verbindung bringen?
„Um 90° gegen den Uhrzeigersinn gedreht, also die Mondsichel untenliegend, kenne ich das Zeichen schon aus meiner schamanischen Arbeit. Es ist ‚mein' Zeichen. Ich habe aber auch schon zwei andere schamanisch Tätige getroffen, die genau das gleiche Zeichen haben. Und jemand hat mir erzählt, in Tibet oder Nepal – ich weiß es nicht mehr – sei es über vielen Haustüren zu finden. Sehr geheimnisvoll und spannend. Was es bedeutet oder in welchen Zusammenhang es gehört, weiß ich (noch) nicht."
Welches Gefühl bewirkt das Symbol in dir?
„Das Zeichen vermittelt mir das Gefühl ‚Ich gehöre dazu'. Da ich weiß, dass nicht nur ich dieses Symbol trage, ist es wie ein Stammesabzeichen."
Welche Ressourcen und Kraftquellen hat das Symbol?
„Die Ressource, die das Symbol mir erschließt, ist die Kraft der noch unbekannten Gemeinschaft, die dahintersteht."
Welche Aufgaben zeigen sich?
„Mein Wunsch ist, das Symbol eines Tages zu verstehen."

Das, was ich empfange, ohne etwas dafür zu tun

Was assoziierst du mit diesem Symbol?
„Ich bin in einem Meer aus Energie. Indem ich mich dafür öffne, kann sie zu meiner persönlichen Kraft werden."
Was davon kannst du mit deinem Leben in Verbindung bringen?
„Im Alltag zeigt sie sich in Situationen, wo die Dinge leicht werden oder mir leichtfallen."
Welches Gefühl bewirkt das Symbol in dir?
„Das Zeichen gibt mir ein Gefühl von Ruhe, die alle Ängste nimmt. Es wird keinen Mangel geben. Alles ist da."
Welche Ressourcen und Kraftquellen hat das Symbol?
„Die Ressource ist das ganze Universum. Die Welt gibt uns, was wir brauchen."
Welche Aufgaben zeigen sich?
„Mein Wunsch ist, mich öfter an diese Zuversicht und Ruhe zu erinnern und sie dadurch mehr in mein Leben zu lassen."

Der Boden, der mich trägt

Was assoziierst du mit diesem Symbol?
„Das Symbol ist eine Art Hängematte oder Schiff. Die Kugel darin, das bin ich. Sie rollt mühelos immer wieder in die Mitte, wenn etwas aus dem Gleichgewicht geraten ist. Ich kann mich also total fallen lassen. Das Grün der Hängematte heilt, während ich nichts dazu tun muss."
Was davon kannst du mit deinem Leben in Verbindung bringen?
„Im Alltag ist mir das Zeichen schon begegnet als Logo in einem schamanischen Ausbildungsinstitut, wo ich viele Jahre lang meine Erfahrungen in schamanischer Arbeit machen durfte. Diese Erfahrungen haben mein Weltbild geprägt und wirken überall in meinen Alltag hinein."
Welches Gefühl bewirkt das Symbol in dir?
„Das Gefühl, das ich damit hauptsächlich verbinde, ist Vertrauen. Das Richtige geschieht von selbst. Das erzeugt sogar eine gewisse Heiterkeit. Ich darf faul sein. Alles wird für mich getan."
Welche Ressourcen und Kraftquellen hat das Symbol?
„Die Ressource ist die Natur."
Welche Aufgaben zeigen sich?
„Der Wunsch, der sich zeigt, ist, ‚dass ich auch faulenzen darf'."

Wohin ich gehe

Was assoziierst du mit diesem Symbol?
„Das Symbol ist das gleiche Zeichen wie bei 'Woher ich komme'. Nur geht es um eine ‚Geburt aus dem Leben hinaus'. Meine Seele, dargestellt als gelbe Lichtkugel, verlässt meinen Körper hinaus in die Formlosigkeit, aus der sie gekommen ist."
Was davon kannst du mit deinem Leben in Verbindung bringen?
„Im Alltag zeigt es sich dadurch, dass ich mir immer bewusst bin, nur ein vergängliches Wesen zwischen Kommen und Gehen zu sein, das im Meer der Zeit nur kurz aufscheint wie eine Sternschnuppe."
Welches Gefühl bewirkt dieses Symbol in dir?
„Mein Hauptgefühl zu diesem Zeichen ist Erstaunen. Ich bin verwundert, dass es dem Symbol für das Kommen so ähnlich ist. Aber beim Nachdenken darüber wird klar: Ich komme aus der Formlosigkeit, und ich gehe dahin zurück, und der Vorgang ist in beiden Fällen gleich."
Welche Ressourcen und Kraftquellen hat das Symbol?
„Die Ressource, die es mir erschließt, ist Freiheit, auch Freiheit von Angst, zum Beispiel vor dem Tod. Diese Freiheit entfaltet eine starke Kraft zu unbeschwertem Leben."
Welche Aufgaben zeigen sich?
„Ich möchte das gern öfter anschauen. Und im Bewusstsein, dass ich bei diesem Übergang am Ende meines Lebens nichts mitnehmen kann, weiter ausmisten."
Wie stark ist das Bild als Ressource auf einer Skala von 0–10?
„Als Ressource ist das Bild auf der Skala bei 10."

13.3.4 Fallbeispiel 4 und Intervention „Mensch im Raum"

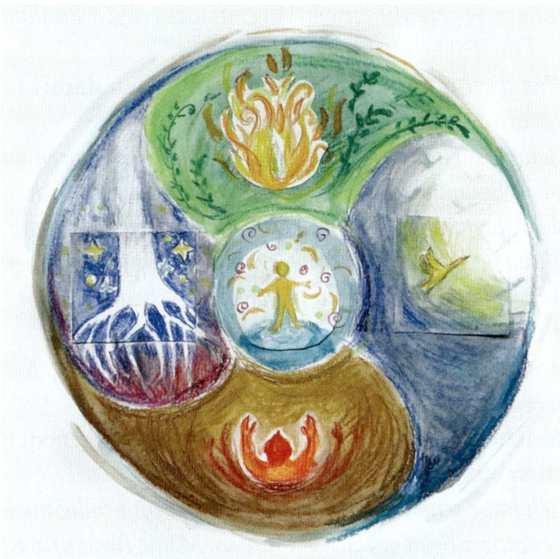

Wo ich stehe

Was assoziierst du mit diesem Symbol?
„Eine menschliche Figur im Kosmos, umgeben von anderen abstrakten Elementen. Ich bin das Zentrum meines Universums."
Was davon kannst du in deinem Leben damit in Verbindung bringen?
„Ich stehe mitten im Leben. Vom Alter her, aber auch im Sinne der Themen, die mich beschäftigen. Ich muss mich mit diesen Themen beschäftigen und dafür viele Bälle in der Luft halten. Auch dieses Bild wird plötzlich im Symbol erkennbar."
Welches Gefühl bewirkt das Symbol in dir? Was fühlst du?
„Ich fühle mich etwas verunsichert, denn ich bin klein. Und mit vielen Themen und 'Baustellen' umgeben."
Welche Ressourcen hat das Symbol? Was hast du zur Verfügung?
„Meine Ressourcen sind Energien, die sich durch Gelb und Orange zeigen. Eine Menge Impulse von außen, die mich inspirieren und in Bewegung halten, und die Stabilität im Stand."
Welche neuen Aufgaben zeigen sich im Symbol?
„Die Aufgabe, die sich zeigt, ist, die Stabilität zu bewahren."

Woher ich komme

Was assoziierst du mit diesem Symbol?
„Wurzeln. Wurzeln führen zu den Ursprüngen, versorgen mit Energie, symbolisieren Herkunft und Ahnen und geben Standhaftigkeit."
„Was davon kannst du in deinem Leben damit in Verbindung bringen?
„Ich bin mit meiner Familie, mit Traditionen sehr verbunden. Auch weiß ich relativ viel über meine Familiengeschichte. Ich habe Werte verinnerlicht, die mir vermittelt wurden, und ich bin schließlich auch räumlich mit meiner Region verbunden."
Welches Gefühl bewirkt das Symbol in dir? Was fühlst du?
„Ich fühle mich geerdet und verankert. Das Gefühl, das dem zugrunde liegt, ist die Sehnsucht und die Sicherheit."
Welche Ressourcen hat das Symbol? Was hast du zur Verfügung?
„Ich habe eine Herkunft, die mir bewusst ist und die mir Kraft gibt. Da sich nicht alles nur gut oder schmerzfrei für mich anfühlt, ich mich aber trotzdem damit auseinandersetze, verfüge ich als Ressource über Ausdauer und Hartnäckigkeit."
Welche neuen Aufgaben zeigen sich im Symbol?
„Eine Aufgabe könnte sein, nicht 'verwurzelt' zu bleiben im Sinne von Stillstand, um Veränderung zu vermeiden. Ich bin nicht gut in Veränderungen und im Verlassen meiner Komfortzone. Die Angst, 'entwurzelt' oder 'verpflanzt' zu werden, möchte ich bearbeiten und eine Aufgabe wäre, Flexibilität zu erreichen."

Das, was ich empfange, ohne etwas dafür zu tun

Was assoziierst du mit diesem Symbol?
„Feuer. Feuer ist für mich Lebenskraft und Wärme."
Was davon kannst du in deinem Leben damit in Verbindung bringen?
„Ich wache jeden Tag auf, erledige meine Aufgaben, stelle mich Herausforderungen. Der Atem und der Herzschlag… all meine Vitalfunktionen laufen nebenbei ganz automatisch. Die Lebensenergie brennt in mir. Auch ohne dass ich das immer bewusst wahrnehme."

Welches Gefühl bewirkt das Symbol in dir?
„Ich empfinde Dankbarkeit dafür, dass so etwas Wichtiges wie Lebenskraft einfach fließt. Mal besser, mal schlechter – aber sie fließt."
Welche Ressourcen und Kraftquellen hat das Symbol?
„Lebenskraft ermöglicht Wachstum und ist daher für mich eine ganz große Ressource."
Welche neuen Aufgaben zeigen sich?
„Das Feuer muss 'gefüttert' werden, damit es brennen und erhalten werden kann. Meine Aufgabe ist daher Selbstfürsorge."

Der Boden, der mich trägt

Was assoziierst du mit diesem Symbol?
„Umarmung. Ich assoziiere mit meinem Symbol eine Figur mit geöffneten Armen, auf die man von oben blickt. Rot steht für mich für Emotion und Liebe."
Was davon kannst du in deinem Leben damit in Verbindung bringen?
„Ein liebevoller Umgang miteinander. Vor allem in meiner Familie, aber auch in meinem Freundeskreis. Das ist die Basis, die mich trägt. Dadurch bin ich selbst in der Lage, mit offenen Armen und mit offenem Herzen durch die Welt zu gehen. Und das ist es, was ich will."
Welches Gefühl bewirkt das Symbol in dir?
„Ich empfinde Vertrauen und Zuversicht."
Welche Ressourcen und Kraftquellen hat das Symbol?
„Ich habe ein verlässliches und liebevolles Umfeld, was mir viel Kraft gibt. Meine Ressource ist das Geborgenheitsgefühl."
Welche neuen Aufgaben zeigen sich?
„Ich lasse Menschen nur sehr langsam wirklich nah an mich heran. Meine Aufgabe sehe ich darin, dem Vertrauen zu trauen."

Wohin ich gehe

Was assoziierst du mit diesem Symbol?
„Einen Vogel. Mit einem Vogel assoziiere ich Freiheit und die Fähigkeit, sich zu orientieren."
Was davon kannst du in deinem Leben damit in Verbindung bringen?
„Ich versuche mich von festgefahrenen Strukturen zu lösen. Eintönigkeit am Arbeitsplatz, Rollen, auf die ich in einem bestimmten Umfeld jeweils festgelegt zu sein scheine. Glaubenssätze, Erwartungen anderer. Einfach meinen Fähigkeiten bzw. meinem Wesen entsprechend zu leben."
Welches Gefühl bewirkt das Symbol in dir?
„Der Vogel vermittelt mir das Gefühl der Hoffnung. Aus dem Dunkeln ins Licht zu gelangen."
Welche Ressourcen und Kraftquellen zeigen sich im Symbol?
„Ich habe schon viel erlebt und gelernt und sollte mich Veränderungen gewachsen fühlen. Meine Ressource ist Lebenserfahrung."
Welche neuen Aufgaben zeigen sich?
„Meine Aufgabe ist es, bei mir selbst anzukommen."
Wie stark ist das gesamte Bild als Ressource auf einer Skala von 0–10?
„Ich würde meinem Bild eine 8 geben. Ein Gedanke oder was mir aufgefallen ist bei der Betrachtung mit etwas Abstand: Mein Mandala bewegt sich und scheint sich zu drehen. Es erinnert mich an ein Wikingerschild. Das gefällt mir, weil ich mein Mandala als Schutzschild für ein starkes Symbol halte."

13.4 Einsatz der Methode

- Zur Stärkung des Selbstbewusstseins und der Selbstzentrierung
- Zur Sinnerfüllung und Erkenntnis
- Zur Schaffung von mehr Klarheit und Ordnung im Leben
- Zum Einstieg in die Kunsttherapie

KAPITEL

14 Das Gruppensymbol und soziale Interaktionen in der Gruppe

Ein Gruppensymbol bewirkt eine Zusammengehörigkeit, eine Orientierung und eine Stärkung der einzelnen Mitglieder. Die Gruppe präsentiert sich mit einem bestimmten einzigartigen, für sie passenden „Symbol" nach außen. Im Inneren der Gruppe bilden sich Gemeinsamkeiten und Werte, mit denen sich der Einzelne identifizieren kann, und es können im Schutz der Gruppe zwischenmenschliche Erfahrungen gemacht werden.

14.1 Bildaufgabe „Findet gemeinsam ein Gruppensymbol und geht damit in Gestaltung"

In dieser Bildaufgabe wird gemeinsam ein Symbol gestaltet, das das Wachstum und die Zugehörigkeit zur Gruppe stärken soll. Durch die Auseinandersetzung in einem interaktionellen Gestaltungsprozess kann sich die Gruppe untereinander besser kennenlernen. Es zeigen sich durch den Gruppenprozess Übereinstimmungen und Unterschiede der Gruppenmitglieder.

Material

Weißes Papier 50 cm × 70 cm, Ölmalkreiden

Anleitung der Methode

- Die Gruppe sollte aus mindestens fünf Mitgliedern bestehen.
- Die Gruppe wählt einen Gruppensprecher, der sie anleitet.
- Die Gruppe überlegt sich in einem Brainstorming ein gemeinsames Symbol, das die Gruppe nach außen symbolisieren soll.
- Zur Verfügung steht ein großes Blatt Papier, das an die Wand geklebt wird. Die Mitglieder arbeiten nacheinander mit den Farben (Ölmalkreiden) an dem Gruppensymbol. Dabei arbeitet jedes Mitglied so lange, bis es das Gefühl hat, fertig zu sein. Jedes Mitglied sollte insgesamt dreimal in den Prozess gehen.
- Nach jeder Runde oder bei Bedarf wird, ausgehend vom Gruppensprecher, darüber gesprochen, wie sich die Mitglieder in dem Gestaltungsprozess erlebt haben. Während des Prozesses wird nicht gesprochen. Beim Gestalten des Bildes wird nur nonverbal zwischen den Mitgliedern über das Bild „kommuniziert".

14.2 Fallbeispiel und Intervention

Die Gruppe einigt sich auf ein Auge und der Gruppensprecher zeichnet ein Auge vor. Dann beginnt die erste Runde.

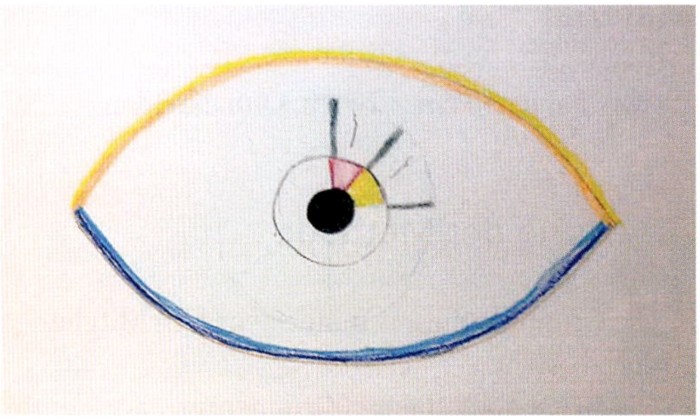

14.2.1 Diskussion und Reflexion nach der ersten Runde

- Feststellung, dass beim Zeichnen die Persönlichkeit sichtbar wird
- Vorschlag, in der nächsten Runde Wimpern in Blütenform zu malen

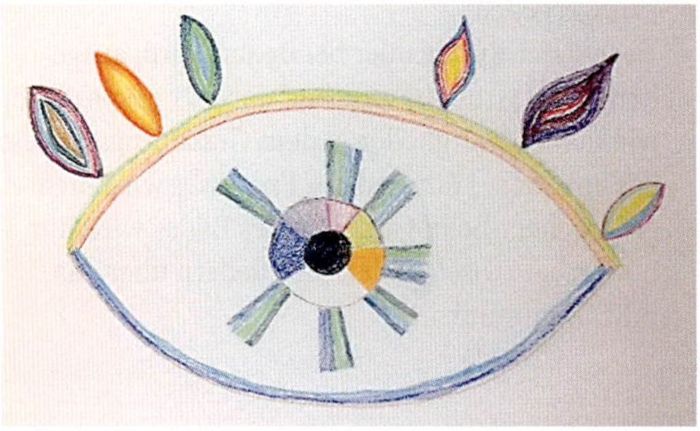

14.2.2 Diskussion und Reflexion nach der zweiten Runde

- Das Vorgegebene wurde respektiert und auch vervollständigt.
- Ein Mitglied fühlte sich entspannter.
- Ein Mitglied findet alles zu bunt und ein „Riesendurcheinander".
- Ein Mitglied stellt fest, dass ihre Wimper noch fehlt, doch mag sie nicht gern in die Mitte.

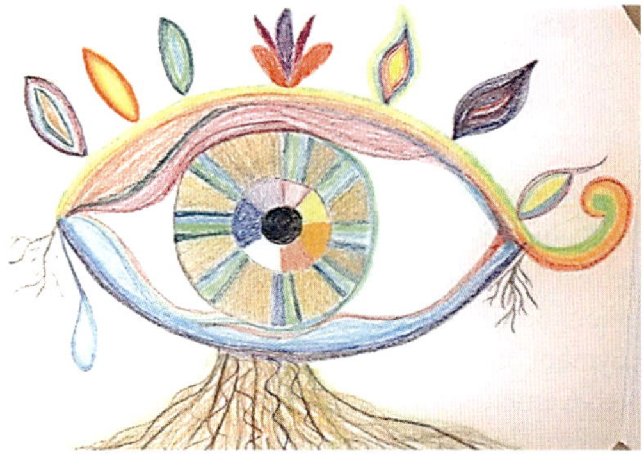

14.2.3 Diskussion und Reflexion nach der dritten Runde

- Für ein Mitglied sind Wurzeln wichtig.
- Einem Mitglied geht es gut damit, dass das Auge auf Wurzeln steht.
- Für ein Mitglied war es eine Überwindung, aus dem Auge herauszumalen, „links die Träne, dann braucht es rechts etwas Fröhliches".
- Am Anfang war eine große Anpassung, das heißt, die Mitglieder haben an dem angeknüpft, wo das vorherige Mitglied aufgehört hat.
- In der dritten Runde wurde eher etwas Eigenes gemalt, doch mit Rücksicht auf die Gruppe.
- Ein Mitglied hat sich zurückgehalten, was ihr aber widerstrebte.
- Ein Mitglied wollte nicht die vorgegebenen Formen ausmalen.
- Ein Mitglied findet, dass das Bild nach den vorgegebenen drei Runden fertig ist, doch die weiße Fläche stört sie.
- Ein Mitglied meint, sie könnte es so lassen.
- Ein Mitglied möchte nichts mehr ändern.
- Ein Mitglied möchte mehr Dynamik, möchte das Auge schließen.
- Anmerkung: Auch für ein Mitglied, welches krank war, wurde ein Strahl in die Iris gemalt.

Der Gruppenleiter soll entscheiden, wie weitergemacht wird. Die Gruppe stimmt ab. Die Gruppe macht noch eine Runde.

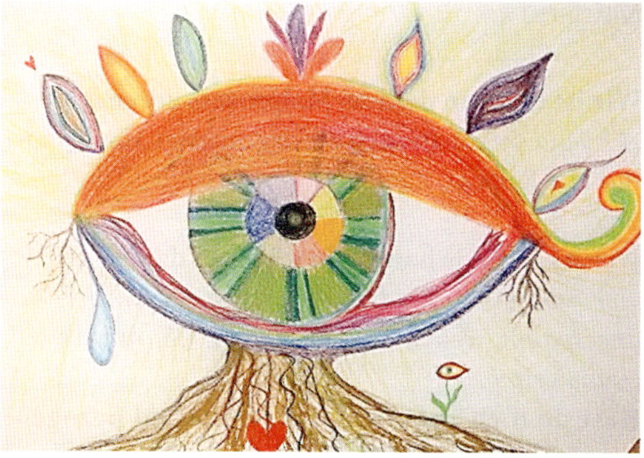

14.2.4 Diskussion und Reflexion nach der vierten Runde

- Ein Mitglied hat das Übermalen mit Gelb zuerst erschreckt, doch dann festgestellt, es passt doch. Das Übermalen mit Rot wurde als grenzwertig empfunden.
- Ein Mitglied hatte ein Gefühl der Befreiung beim Übermalen.
- Ein Mitglied fand das Übermalen „schmerzhaft, fast übergriffig". Dies ging ihr vor allem beim Übermalen des gelben Augenlids mit Rot so.

14.2.5 Fragen und Reflexion zum Gruppenprozess

- Wie ist es dir in deinem Malprozess in der Gruppe gegangen?
- Welche Gefühle hattest du während deiner Arbeit?
- Hast du dich auf ein anderes Mitglied bezogen (Interaktion), wenn ja, wie?
- Was ist der Unterschied in der Gestaltung zur Einzelarbeit?
- Welche Vorteile hat die Gestaltung in der Gruppe?
- Welche Nachteile hat die Gestaltung in der Gruppe?
- Wie gefällt dir das Gruppensymbol?
- Was hat das Gruppensymbol in der Gruppe bewirkt?
- Würdest du gerne etwas daran ändern?
- Welches Gefühl hast du nun zu der Gruppe?

Mitglied A

Wie ist es dir in deinem Malprozess in der Gruppe gegangen?
„Ich habe mich wechselhaft gefühlt im Malprozess. Ich habe mich eher zurückhaltend wahrgenommen und mir Anknüpfungspunkte gesucht. Was farblich für mich passte, habe ich ausgewählt, und dann das, was vorgegeben war, gemalt. Die Bilderstellung in der Gruppe fühlte sich zunehmend stimmig an, bis zu einem gewissen Punkt, bis zur vierten Runde. Dann habe ich mich zurückgezogen, weil es für mich dann zu viel war. In der letzten Malrunde ging es mir eher schlecht."
Welche Gefühle hattest du während deiner Arbeit?
„Zunächst war eine Unsicherheit in mir spürbar, ich fragte mich, wie wird das Bild, was und wie möchte ich malen? Zunehmend fühlte ich mich sicherer und ich war neugierig. Es entstand ein Gefühl der Akzeptanz."
Hast du dich auf ein anderes Mitglied bezogen, wenn ja, wie?
„Einmal hat ein Mitglied einen blauen Strich am unteren Lidrand gemalt. Daraufhin habe ich einen orangenen Strich am oberen Lidrand gemalt."
Was ist der Unterschied in der Gestaltung zur Einzelarbeit?
„Man muss abwarten, was die anderen Mitglieder malen. Das Bild wird im Ergebnis anders, als man es selbst möchte oder malen würde."
Welche Vorteile hat die Gestaltung in der Gruppe?
„Das Bild enthält unterschiedliche Elemente und mehrere Ideen, die von unterschiedlichen Mitgliedern integriert werden. Der Einzelne kann sich zurücknehmen, entscheidet nicht alleine."
Welche Nachteile hat die Gestaltung in der Gruppe?
„Das Bild bzw. die Ideen werden anders umgesetzt, als man es sich vorstellt. Es fehlt die Kontrolle über das Ergebnis. Es kann passieren, dass es nicht zufriedenstellend für den Einzelnen verläuft."
Wie gefällt dir das Gruppensymbol?
„Zentrale Ideen sind berücksichtigt und umgesetzt worden, weshalb ich das Ergebnis letztendlich annehmen kann."
Was hat das Gruppensymbol in der Gruppe bewirkt?
„Man hat sich besser kennengelernt dadurch, wie der Einzelne sich verhält. Persönliche Einschätzungen konnten sich bestätigen oder korrigiert werden. Das

‚Wir'-Gefühl war zwischendurch vorhanden. Am Ende waren ambivalente Stimmungen bzw. Konflikte spürbar."
Würdest du gerne etwas daran ändern?
„Nein."
Welches Gefühl hast du nun zur Gruppe?
„Ich habe ein vertrautes Grundgefühl in der Gruppe, mich öffnen zu können. Durch den Eingriff in das Gruppenbild am Schluss entstand ein ambivalentes Gefühl, welches reflektiert und verarbeitet wird."

Mitglied B

Wie ist es dir in deinem Malprozess ergangen?
„Gut. Ich habe mich wohlgefühlt und war erfreut, dass die Idee mit den Wimpern angenommen wurde. Ich hatte das Gefühl, gehört zu werden und mich einbringen zu dürfen."
Welche Gefühle hattest du während deiner Arbeit?
„Entspannt. Ich hätte gerne mehr gemalt, ich habe aber eine gewisse Zurückhaltung gespürt, um den anderen genügend Raum zu lassen."
Hast du dich auf ein anderes Mitglied bezogen? Wenn ja, wie?
„Auf ein anderes Mitglied, da es ‚meinen Raum' ausgemalt hat. Ich habe dann mit knalliger Farbe an ‚ihrem Teil' weitergemalt."
Was ist der Unterschied zur Gestaltung der Einzelarbeit?
„Der Prozess kam mir langwieriger und ermüdender vor. Man muss die Gegebenheit annehmen."
Welche Vorteile hat die Gestaltung in der Gruppe?
„Es ist eine Inspiration, eine Herausforderung, auf Farben und Formen, die man so nicht gewählt hätte, einzugehen."
Welche Nachteile hat die Gestaltung in der Gruppe?
„Konflikte können entstehen. Das Ergebnis wird nicht jedem gerecht."
Wie gefällt dir das Gruppensymbol?
„Gut, bis auf die Wurzeln."
Was hat das Gruppensymbol in der Gruppe bewirkt?
„Ich habe eine neue Sichtweise auf die Mitglieder bekommen."
Würdest du gerne etwas daran ändern?
„Die Wurzeln weglassen."
Welches Gefühl hast du nun zur Gruppe?
„Ich fühle mich wohl. Alles ist gut."

Mitglied C

Wie ist es dir in deinem Malprozess ergangen?
„Ich fand den Malprozess ein angenehmes Miteinander mit viel Respekt, zumindest bis einschließlich Runde drei."
Welche Gefühle hattest du während deiner Arbeit?
„Ich wollte niemandem etwas übermalen. Ich war angespannt, weil doch verschiedene Charaktere aufeinandertreffen."
Hast du dich auf ein anderes Mitglied bezogen? Wenn ja, wie?
„Bei der ersten Runde hatte ich die Iris, die ein Mitglied vorgezeichnet hatte, weitergemalt und dabei gedacht, hoffentlich fühlt sie sich nicht auf den Schlips getreten. Ich war froh, dass sie in der zweiten Runde weitergemalt hatte. Bei den Wimpern blieb nur noch die Mitte, an dieser prominenten Stelle wollte ich zuerst nicht reinmalen. Doch mit der jetzigen Lösung bin ich zufrieden."
Was ist der Unterschied zur Gestaltung der Einzelarbeit?
„Man muss immer auf die anderen reagieren. Man muss sich im Vorfeld nicht so viele Gedanken machen, sondern kann in Ruhe abwarten."
Welche Vorteile hat die Gestaltung in der Gruppe?
„Die Gestaltung in der Gruppe macht Spaß, inspiriert, man lernt die Anderen besser kennen."
Welche Nachteile hat die Gestaltung in der Gruppe?
„Man muss auch aushalten können, dass das eigene Bild übermalt wird. Es ist möglich, dass das Ergebnis nicht den eigenen Erwartungen entspricht."
Wie gefällt dir das Gruppensymbol?
„Nach der dritten Runde hat es mir besser gefallen."
Was hat das Gruppensymbol in der Gruppe bewirkt?
„Zum Schluss war eine große Unruhe spürbar. Man lernt die Mitglieder besser kennen."
Würdest du gerne etwas daran ändern?
„Die rote Farbe über dem Auge gefällt mir nicht, ich würde eventuell einen Regenbogen darüber malen."
Welches Gefühl hast du nun zur Gruppe?
„Ich fühle mich wohl in der Gruppe. Ich befürchte, wenn wir weitergemalt hätten, wäre die Situation eskaliert. Ich hätte ich mich noch eine ganze Weile in die Beobachterposition begeben, aber eventuell hätte ich mich später zur Zerstörung hinreißen lassen."

Mitglied D

Wie ist es dir in deinem Malprozess in der Gruppe gegangen?
„Mir ist es gut ergangen. Zuerst war ich schüchtern und zurückhaltend, dann wurde ich mutiger."
Welche Gefühle hattest du in deiner Arbeit?
„Zögern, Mut, Angst, Verunsicherung."
Hast du dich auf ein anderes Mitglied bezogen? Wenn ja, wie?
„Ich habe mich auf die schwarze Pupille eines Mitgliedes bezogen – das wollte das Schwarze verändern. Ich habe die grünen Streifen eines Mitgliedes fortgeführt.
Ich habe mich auf die Wimpern als Knospe von einem Mitglied bezogen.
Ich habe mich auf den Baumstamm von einem Mitglied bezogen, daraus wuchs ein kleines Pflänzchen heraus."
Was ist der Unterschied in der Gestaltung zur Einzelarbeit?
„Man muss Rücksicht nehmen, den Raum anderer akzeptieren. Und man stößt auf gegensätzliche und starke innere Gefühle und Bewegungen, die im Einzelprozess nicht hochkommen würden."
Welche Vorteile hat die Gestaltung in der Gruppe?
„Man kann Persönlichkeiten eines jeden einzelnen entdecken."
Welche Nachteile hat die Gestaltung in der Gruppe?
„Sie kann Konflikte in einer Gruppe hervorrufen."
Wie gefällt dir das Gruppensymbol?
„Gut."
Was hat das Gruppensymbol in der Gruppe bewirkt?
„Es hat die Gruppe zusammengebracht, aber auch irgendwie gespalten. Sie hat Persönlichkeitszüge von Gruppenmitgliedern hervorgerufen, die bislang versteckt waren."
Würdest du gerne etwas daran ändern?
„Das obere Augenlied mit mehr Farben differenzieren, mehrschichtig arbeiten."
Welches Gefühl hast du nun zu der Gruppe?
„Verbundenheit. Jedoch spüre ich einen Klärungsbedarf zwischen manchen Gruppenmitgliedern."

Mitglied E

Wie ist es dir in deinem Malprozess in der Gruppe ergangen?
„Allein der Gedanke, eine Gruppenarbeit machen zu müssen, löste in mir direkt Unwohlsein und Stress aus. Wir haben während der Ausbildung viele Gruppenarbeiten und Referate machen müssen, die im Nachhinein benotet worden sind. Da konnte ich auch schon sehr schwer Verantwortung abgeben, da mir die Noten wichtig waren. So habe ich meistens alles alleine gemacht, um ein für mich ‚perfektes' Ergebnis zu erzielen. Ich habe da auch häufig die Erfahrung gemacht, dass man sich auf Andere nicht verlassen kann. Bei Aufgaben, die mir nicht so wichtig sind und die mich nicht persönlich betreffen, füge ich mich meistens der Entscheidung der Gruppe. Für mich gibt es da oft keinen Mittelweg. Entweder möchte ich meine Vorstellungen durchsetzen oder ich sage kaum etwas und schalte ab. Da solche Situationen momentan immer wieder in der Arbeit vorkommen, dass ich mich Entscheidungen Anderer fügen muss und selbst kaum Handlungsspielraum habe, ist es heute total aus mir herausgeplatzt. Die Rolle des Gruppensprechers hat dann auch noch dazu beigetragen, dass ich mich getraut habe und nicht wie normalerweise alles in mich hineingefressen habe."
Welche Gefühle hattest du in deiner Arbeit?
„Während der Arbeit hatte ich ein totales Gefühlschaos, von Unsicherheit, Wut, Machtlosigkeit, Freude, alles war mit dabei."
Hast du dich auf ein anderes Mitglied bezogen? Wenn ja, wie?
„Das Problem war für mich die Unausgeglichenheit in dem Bild. Es war mir viel zu bunt und durcheinander. Mit dem Übermalen der einzelnen Bereiche wie Iris und Augenlied wollte ich für mich wieder eine Einheit schaffen. Auch das weiße Loch hat mich total gestört. Es hat sich wie ein ‚Kampf' mit der Gruppe angefühlt."
Was ist der Unterschied in der Gestaltung zur Einzelarbeit?
„Man muss sich auf die Anderen einlassen, Kompromisse finden. Damit klarkommen, dass das Bild nach seinen Vorstellungen nicht schön wird."
Welche Vorteile hat die Gestaltung in der Gruppe?
„Soziale Fähigkeiten können trainiert werden. Die einzelnen Charaktere kristallisieren sich heraus. Defizite können zum Vorschein kommen."

14

Welche Nachteile hat die Gestaltung in der Gruppe?
„Es kann zu Konflikten in der Gruppe kommen."
Wie gefällt dir das Gruppensymbol?
„Das ausgestaltete Symbol gefällt mir überhaupt nicht, die Idee eines Auges an sich fand ich gut. Es ist mir viel zu bunt, zu chaotisch und zu wirr. Ich mag klare Linien und Strukturen."
Was hat das Gruppensymbol in der Gruppe bewirkt?
„Einen Konflikt. Einzelne Charaktere zeigen sich plötzlich klarer …"
Würdest du gerne etwas daran ändern?
„Ja und nein. Ich bin zweigespalten."
Welches Gefühl hast du nun zu der Gruppe?
„Unsicherheit den Anderen gegenüber. Mir ist wichtig, noch einmal klarzustellen, dass es nichts mit den einzelnen Gruppenmitgliedern persönlich zu tun hatte, sondern dass es ein Problem ist, das sich über Monate hinweg bei mir aufgestaut hatte."

Reflexion des Gruppenprozesses im Gruppengespräch

- In der vierten Runde dominierten die Bedürfnisse der einzelnen Gruppenmitglieder über das „Wir-Gefühl" in der Gruppe.
- Es werden die Gefühle auf die Anderen übertragen.
- Einzelne Gruppenmitglieder meinten, dass man seine Emotionen besser dosieren sollte. Das heißt, sich im Prozess einbringen, sich aber wieder zurückziehen und es gut sein lassen.
- Auf die Frage der Gruppenleiterin, ob nochmals etwas verändert werden sollte, kam ein „Nein".

PRAXISTIPP

In der vierten Runde hatten sich nicht mehr alle fünf Mitglieder am Malprozess beteiligt. Die Gruppe beendete den Prozess, da die Aufgabe erfüllt war, ein gemeinsames Gruppensymbol zu gestalten. Wenn die Gruppe findet, dass das Bild fertig ist, sollte man aufhören, sonst besteht die Gefahr der Zerstörung oder einzelne Gruppenmitglieder werden Beobachter und schauen nur noch zu.

14.3 Einsatz der Methode

- Bei Bildung einer neuen Gruppe und zum Kennenlernen der einzelnen Mitglieder
- Zur Auseinandersetzung und Konfrontation von bestehenden und neuen Gruppen
- Zum Erkennen von Ressourcen und zur Aufdeckung von Konflikten
- Zur Platzfindung der einzelnen Mitglieder
- Zur Definition einer Gruppe

KAPITEL

15 Die themenorientierte Arbeit mit Märchen

15.1 Märchen in der therapeutischen Arbeit

„Das Märchen ist deshalb therapeutisch, weil der Klient oder Patient zu eigenen Lösungen kommt, wenn er darüber nachdenkt, was die Geschichte über ihn und seine inneren Konflikte zu diesem bestimmten Zeitpunkt in seinem Leben enthält. Der Inhalt des ausgewählten Märchens hat gewöhnlich nichts mit dem äußeren Leben des Patienten zu tun, aber sehr viel mit seinen inneren Problemen, die unverständlich und deshalb unlösbar scheinen. Das Märchen bezieht sich offenkundig nicht auf die äußere Welt, wenngleich es durchaus realistisch anfängt und mit alltäglichen Ereignissen durchsetzt sein kann. Sein unrealistischer Charakter ist wichtig, gibt er doch zu erkennen, dass sein Anliegen nicht die Vermittlung nützlicher Informationen über die äußere Welt ist, sondern dass es um die inneren Vorgänge im Menschen geht. Wenn ein Patient oder Klient über die Geschichte nachsann, sowohl über die Beschaffenheit des bedrückenden Engpasses in seinem Leben als auch die Möglichkeit eines Ausweges zu erkennen, aus dem, was die Geschichte von menschlicher Verzweiflung, Hoffnung und Überwindung der Notlagen erzählte, konnte er nicht nur die Lösung seines Problems, sondern auch den Weg zur Selbstfindung entdecken – gleich wie der Held der Geschichte."

Bettelheim (1986)

15.1.1 Welche Vorteile ergeben sich durch die Arbeit mit Märchen und Geschichten?

- Man kann in eine andere Rolle schlüpfen.
- Identifikation mit Figuren
- Indirekte Beschäftigung mit den eigenen Themen
- Erkennen von Lösungsstrategien
- Anregung der Fantasie
- Kennenlernen von Charaktereigenschaften des Klienten
- Rückblick und Aufschluss auf die Herkunftsfamilie
- Erinnerungen an die Kindheit werden wach.
- Erkennen von moralischen Werten
- Der Klient sieht aus der Distanz heraus sein Verhalten und Gefühl.
- Verbundenheit und Verminderung der Einsamkeit durch Märchen
- Unbefangenheit durch die Symbolebene
- Lösungswege und Beschäftigungsstrategien
- Ressourcen werden erkannt und freigelegt.
- Verzauberung, Spannung und Verwandlung
- Kennenlernen auch der „bösen" und „grausamen" Seiten des Lebens durch die Kinder – trotzdem wird Zuversicht als Grundstein gelegt.
- Verbindung der Welten – Realität und Fantasie
- Darlegung von Urbildern – Archetypen (z. B. Hexe)
- Anhand des Stirb-und-Werde-Prinzips kann der Klient erkennen, dass eine Veränderung möglich ist.
- Eine Verbindung zur eigenen Lebenssituation kann hergestellt werden.

15.1.2 Welche Arbeitsweisen im Umgang mit Märchen gibt es?

- Vorlesen
- Kreatives Gestalten eines Symbols
- Szene spielen (Theater) und Verkleiden
- Innere Vorstellung und Imagination von Märchen und Figuren
- Eigene Märchen personenzentriert schreiben
- Rollenspiel
- Tonarbeit
- Figurentheater

- Tanz
- Märchenlieder
- Musikinstrumente einsetzen (z. B. Orff-Instrumente)
- Eigenen Schluss im Märchen finden

15.2 Bildaufgabe „Male eine Szene aus dem Märchen Froschkönig, die dich bewegt hat!"

Um das Märchen „Der Froschkönig" zu verstehen und welchen Sinn es hat, es kunsttherapeutisch zu verwenden, bedarf es einiger tiefenpsychologischer Informationen zur Veranschaulichung, die in dem Buch *Kinder brauchen Märchen* von Bruno Bettelheim deutlich gemacht werden.

„Einige Märchen legen den Nachdruck auf die lange und schwierige Entwicklung, die es allein ermöglicht, das unter Kontrolle zu bekommen, was wir als tierisch empfinden, während umgekehrt im Mittelpunkt anderer Märchen ein Schock der Erkenntnis steht, wenn sich das, was uns tierisch vorkam, plötzlich als Quelle menschlichen Glücks enthüllt. Dazu gehört das Grimmsche Tierbräutigammärchen ‚Der Froschkönig'.

Wie in so vielen Tierbräutigamgeschichten ist es auch im ‚Froschkönig' der Vater, der seine Tochter und ihren späteren Gemahl zusammenbringt. Nur durch seine Hartnäckigkeit kommt die glückliche Vereinigung zustande. Die elterliche Führung, die zur Ausbildung des Über-Ichs führt – man muss sein Versprechen halten, auch wenn es noch so unüberlegt war – entwickelt ein verantwortungsbewusstes Gewissen. Ein solches ist für eine persönliche und sexuelle Verbindung unentbehrlich, da es ihr ohne ein reifes Gewissen an Ernst und Ausdauer fehlen würde.

Aber was ist mit dem Frosch? Auch er muss erst reif werden, bevor die Vereinigung mit der Königstochter möglich wird. Was ihm geschieht, zeigt, dass eine liebevolle, abhängige Beziehung zu einer Mutterfigur die Vorbedingung dafür ist, zu einem ganzen Menschen zu werden. Wie jedes Kind wünscht sich auch der Frosch eine vollkommen symbiotische Existenz. Welches Kind hätte nicht auf Mutters Schoß sitzen, von ihrem Teller essen, aus ihrem Glas trinken wollen und wäre nicht in Mutters Bett geklettert und hätte versucht, bei ihr zu schlafen? Aber nach einiger Zeit muss man dem Kind die Symbiose mit der Mutter verweigern, da sie es daran hindern würde, jemals zum Individuum zu werden. So sehr das Kind sich auch wünscht, bei der Mutter im Bett zu bleiben, sie muss es ‚hinauswerfen' – eine schmerzliche Erfahrung, die aber zur Erlangung der Unabhängigkeit unerlässlich ist. Nur wenn das Kind von seiner Mutter dazu gezwungen wurde, nicht mehr in dieser Symbiose zu leben, fängt es an, ein selbstständiger Mensch zu werden – so wie der Frosch, nachdem er aus dem Bett ‚geworfen' worden ist, aus den Fesseln seiner unreifen Existenz erlöst ist.

Das Kind weiß, dass es selbst genau wie der Frosch von einem niedrigeren Existenzstadium zu einem höheren fortschreiten musste und auch weiterhin fortschreiten muss. Dieser Prozess erscheint ihm völlig normal, da ja auch sein Leben auf einer niedrigeren Stufe begonnen hat. Daher muss man ihm auch nicht die niedrige Tiergestalt des Helden zu Anfang der Märchen vom Tierbräutigam erst erklären. Es weiß, dass seine eigene Situation nicht auf eine böse Tat zurückzuführen ist oder dass etwa eine böse Macht daran schuld ist. Sie entspricht der natürlichen Ordnung der Welt. Der Frosch taucht aus seiner Existenz im Wasser auf, genau wie das Kind bei der Geburt auftaucht. Historisch gesehen, nehmen die Märchen unser Wissen um die Embryologie um Jahrhunderte voraus, die uns gelehrt hat, dass der menschliche Fötus vor der Geburt mehrere Entwicklungsstadien durchmacht, so wie der Frosch in seiner Entwicklung eine Metamorphose durchlebt."

Bettelheim (1986)

Material

Weißes Blatt Papier DIN A3, Ölmalkreiden

Anleitung der Methode

- Beim Vorlesen des Märchens „Der Froschkönig" schließen die Klienten die Augen und merken sich eine Szene daraus, die sie innerlich berührt, um diese anschließend zu malen.

„In den alten Zeiten, wo das Wünschen noch geholfen hat, lebte ein König, dessen Töchter waren alle schön; aber die jüngste war so schön, dass die Sonne selber, die doch so vieles gesehen hat, sich verwunderte, sooft sie ihr ins Gesicht schien. Nahe bei dem Schloss des Königs lag ein großer dunkler Wald, und in dem Walde unter einer alten Linde war ein Brunnen; wenn nun der Tag recht heiß war, so ging das Königskind hinaus in den Wald und setzte sich an den Rand des kühlen Brunnens – und wenn sie Langeweile hatte, so nahm sie eine goldene Kugel, warf sie in die Höhe und fing sie wieder; und das war ihr liebstes Spielwerk.

Nun trug es sich einmal zu, dass die goldene Kugel der Königstochter nicht in ihr Händchen fiel, das sie in die Höhe gehalten hatte, sondern vorbei auf die Erde schlug und geradezu ins Wasser hineinrollte. Die Königstochter folgte ihr mit den Augen nach, aber die Kugel verschwand, und der Brunnen war tief, so tief, dass man keinen Grund sah. Da fing sie an zu weinen und weinte immer lauter und konnte sich gar nicht trösten.

Und wie sie so klagte, rief ihr jemand zu: ‚Was hast du vor, Königstochter, du schreist ja, dass sich ein Stein erbarmen möchte.' Sie sah sich um, woher die Stimme käme, da erblickte sie einen Frosch, der seinen dicken, hässlichen Kopf aus dem Wasser streckte. ‚Ach, du bist's, alter Wasserpatscher' sagte sie, ‚ich weine über meine goldene Kugel, die mir in den Brunnen hinabgefallen ist.' – ‚Sei still und weine nicht' antwortete der Frosch, ‚ich kann wohl Rat schaffen, aber was gibst du mir, wenn ich dein Spielwerk wieder heraufhole?' – ‚Was du haben willst, lieber Frosch' sagte sie; ‚meine Kleider, meine Perlen und Edelsteine, auch noch die goldene Krone, die ich trage.' Der Frosch antwortete: ‚Deine Kleider, deine Perlen und Edelsteine und deine goldene Krone, die mag ich nicht: aber wenn du mich liebhaben willst, und ich soll dein Geselle und Spielkamerad sein, an deinem Tischlein neben dir sitzen, von deinem goldenen Tellerlein essen, aus deinem Becherlein trinken, in deinem Bettlein schlafen: wenn du mir das versprichst, so will ich hinuntersteigen und dir die goldene Kugel wieder heraufholen.'

‚Ach ja' sagte sie, ‚ich verspreche dir alles, was du willst, wenn du mir nur die Kugel wiederbringst.' Sie dachte aber: Was der einfältige Frosch schwätzt! Der sitzt im Wasser bei seinesgleichen und quakt und kann keines Menschen Geselle sein.

Der Frosch, als er die Zusage erhalten hatte, tauchte seinen Kopf unter, sank hinab, und über ein Weilchen kam er wieder heraufgerudert, hatte die Kugel im Maul und warf sie ins Gras. Die Königstochter war voll Freude, als sie ihr schönes Spielwerk wieder erblickte, hob es auf und sprang damit fort. ‚Warte, warte' rief der Frosch, ‚nimm mich mit, ich kann nicht so laufen wie du!' Aber was half es ihm, dass er ihr sein Quak, Quak so laut nachschrie, als er konnte! Sie hörte nicht darauf, eilte nach Hause und hatte bald den armen Frosch vergessen, der wieder in seinen Brunnen hinabsteigen musste.

Am andern Tage, als sie mit dem König und allen Hofleuten sich zur Tafel gesetzt hatte und von ihrem goldenen Tellerlein aß, da kam, Plitsch platsch, Plitsch platsch, etwas die Marmortreppe heraufgekrochen, und als es oben angelangt war, klopfte es an die Tür und rief: ‚Königstochter, jüngste, mach mir auf!' Sie lief und wollte sehen, wer draußen wäre, als sie aber aufmachte, so saß der Frosch davor. Da warf sie die Tür hastig zu, setzte sich wieder an den Tisch, und es ward ihr ganz Angst. Der König sah wohl, dass ihr das Herz gewaltig klopfte, und sprach: ‚Mein Kind, was fürchtest du dich, steht etwa ein Riese vor der Tür und will dich holen?' – ‚Ach nein' antwortete sie, ‚es ist kein Riese, sondern ein garstiger Frosch.' – ‚Was will der Frosch von dir?' – ‚Ach, lieber Vater, als ich gestern im Wald bei dem Brunnen saß und spielte, da fiel meine goldene Kugel ins Wasser. Und weil ich so weinte, hat sie der Frosch wieder heraufgeholt, und weil er es durchaus verlangte, so versprach ich ihm, er sollte mein Geselle werden; ich dachte aber nimmermehr, dass er aus seinem Wasser herauskönnte. Nun ist er draußen und will zu mir herein.' Und schon klopfte es zum zweiten Mal und rief: ‚Königstochter, jüngste, mach mir auf, weißt du nicht, was gestern du zu mir gesagt bei dem kühlen Wasserbrunnen? Königstochter, jüngste, mach mir auf!'

Da sagte der König: ‚Was du versprochen hast, das musst du auch halten; geh nur und mach ihm auf.' Sie ging und öffnete die Türe, da hüpfte der Frosch herein, ihr immer auf dem Fuße nach, bis zu ihrem Stuhl. Da saß er und rief: ‚Heb mich herauf zu dir.' Sie zauderte, bis es endlich der König befahl. Als der Frosch erst auf dem Stuhl war, wollte er auf den Tisch, und als er da saß, sprach er: ‚Nun schieb mir dein goldenes Tellerlein näher, damit wir zusammen essen.' Das tat sie zwar, aber man sah wohl, dass sie's nicht gerne tat. Der Frosch ließ sich's gut schmecken, aber ihr blieb fast jedes Bisslein im Halse stecken. Endlich sprach er: ‚Ich habe mich sattgegessen und bin müde; nun trag mich in dein

Kämmerlein und mach dein seiden Bettlein zu Recht, da wollen wir uns schlafen legen.' Die Königstochter fing an zu weinen und fürchtete sich vor dem kalten Frosch, den sie nicht anzurühren getraute und der nun in ihrem schönen, reinen Bettlein schlafen sollte. Der König aber ward zornig und sprach: ‚Wer dir geholfen hat, als du in der Not warst, den sollst du hernach nicht verachten.' Da packte sie ihn mit zwei Fingern, trug ihn hinauf und setzte ihn in eine Ecke. Als sie aber im Bett lag, kam er gekrochen und sprach: ‚Ich bin müde, ich will schlafen so gut wie du: heb mich herauf, oder ich sag's deinem Vater.' Da ward sie erst bitterböse, holte ihn herauf und warf ihn aus allen Kräften wider die Wand: ‚Nun wirst du Ruhe haben, du garstiger Frosch.'

Als er aber herabfiel, war er kein Frosch, sondern ein Königssohn mit schönen und freundlichen Augen. Der war nun nach ihres Vaters Willen ihr lieber Geselle und Gemahl. Da erzählte er ihr, er wäre von einer bösen Hexe verwünscht worden, und niemand hätte ihn aus dem Brunnen erlösen können als sie allein, und morgen wollten sie zusammen in sein Reich gehen. Dann schliefen sie ein, und am andern Morgen, als die Sonne sie aufweckte, kam ein Wagen herangefahren, mit acht weißen Pferden bespannt, die hatten weiße Straußfedern auf dem Kopf und gingen in goldenen Ketten, und hinten stand der Diener des jungen Königs, das war der treue Heinrich.

Der treue Heinrich hatte sich so betrübt, als sein Herr war in einen Frosch verwandelt worden, dass er drei eiserne Bande hatte um sein Herz legen lassen, damit es ihm nicht vor Weh und Traurigkeit zerspränge. Der Wagen aber sollte den jungen König in sein Reich abholen; der treue Heinrich hob beide hinein, stellte sich wieder hinten auf und war voller Freude über die Erlösung.

Und als sie ein Stück Wegs gefahren waren, hörte der Königssohn, dass es hinter ihm krachte, als wäre etwas zerbrochen. Da drehte er sich um und rief: ‚Heinrich, der Wagen bricht!' ‚Nein, Herr, der Wagen nicht, es ist ein Band von meinem Herzen, das lag in großen Schmerzen, als Ihr in dem Brunnen saßt, als Ihr eine Fretsche wart.'

Noch einmal und noch einmal krachte es auf dem Weg, und der Königssohn meinte immer, der Wagen bräche, und es waren doch nur die Bande, die vom Herzen des treuen Heinrich absprangen, weil sein Herr erlöst und glücklich war."

https://media.sodis.de/open/melt/TXT_Froschkoenig.pdf

- Nach dem Malen einer Szene aus dem Märchen schlüpft der Klient bei der Bildbetrachtung in eine Rolle aus dem Märchen und identifiziert sich mit einer Gestalt oder einer Handlung seines Bildes. Dabei geht er im Setting in eine „Ich-Form": **„Ich fühle – Ich denke – Ich mache"** und beantwortet die Fragen des Therapeuten. Eigenschaften und Fähigkeiten können durch die Identifikation mit der Märchenfigur angeregt und vertieft werden.

In spielerischer Form können Verhaltensweisen gewagt und erprobt werden. Bei der Begegnung mit Repräsentanten von magischen Wesen und Archetypen gibt die Objektebene Auskunft über Verhältnisse und derzeitige und frühere Bezugspersonen. Auf der Subjektebene sind es Repräsentanten eigener Persönlichkeitsanteile – wichtig ist es, diese nicht zu verletzen und zu zerstören!

Diese Art der Rollenübernahme erleichtert den Klienten, von sich selbst zu erzählen. Es ist wichtig, dass in der Therapiearbeit der Klient in der Rolle des Märchens bleibt. Am Schluss nimmt man ihn aus der Rolle heraus und lässt ihn die Erkenntnis auf sich selbst projizieren.

15.3 Fallbeispiele und Interventionen

15.3.1 Fallbeispiel 1 und Intervention „Die versunkene Kugel"

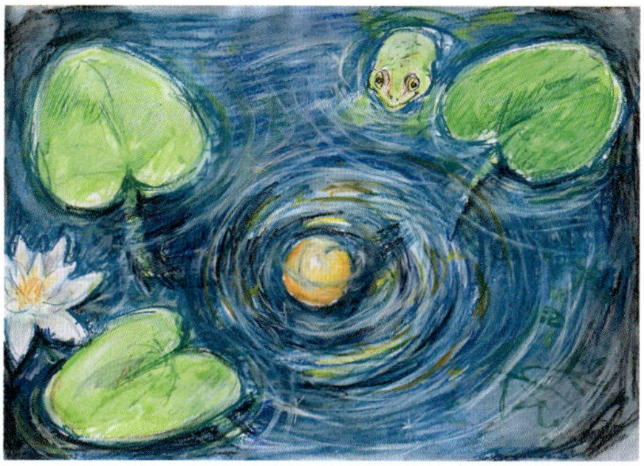

Welche Szene aus dem Märchen hast du gewählt?
„Für mich kam die Szene in Frage, in der die Kugel im Brunnen versinkt. Oder die, in der die Prinzessin voller Zorn kurz davor ist, den Frosch an die Wand zu werfen. In beides konnte ich mich gut hineinfühlen. Ich entschied mich für die Kugel, weil ich den Ort und auch die im Sonnenlicht glitzernde, im Brunnen versinkende Kugel vor mir sehen konnte. Es ist eine schöne Kulisse mit einem großen, breiten Teich oder Springbrunnen mit einem Lindenbaum und Seerosenblumen und einem Frosch. Licht wird im Wasser reflektiert, das Wasser ist tief und transparent. Die Kugel bewegt ihre Umgebung, während sie langsam und ruhig ins Wasser sinkt."
Mit welcher Rolle hast du dich identifiziert?
„Mit der Kugel."
Was fühlst du?
„Ich selbst kann dort besser glitzern, wo die Sonne nicht so stark scheint. Schön im Wasser sein und friedlich. Das Wasser umgibt mich und schützt mich."
Was denkst du?
„Wie lange dauert der Tauchgang? Ich tauche langsam auf den Grund. Ich lande weich. Irgendwann findet mich jemand. Meine Existenz ändert sich nicht mit dem Ort, ich bin immer kostbar. Es ist gut, dass ich nichts machen muss."
Was machst du?
„Ich schaue. Ich genieße. Ich fasse Ruhe."
Wie kannst du deine aktuelle Erfahrung in dein Leben integrieren?
„Vieles ist von außen gekommen. Ich habe viel zu tun. Ich habe das Gefühl, dass ich besser strahlen kann, wenn ich ein wenig isoliert bin, ich allein bin. Die Prinzessin ist ein bisschen nervig. Ich mag das Gefühl nicht, geworfen zu werden und dann zu erkennen, wie man die ganze Zeit mit mir spielt."

Nachbesprechung zur Bildaufgabe

Welche Anteile deiner Persönlichkeit (Fähigkeiten und Eigenschaften) hast du entdeckt und herausgefunden?
„Für mich bedeutet das Versinken im Wasser zur Ruhe kommen und Abstand gewinnen. Abkühlung, gedämpfte Geräusche. Es ist gut, allein klarzukommen, allein erst richtig zu glänzen. Kein Spielball für andere und nicht von ihnen benutzt. Ich nenne diesen Anteil ***eigenständig****. Mich auf ein eigenes, eventuell fremdes Terrain zu begeben, macht mir keine Angst. Ich bin* ***zuversichtlich****. Ich bringe meine Umgebung – das Wasser, die Seerosenblätter in Bewegung und nehme Glanz und Licht dahin mit, wo ich gerade bin. Die* ***Selbstbewusste****. Ein Anteil, der mir in meinem Selbstbild eher fremd ist. Ich kann mich einlassen auf Situationen und Lebensumstände. Dann versinke ich erstmal in einen Brunnen. Mal sehen, wohin das führt. Die* ***Anpassungsfähige****. Es tut mir gut, einfach mal nichts zu tun bzw. nichts tun zu müssen. Die* ***Passive.****"*
Wie könnte jetzt die weitere Arbeit aussehen?
„Eine Weiterarbeit könnte zum Thema haben, die verschiedenen Anteile meiner Persönlichkeit zu integrieren und in der entsprechenden Situation gezielt einzusetzen. Dies könnte ich im nächsten Schritt z. B. objektfrei ausdrücken."

15.3.2 Fallbeispiel 2 und Intervention „Das Herz"

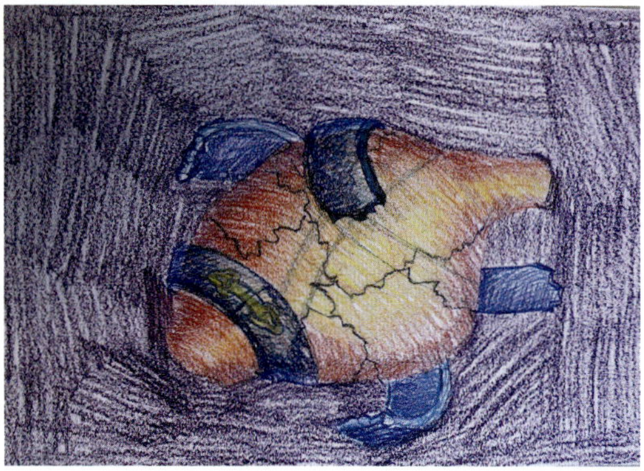

Welche Szene hast du dir ausgesucht?
„Ich habe das Herz gemalt. Es ist immer noch nicht gesund. Wahrscheinlich wird es nie gesund. Aber es funktioniert."
Und die blauen Bänder?
„Die Bänder sind Hilfsmittel. Früher habe ich sie als Panzer gesehen. Jetzt aber nicht mehr. Oben sind zwei Bänder schon gebrochen. Unten hält ein Band das Herz. Es wird so fixiert. Das Motiv mit dem Herz von Heinrich ist mir wichtig. Auch als Kind schon. Es passt eigentlich gar nicht in die Geschichte. Aber es ist mir wichtig, weil Heinrich für den Prinzen nichts tun konnte, als der ein Frosch war."
Und welche Rolle nimmst du in dem Bild ein?
„Ich bin das Herz."
Erzähl doch mal, was du als Herz fühlst. Was du alles denkst. Und was du tust.
„Was ich fühle… ich habe eine schwere Aufgabe. Ich muss jemanden ins Leben helfen. Ich fühle, es ist sehr schwer. Es ist eine Belastung."
Fühlst du dich überfordert damit?
„Ja, es ist eine Überforderung. Ich bin traurig. Ich schaffe es nicht, mehr zu tun. Mein Herz kann nichts tun, außer brechen."
Und was denkst du in dieser Situation?
„Ich denke, ich funktioniere noch. Ich mache weiter. Ich stärke meine Schwachstellen. So lang, wie ich mich bewegen kann, mache ich weiter. Meine eigenen Probleme bleiben bei mir."
Und kannst du irgendetwas machen in dieser Situation?
„Ich mache neue Erfahrungen aus meinem geschädigten Zustand heraus."
Hat das etwas mit dir zu tun? Findest du irgendetwas in deinem Leben wieder?
„Ja, meine Tochter hat Kinderrheuma. Ich habe alles gemacht. Eine Weile war alles gut und die medizinische Betreuung wurde beendet. Sie war zwei Jahre symptomfrei. Aber jetzt kommen die Symptome wieder."
Und das macht dir Kummer?
„Ja. Ich habe es mit Homöopathie probiert, mit der Ernährung, das Leben umgestellt. Ich mache in dieser schwierigen Situation, was ich kann. Deshalb bleibt ein Band im Bild erhalten."
Ein Band – das bleibt als Stütze? Was tut es?
„Ich lerne immer mehr über mich. Balance und was ich dazu glaube. Jeder hat sein Schicksal, das er durchleben muss. Und meine Tochter gehört mir nicht. Ich muss loslassen. Sie freigeben."
Ist noch etwas, was dir wichtig ist?
„Die Geschichte mit dem Herz ist eine Geschichte in der Geschichte. Und sie zeigt, dass es viele Leben gibt, die nebeneinander laufen."
Die Geschichte der Prinzessin, des Prinzen und des Heinrichs… Was bedeutet das für dich?
„Als Kind wusste ich noch nicht, dass es eine so große Liebe gibt. Und auch nicht, dass es eine Situation gibt, in der man nichts tun kann, außer brechen."
Nimmst du aus der Geschichte, deinem Bild oder unserem Gespräch etwas mit?
„Für mich ist neu: Ich habe eine Entwicklung realisiert. Wie ich Dinge zwischen meiner Kindheit und dem Jetzt wahrnehme."

Nachbesprechung zur Bildaufgabe

Welche Anteile deiner Persönlichkeit (Fähigkeiten und Eigenschaften) hast du entdeckt und herausgearbeitet?
„Ich fragte mich, warum mich diese Geschichte als Kind interessierte. Zunächst ist es ungewöhnlich, dass ein Knecht in dieser Geschichte vorkommt, und doch war er ein wichtiger Teil. Jetzt als Erwachsener musste ich feststellen, dass ich überrascht war, dass das Herz des Knechts mit drei Metallbändern verschlossen werden musste, weil er bis dahin in der Geschichte für den Prinzen kämpfen musste, den er liebte. Ich kannte diese Liebe gut. Meine Eltern haben mir das auch immer gezeigt – für dich kämpfen wir auch gegen den Drachen, wir besiegen die Hexe, sagten sie. Ich hatte das Gefühl, dass ich das auch immer tun muss, wenn ich jemanden liebe. In dieser Geschichte wird jedoch eine Liebe dargestellt, wenn einer, der liebt, nichts für den anderen tun kann, und in dieser hilflosen Liebe kann er nichts tun, als sein Herz zu brechen."

Wie könnte jetzt eine Weiterarbeit aussehen?
„Du musst dankbar sein. Dass wir für das, was wir bekommen, danken und die Probleme überwinden müssen."

15.3.3 Fallbeispiel 3 und Intervention „Der glitschige Frosch"

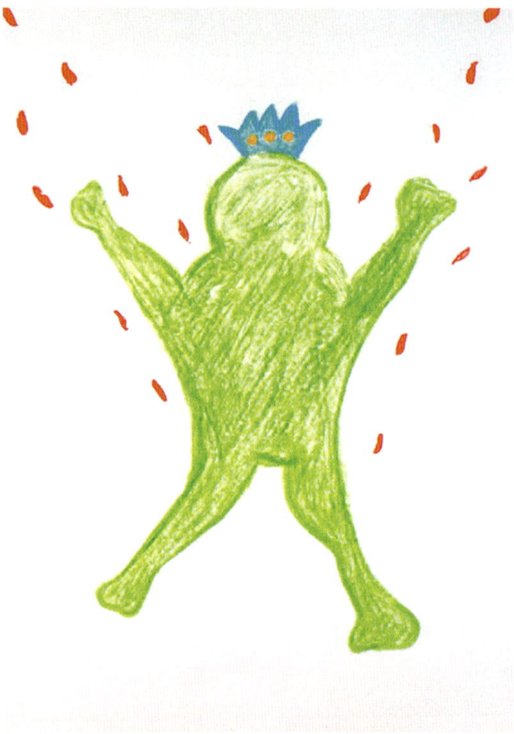

Welche Figur hast du dir ausgesucht?
„Ich bin der Frosch und habe Blutspritzer von dem an die Wand klatschen bekommen. Das war gleich klar. Ich bin selbst überrascht. Es ist mit einem Schmerz verbunden, war jedoch nicht schmerzlich. Ich fühlte mich wie der an die Wand geklatschte Frosch von früher. Das an die Wand klatschen macht mich gleichzeitig stark. Ist nicht schlimm. Ich bin auch dankbar für den Klatschprozess."
Wie fühlst du dich?
„Ich fühle mich lebendig, beweglich, manchmal auch glitschig, absichtlich."
Weshalb glitschig und absichtlich?
„Ich möchte mich nicht greifen lassen, bis zu dem Teil, wo ich kontrollieren kann."
Wann fühlst du dich besser?
„Wenn ich nicht so glitschig bin, ich mehr Haftungsfläche habe. Wenn mich jemand berührt und ich mehr Kontakt zum anderen habe. Ich würde gerne Kontrolle abgeben, mehr zulassen. Ich würde mich leichter fühlen, einfach zuzulassen, Vertrauen zu haben, ohne etwas Schlechtes dahinter."
Was würde passieren, wenn du Kontrolle abgeben würdest?
„Ich würde davon profitieren."
Welche Szene aus dem Märchen berührte dich besonders?
„Ich war enttäuscht, als ich die Kugel holte, wütend zum Teil auf die Prinzessin und auch auf mich selbst. Mein Vertrauen wurde missbraucht."
Was kannst du dafür tun?
„Dass ich mich wandle und dann gesehen werde. Dass ich beachtet und respektiert werde. Ich als Frosch werde momentan nicht gesehen. Ich bin jedoch mutig. Jedoch sind die Stufen zur Prinzessin schwer. Das Hüpfen auf den Stufen, die einen größeren Abstand haben, ist anstrengend."
Wie war es, als du dein Ziel erreicht hast und du neben der Prinzessin deinen Platz eingenommen hast?
„Ich habe gefühlt, das ist mein Platz. Gut und richtig. Die Prinzessin war nicht so wichtig. Sie war ein Hilfsmittel. Es war wichtig, an dem gleichen Platz wie die Menschen, also auf Augenhöhe zu sein. Ich wollte einen angemessenen Platz."
Was hast du empfunden?
„Bis zum Wand klatschen hatte ich keine Empfindungen. Es war nicht wirklich schlimm. Es war eine Befreiung! Dadurch ist die Krone sichtbar geworden. Es fällt etwas ab! Ich bin der Prinzessin dankbar."
Was nimmst du heute als Klientin mit?
„Ich fühle mich sprungbereit. Ich bin bereit."

Nachbesprechung zur Bildaufgabe

Welche Anteile deiner Persönlichkeit (Fähigkeiten und Eigenschaften) hast du entdeckt und herausgearbeitet?
„Im ‚Glitschigsein' vom Frosch sehe ich eine Parallele. Ich habe noch Ängste, die Kontrolle abzugeben. Dadurch wären aber tiefere Begegnungen, Herzensbegegnungen und Verbindungen möglich. Auch erkenne ich noch Selbstwertthemen sowie den Wunsch nach Gleichberechtigtsein, Gesehenwerden. Begegnungen auf Augenhöhe. Ich erkenne bereits vorhandene ‚königliche' Qualitäten. Diese darf ich mehr leben. Mein Fokus auf ‚es darf leicht gehen' darf sich verstärken."
Wie könnte jetzt eine Weiterarbeit aussehen?
„Ich würde ein transformiertes Bild malen. Ich wäre der Königssohn."

15.4 Bildaufgabe „Male den Schluss des Märchens 'Der liebste Roland'"

Bei dem Märchen „Der liebste Roland" handelt es sich um das „Gutsein", das von einer bösen Seite der Lebensrealität attackiert wird. Neid, Gier, Hass und Rache verhindern oder erschweren die Entfaltung dieses Wesens.

Es erzählt vom Wesen der Liebe, von Hindernissen und den Möglichkeiten und Grenzen des Menschseins. Dadurch können Erinnerungen und Assoziationen beim Klienten ausgelöst werden und durch die Distanz heraus und das Verschieben auf eine Symbolebene Lösungsstrategien für das eigene Verhalten und dem Gefühl erkannt und freigelegt werden.

Material

Weißes Papier DIN A3, Ölmalkreiden

Anleitung der Methode

- Beim Vorlesen des Märchens „Der liebste Roland" schließen die Teilnehmer die Augen. Der Therapeut liest bis zu einer bestimmten Zeile und lässt den Schluss des Märchens offen. Die Teilnehmer entwickeln dann nach eigenen Vorstellungen den Schluss und malen ihn. Sie können ihn jedoch auch zuerst schreiben und anschließend malen.

„Es war einmal eine Frau, die war eine rechte Hexe, und hatte zwei Töchter, eine hässlich und böse, und die liebte sie, weil sie ihre rechte Tochter war, und eine schön und gut, die hasste sie, weil sie ihre Stieftochter war. Zu einer Zeit hatte die Stieftochter eine schöne Schürze, die der andern gefiel, sodass sie neidisch war und ihrer Mutter sagte, sie wollte und müsste die Schürze haben. ‚Sei still, mein Kind', sprach die Alte, ‚du sollst sie auch haben. Deine Stiefschwester hat längst den Tod verdient, heute Nacht, wenn sie schläft, so komm und ich haue ihr den Kopf ab. Sorge nur, dass du hinten ins Bett zu liegen kommst, und schieb sie recht vornen hin.'

Um das arme Mädchen wäre es geschehen, wenn es nicht gerade in einer Ecke gestanden und alles mit angehört hätte. Es durfte den ganzen Tag nicht zur Türe hinaus, und als Schlafenszeit gekommen war, musste es zuerst ins Bett steigen, damit sie sich vorne hinlegen konnte; als sie aber eingeschlafen war, da schob es die andere Tochter sachte vorne hin und nahm den Platz hinten an der Wand. In der Nacht kam die Alte geschlichen, in der rechten Hand hielt sie eine Axt, mit der linken fühlte sie erst, ob auch jemand vorne lag, und dann fasste sie die Axt mit beiden Händen, hieb und hieb ihrem eigenen Kind den Kopf ab.

Als sie fortgegangen war, stand das Mädchen auf und ging zu seinem Liebsten, der Roland hieß, und klopfte an seine Türe. Als er herauskam, sprach sie zu ihm: 'Höre, liebster Roland, wir müssen eilig flüchten, die Stiefmutter hat mich totschlagen wollen, hat aber ihr eigenes Kind getroffen. Kommt der Tag, und sie sieht, was sie getan hat, so sind wir verloren.'

'Aber ich rate dir', sagte Roland, 'dass du erst ihren Zauberstab wegnimmst, sonst können wir uns nicht retten, wenn sie uns nachsetzt und verfolgt.' Das Mädchen holte den Zauberstab, und dann nahm es den toten Kopf und tröpfelte drei Blutstropfen auf die Erde, einen vors Bett, einen in die Küche und einen auf die Treppe. Darauf eilte es mit seinem Liebsten fort.

Als nun am Morgen die alte Hexe aufgestanden war, rief sie ihre Tochter und wollte ihr die Schürze geben, aber sie kam nicht. Da rief sie: „Wo bist du?"

'Ei, hier auf der Treppe, da kehr ich', antwortete der eine Blutstropfen. Die Alte ging hinaus, sah aber niemand auf der Treppe und rief abermals: 'Wo bist du?'

'Ei, hier in der Küche, da wärme' ich mich', rief der zweite Blutstropfen. Sie ging in die Küche, aber sie fand niemand. Da rief sie noch einmal: 'Wo bist du?'

'Ach, hier im Bette, da schlaf ich', rief der dritte Blutstropfen. Sie ging in die Kammer ans Bett. Was sah sie da? Ihr eigenes Kind, das in seinem Blute schwamm und dem sie selbst den Kopf abgehauen hatte.

Die Hexe geriet in Wut, sprang ans Fenster, und da sie weit in die Welt schauen konnte, erblickte sie ihre Stieftochter, die mit ihrem Liebsten Roland forteilte. 'Das soll euch nichts helfen', rief sie, 'wenn ihr auch schon weit weg seid, ihr entflieht mir doch nicht.'

Sie zog ihre Meilenstiefel an, in welchen sie mit jedem Schritt eine Stunde machte, und es dauerte nicht lange, so hatte sie beide eingeholt. Das Mädchen aber, wie es die Alte daher schreiten sah, verwandelte mit dem Zauberstab seinen Liebsten Roland in einen See, sich selbst aber in eine Ente, die mitten auf dem See schwamm. Die Hexe stellte sich ans Ufer, warf Brotbrocken hinein und gab sich alle Mühe, die Ente herbeizulocken; aber die Ente ließ sich nicht locken, und die Alte musste abends unverrichteter Sache wieder umkehren.

Darauf nahm das Mädchen mit seinem Liebsten Roland wieder die natürliche Gestalt an, und sie gingen die ganze Nacht weiter bis zu Tagesanbruch. Da verwandelte sich das Mädchen in eine schöne Blume, die mitten in einer Dornhecke stand, seinen Liebsten Roland aber in einen Geigenspieler. Nicht lange, so kam die Hexe herangeschritten und sprach zu dem Spielmann: 'Lieber Spielmann, darf ich mir wohl die schöne Blume abbrechen?' – 'O ja', antwortete er, „ich will dazu aufspielen." Als sie nun mit Hast in die Hecke kroch und die Blume brechen wollte, denn sie wusste wohl, wer die Blume war, so fing er an aufzuspielen, und, sie mochte wollen oder nicht, sie musste tanzen, denn es war ein Zaubertanz. Je schneller er spielte, desto gewaltigere Sprünge musste sie machen, und die Dornen rissen ihr die Kleider vom Leibe, stachen sie blutig und wund, und da er nicht aufhörte, musste sie so lange tanzen, bis sie tot liegen blieb.

Als sie nun erlöst waren, sprach Roland: 'Nun will ich zu meinem Vater gehen und die Hochzeit bestellen.' – 'So will ich derweil hier bleiben', sagte das Mädchen, 'und auf dich warten, und damit mich niemand erkennt, will ich mich in einen roten Feldstein verwandeln.' Da ging Roland fort, und das Mädchen stand als ein roter Stein auf dem Felde und wartete auf seinen Liebsten.

Als aber Roland heimkam, geriet er in die Fallstricke einer andern, die es dahin brachte, dass er das Mädchen vergaß. Das arme Mädchen stand lange Zeit, als er aber endlich gar nicht wiederkam, so ward es traurig und verwandelte sich in eine Blume und dachte: 'Es wird ja wohl einer daher gehen und mich umtreten.'

Es trug sich aber zu, dass ein Schäfer auf dem Felde seine Schafe hütete und die Blume sah, und weil sie so schön war, so brach er sie ab, nahm sie mit sich und legte sie in seinen Kasten. Von der Zeit ging es wunderlich in des Schäfers Hause zu. Wenn er morgens aufstand, so war schon alle Arbeit getan: die Stube war gekehrt, Tische und Bänke abgeputzt, Feuer auf den Herd gemacht und Wasser getragen; und mittags, wenn er heimkam, war der Tisch gedeckt und ein gutes Essen aufgetragen. Er konnte nicht begreifen, wie das zuging, denn er sah niemals einen Menschen in seinem Haus, und es konnte sich auch niemand in der kleinen Hütte versteckt haben. Die gute Aufwartung gefiel ihm freilich, aber zuletzt ward ihm doch Angst, sodass er zu einer weisen Frau ging und sie um Rat fragte. Die weise Frau sprach: 'Es steckt Zauberei dahinter; gib einmal morgens in aller Frühe acht, ob sich etwas in der Stube regt, und wenn du etwas siehst, es mag sein, was es will, so wirf schnell ein weißes Tuch darüber, dann wird der Zauber gehemmt.' Der Schäfer tat, wie sie gesagt hatte, und am andern Morgen, eben als der Tag anbrach, sah er, wie sich der Kasten auftat und die Blume herauskam.

Schnell sprang er hinzu und warf ein weißes Tuch darüber. Alsbald war die Verwandlung vorbei, und ein schönes Mädchen stand vor ihm, das bekannte ihm, dass es die Blume gewesen wäre und seinen Haushalt bisher besorgt hätte. Es erzählte ihm sein Schicksal, und weil es ihm gefiel, fragte er, ob es ihn heiraten wollte, aber es antwortete 'nein', denn es wollte seinem Liebsten Roland, obgleich er es verlassen hatte, doch treu bleiben: aber es versprach, dass es nicht weggehen, sondern ihm fernerhin haushalten wollte.

Nun kam die Zeit heran, dass Roland Hochzeit halten sollte" …

- Nur bis zu dieser Zeile lesen!

Schluss des Märchens: nicht vorlesen!

„Da ward nach altem Brauch im Lande bekanntgemacht, dass alle Mädchen sich einfinden und zu Ehren des Brautpaars singen sollten. Das treue Mädchen, als es davon hörte, ward so traurig, dass es meinte, das Herz im Leibe würde ihm zerspringen, und wollte nicht hingehen, aber die andern kamen und holten es herbei. Wenn aber die Reihe kam, dass es singen sollte, so trat es zurück, bis es allein noch übrig war, da konnte es nicht anders.

Aber wie es seinen Gesang anfing und er zu Rolands Ohren kam, so sprang er auf und rief: 'Die Stimme kenne ich, das ist die rechte Braut, eine andere begehr ich nicht.' Alles, was er vergessen hatte und ihm aus dem Sinn verschwunden war, das war plötzlich in sein Herz wieder heimgekommen. Da hielt das treue Mädchen Hochzeit mit seinem Liebsten Roland, und war sein Leid zu Ende und fing seine Freude an."

http://www.internet-maerchen.de/maerchen/liebste-roland.htm

15.5 Fallbeispiele und Intervention

15.5.1 Ziele der Bildbetrachtung

- Welche Schlussszene sieht der Klient für sich?
- Ist sie positiv und gibt es dazu Parallelen zu seinem eigenen Leben?

15.5.2 Fallbeispiel 1 und Intervention „Die strahlend rote Blume"

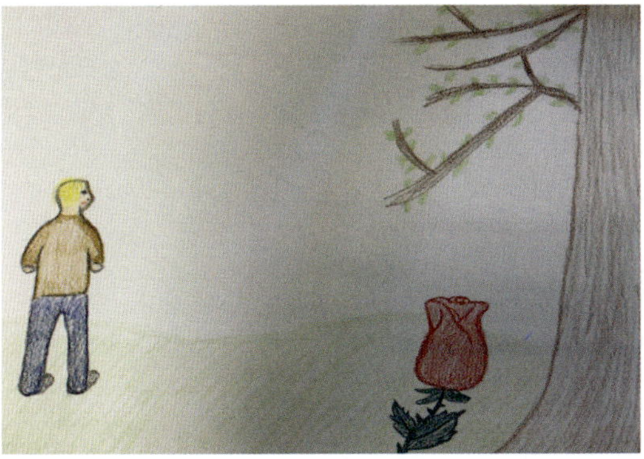

Der Schluss…

…er freute sich darauf und doch war er sich etwas unsicher. Es tauchten die Gedanken auf von der hübschen Blume. Roland bekam ein schlechtes Gewissen, da er die schöne Blume einfach stehen ließ. Nun suchte er sie und wollte sich wegen seines schlechten Verhaltens bei ihr entschuldigen. Er verstand im Nachhinein, dass es nicht schön war, sie einfach stehen zu lassen. Monate vergingen und der dachte immer noch an sie. Plötzlich sah er sie neben einem großen Baum. Sie blühte neben diesem Baum auf und man konnte diese strahlende rote Farbe nicht übersehen. Roland war aufgeregt und wusste nicht, wie er sie ansprechen sollte. In seinem Kopf tauchten die Fragen auf: "Wie wird sie reagieren? Wird sie mir antworten?" Roland war mutig, ging zu ihr hin und entschuldigte sich. Die hübsche Blume war voller Emotionen, ihre Dornen wuchsen schnell und wurden spitzig. Plötzlich kam ein Wind von oben und sie konnte sich beruhigen. Der Duft von der hübschen Blume gab ihr viel Kraft und sie konnte sich beruhigen. Sie nahm die Entschuldigung von Roland an und wünschte ihm alles Gute für seine Zukunft. Roland war froh und konnte somit den Frieden schließen und glücklich heiraten.

15

Intervention

Wie hast du den Prozess, das Schreiben und das Malen wahrgenommen?
„Es war sehr interessant. Ich habe sofort mit dem Schreiben angefangen, da ich mich in diesem Märchen wiedererkannt und verbunden habe. Ich wusste ungefähr, wie es wird, und habe mich bewusst gegen Roland entschieden."
Was ist abgelaufen bei dir und welche Gefühle hattest du während des Vorlesens und des Malens?
„Am Anfang verspürte ich Trauer und Wut, da es für mich doch eine sehr lange und schmerzhafte Zeit war. Und trotzdem kommt es doch zu einem schönen Happy End und ich fühle mich frei und voller Energie."
Gab es Assoziationen und Erinnerungen? Wenn ja, welche?
„Ja, dieses stehengelassen zu werden. Als ob man für diese Person nicht wichtig sei. Man wartet und hofft, dass es besser wird, und es ändert sich nichts. Und dann kommen negative Gefühle hoch."
Was nimmst du mit?
„Ich nehme mit, dass das Ende doch so schön ist und man daraus lernt und stärker wird. Alles hat seinen Grund für die negativen Erfahrungen und doch bekommt man zum Schluss das Beste."
Wie möchtest du weiterarbeiten?
„Ich möchte die Geschichte im Positiven abschließen und es aufschreiben. Meine Fantasie weiterlaufen lassen, wie es friedlich laufen wird."

15.5.3 Fallbeispiel 2 und Intervention „Das Happy End"

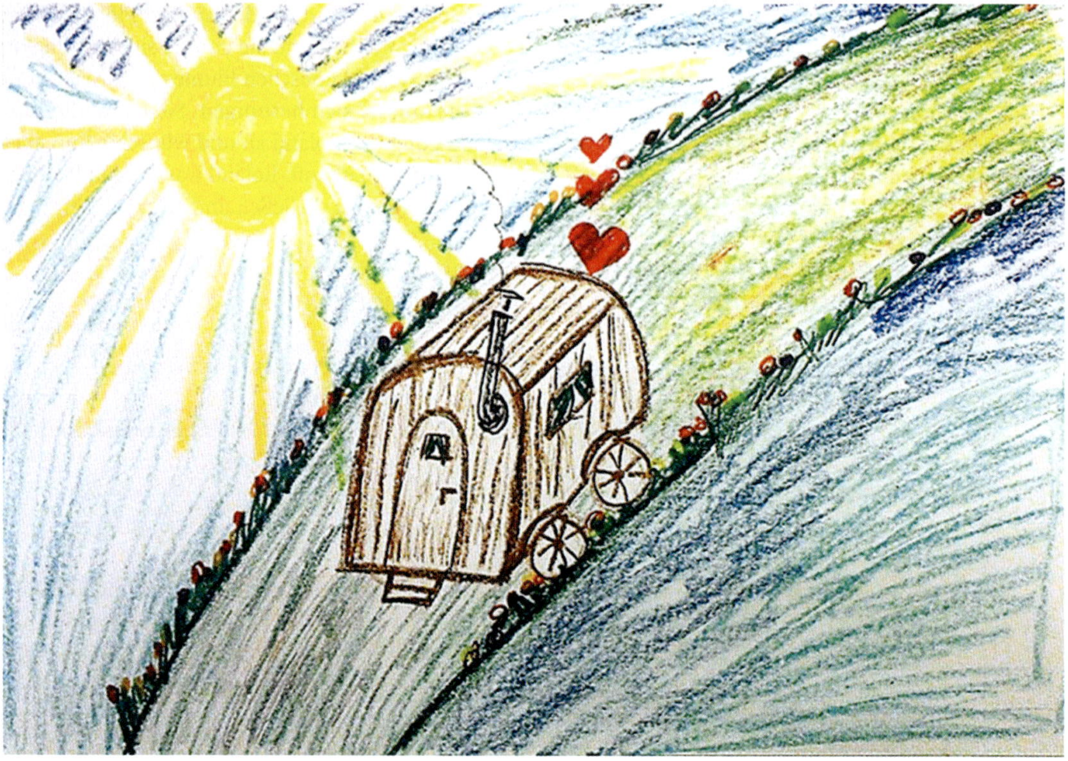

Der Schluss …

… als die Hochzeitsgäste zu Singen begannen und der liebste Roland der Braut den Ring ansteckte und sie sich das Jawort geben wollten, verdunkelte sich der Himmel und ein Gewitter zog auf. Rasch zuckten die ersten Blitze vom Himmel. Ein greller Blitz traf die Braut und diese verwandelte sich in eine wunderschöne Blume. Der liebste Roland erschrak und schrie: „Was ist geschehen"? Er sah die Blume an und währenddessen traf auch ihn ein greller Blitz. Dieser löste den liebsten Roland aus dem Zauber, mit dem die böse Hexe den Roland in seiner Gestalt als Geigenspieler kurz vor ihrem Tode belegt hatte. Der Blitz sprengte den Zauber und der liebste Roland konnte sich wieder an die schöne Stieftochter erinnern und er kam schier um vor Sehnsucht. Er machte sich auf den Weg, seine Schöne im ganzen Land zu suchen. Als er schon sehr lange unterwegs war und erschöpft an einer Wiese und einer Schäferhütte vorbeikam, wollte er sich dort mit einem Glas Milch und einem schönen Stück Käse stärken.

Bestimmt würde der Schäfer ihn verköstigen. Er stand vor der Hütte und klopfte an die Tür. Die Tür öffnete sich und die schöne Stieftochter stand vor dem liebsten Roland. Der Roland war überglücklich, seine Schönheit, seine Liebste zu erblicken. Sie fielen sich in die Arme und waren überglücklich. Als der Schäfer ebenfalls vom Glück der beiden ergriffen war, sagte er:

„Ihr seid so ein glückliches Paar, ich stehe eurem Glück nicht im Wege, ich schenke euch zwei meiner Schafe und ich werde euch in meinem Schäferwagen nach Hause fahren."

Zu Hause angekommen feierte die schöne Stieftochter und ihr Liebster Roland eine rauschende Hochzeit und im Garten der beiden stand die schönste Blume im ganzen Land.

Intervention

Wie ging es dir mit dem Märchen?
„Ich habe ein Problem mit dem Märchen gehabt, es war zu brutal, zu unruhig für mich, ich konnte die Augen nicht schließen. Ich weiß, woher das kommt und deshalb musste ich das in eine gute Geschichte umwandeln, in ein Happy End.“
Wie hast du den Prozess wahrgenommen?
„Es war schwierig, das Märchen war nicht sehr schön. Ich mag es überhaupt nicht, wenn eine Geschichte ein offenes Ende hat.“
Also wenn etwas ungeklärt ist. Also auch im Allgemeinen.
„Ja. Am Anfang war es für mich schwierig beim Schreiben, aber dann kam ich in den Fluss. Ich war ganz froh, dass ich noch ein Ende hinbekommen habe. Das Schreiben war erst schwierig, das Malen war dann einfacher. Das Bild war gleich klar da mit dem Schäferwagen.“
Was ist bei dir abgelaufen… du magst kein offenes Ende und auch nicht das Gruselige, das war nicht schön. Wenn es nicht schön war, was war es dann?
„Es war beängstigend. Die Hexe, die den Kopf abhackt, da spielt meine eigene berufliche Geschichte mit. Gewisse Traumata sind da hochgekommen. Ich habe es dann ganz gut ausgehalten. Gleich am Anfang war eine gewisse Ablehnung, so eine Geschichte mag ich überhaupt nicht.“
Dann möchte ich jetzt in das Bild einsteigen. Wie sieht das Bild aus? Was ist ersichtlich?
„Ich habe erst den Schäferwagen gemalt. Ich konnte mich dann nicht entscheiden, wer oder was den Wagen zieht, das habe ich dann erst im Ungewissen gelassen.“
Sieht es so aus, als ob er fährt?
„Ja, für mich schon, er ist auf dem Weg. Dann eben ist der Weg mit Blumen gesäumt. Es soll das Glück symbolisieren, dann die Sonne, ein schöner Sommertag, da wo alles gut ist.“
Der Weg verändert sich farblich.
„Das ist die Vorfreude auf das was kommt, die Hochzeit…“
Welche Richtung hat der Weg?
„Von links unten nach rechts.“
Das ist in die Zukunft gerichtet. Das ist in der Kunsttherapie so, das geht in die Zukunft.
„Der Himmel hat Blauschattierungen. Von der Farbqualität ist es relativ kräftig und lebendig. Durch die Linienführung und Striche wirkt es sehr lebendig.“
Das ist ungerichtet (so die Bezeichnung in der formalen Bildanalyse). Es breitet sich aus. Da haben wir ein unterschiedliches Farbenspiel von den Blautönen, dann geht es in eine andere Schattierung rein.
„Die beiden blauen Seiten spiegeln sich, ich wollte es harmonisch haben.“
Was steckt hinter harmonisch?
„Naja, eigentlich ist der Schäferwagen das Symbol der Harmonie. Der Weg ist eingebettet, es hat etwas Geborgenes.“
Die Geborgenheit steckt hinter der Harmonie. Die Symmetrie hat auch etwas Ähnliches, es kommt wieder etwas Gleiches. Was gibt es noch zu sehen? Die Sonne noch …
„Sie strahlt bis rechts rüber.“
Was sieht man noch?
„Die Herzen! Die Herzen! Drei Herzen … Warum sind das drei Herzen? Eins für Roland, eins für das Mädchen … und dann …. Ja … ich habe mich schwergetan, Herzen zu malen. Kann man das als Mann denn?“
Was war dahinter, dass es für dich schwierig war? War es das, ein Gefühl zu zeigen?
„Ja, das war es, das ist eher untypisch für mich.“
Wie war es denn, ein Gefühl zu zeigen?
„Es macht mich verletzlich, wenn man sich öffnet und sich zeigt. Dann ist man angreifbar, berührbar.“
Was passiert dann?
„Schwierig, ist ein Unbehagen.“
Wie und wo zeigt sich das dann?
„Ein ‚Unruhigsein‘ in der Brust. Sich sichtbar machen, sich so zeigen, wie man ist. Das ist auch ein Thema. Es kommt aus meiner Kindheit, nehme ich mal an.“
Wäre das trotzdem in einer bestimmten Art annehmbar, das zeigen zu können?
„Ja schon, ich bin da schon auf einem guten Weg, aber das braucht seine Zeit.“
Das ist für mich das Wesentliche auf dem Bild. Die drei Herzen. Da ist etwas sichtbar. Ok, ich zeige mich mal verletzlich. Was könnte denn passieren, sich verletzlich zu zeigen?
„Naja, man könnte verletzt oder abgelehnt werden.“
Was könnte denn noch dazwischen sein?
„Mmmh, schwierig zwischendrin. … das kann auch anders sein, vielleicht öffnet sich der gegenüber auch.“
Das Angenommen-Werden, dass man sich zeigen darf, das braucht Mut und Stärke, aber das darf ich auch, es könnte sein, dass sich der Andere auch freut. Ist das vorstellbar?
„Ja.“

Ich kann mich trotzdem zeigen, so wie ich bin. Für mich. Und das kann auch mehr werden, darauf kann man aufbauen, das wäre eine Möglichkeit. Jetzt noch mal zurück aufs Bild. Zurück zu deinen Erinnerungen, von früher, die prägend waren. Möchtest du dazu etwas sagen?

„Nein, da möchte ich nichts drüber sagen. Das lasse ich so stehen. Da kommt etwas aus der beruflichen Geschichte raus. Viele tote Menschen, das hat die Geschichte hervorgerufen."

Gab es noch eine andere Assoziation?

„So recht konnte ich mich durch die Ablehnung nicht konzentrieren."

Aber du hast einen tollen Bogen gemacht dafür! Das hat sich gut gefügt.

„Da bin ich auch ganz froh drüber."

Du siehst, was du alles in dir trägst. Du kannst es verändern! Was nimmst du jetzt aus diesem Prozess mit?

„Dass man Geschichten umschreibt, man hat dies selbst in der Hand. Hin und wieder Gefühle zeigen zu dürfen. Das von mir selber zuzulassen. Gefühle schiebe ich gerne weg und baue eine Mauer auf. Das Positive kommt dann nicht zurück, es dauert dann, die Mauer abzubauen, damit etwas Positives zurückkommen kann."

Würdest du bildnerisch etwas anders machen?

„Nein, die Geschichte ist auserzählt und ist so, wie sie ist. Fürs Erste, das muss sich erst setzen."

Wäre noch etwas möglich mit den drei Herzen?

„Ich möchte das erst mal sitzen lassen, nicht so viel auf einmal. Das Nichtzeigen der Gefühle kommt von meinem Vater her. Von früher."

Man darf sich weiterentwickeln. Man darf sich ändern.

15.5.4 Betrachtungsweise des Märchens „Der liebste Roland"

Dieses Märchen handelt wie viele Märchen von „Gut" und „Böse". Das „gute" Mädchen soll wegen seiner Liebe von der Hexe getötet und die „böse" Tochter mit einer Schürze belohnt werden. Es kann sich jedoch mit Rolands Hilfe und dessen Liebe vor den bösen Taten der Hexe retten und sie somit besiegen. Die Liebe zwischen dem Mädchen und Roland tritt immer mehr in den Vordergrund. Roland geht als Liebender in die Führung, geht deshalb weg und möchte die Hochzeit bestellen. Das Mädchen bleibt sich selbst nach der Trennung überlassen. Es verwandelt sich in einen Stein, um sich so vor den Mitmenschen zu verschließen. Es wartet in diesem Zustand lange Zeit auf Roland, jedoch kommt er nicht zurück. Es wird tief traurig und verwandelt sich deshalb in eine Blume, um dann von der bösen Seite des Lebens „umgetreten" zu werden. Ihr wird das Leben gleichgültig und es wird ihr egal, ob sie daran zugrunde geht. Ein Schäfer findet diese Blume und nimmt sie zu sich mit nach Hause.

Durch den Schäfer, der Vitalität ausstrahlt, kehrt wieder Leben in das Mädchen. Es wird vom Schäfer gerettet, versorgt und beruhigt. Es kümmert sich um menschliche Bedürfnisse und wird so von der Verzauberung der Liebe zu Roland befreit. Der Schäfer möchte das Mädchen in Form „der sicheren Versorgung" heiraten. Es möchte sich jedoch nicht an den Schäfer binden und glaubt weiter an die Liebe mit Roland.

Die Angst davor wegen der vorherigen Enttäuschung ist sehr groß. Roland fordert durch seine geplante Hochzeit mit einer anderen Frau das Mädchen heraus, eine Entscheidung zu treffen, sich der Vision erneut zuzuwenden. Das Mädchen steht vor dieser Wahl – Angst und Sehnsucht stehen sich gegenüber, „Ja" und „Nein" sind gleichstark.

Die Liebe ist dem Mädchen sehr wichtig, aber die Angst vor einer erneuten Begegnung ist zu groß. Die Angst muss überwunden werden. Junge neugierige Mädchen, die zum Fest wollen, symbolisieren diese notwendige Verstärkung, den Aufwand an Kraft, um diese Angst zu überwinden und sich auf den Weg zu machen. In der Begegnung mit Roland gibt es keinen Ausweg, sondern nur die ersehnte Erfüllung. Spiegelung und Hochzeit: Roland erkennt sein Mädchen sofort wieder und nimmt sie zur Frau. Für beide war es eine Zeit der Reifung und der Prüfung, ob die Liebe stärker ist als menschliche Begrenztheit. Am Ende wuchsen sie über menschliche Grenzen hinaus und schafften es, sich zu lieben, ohne sich zu verlieren.

15.6 Einsatz der Methode

- Ressourcenarbeit
- Zur Persönlichkeitsentwicklung
- Zur Erinnerungsarbeit im Rahmen von Biografiearbeit
- Zur Lösungsorientierung in der eigenen aktuellen Lebenssituation

CAVE

Nur bei stabilen Klienten anwenden, da aufdeckend!

LITERATUR

Bettelheim B. Kinder brauchen Märchen (9. Aufl.). München: dtv; 1986.
www.internet-maerchen.de/maerchen/liebste-roland.htm.
www.media.sodis.de/open/melt/TXT_Froschkoenig.pdf

KAPITEL

16 Die Skriptanalyse I

16.1 Definition „Transaktionsanalyse"

Die Transaktionsanalyse (TA) ist ein Psychotherapieverfahren, das sich sehr gut mit der Kunsttherapie verbinden lässt. Nach der Theorie der Transaktionsanalyse entwirft jeder von uns in seiner Kindheit seine eigene Kindheitsgeschichte. Diese Geschichte hat einen Anfang, eine Mitte und ein Ende. Die Grundzüge des Lebenslaufs verfassen wir in der allerersten Lebenszeit, noch ehe wir richtig sprechen können. In der späteren Kindheit schmücken wir die Geschichte dann mit weiteren Einzelheiten aus. Wenn wir ungefähr sieben Jahre alt sind, ist die Geschichte zum größten Teil fertig, aber auch als Jugendliche können wir noch weiter daran arbeiten und das eine oder andere revidieren.

Als Erwachsene haben wir im Allgemeinen das Bewusstsein für die Lebensgeschichte verloren, die wir für uns geschrieben haben. Und dennoch werden wir sie sehr wahrscheinlich getreu ausleben. Ohne dass wir uns dessen bewusstwerden, führen wir unser Leben mit großer Wahrscheinlichkeit so, dass wir auf die „Endstation" zustreben, die wir als Kleinkinder einmal beschlossen hatten. Diese nichtbewusste Lebensgeschichte wird in der Transaktionsanalyse als **Lebensskript** bezeichnet.

Das **Lebensskript** ist neben dem **Ich-Zustands-Modell** ein zentraler Begriff in der Transaktionsanalyse. Besonders wichtig ist es für die psychotherapeutischen Anwendungen. Zur Veranschaulichung dient eine Darstellung mit drei übereinanderliegenden Kreisen, die als Ich-Zustands-Modell (Eltern-Ich-Zustand, Erwachsenen-Ich-Zustand, Kind-Ich-Zustand) bekannt geworden sind (➤ Abb. 16.1). Dieses Modell hilft uns, menschliche Verhaltensweisen zu verstehen, d.h. zu begreifen, wie unsere Persönlichkeit sich in unserem Tun und unserem Lassen äußert.

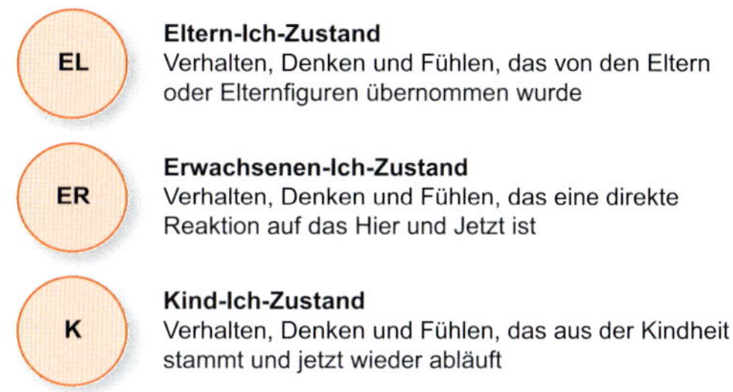

Abb. 16.1 Ich-Zustands-Modell

Eric Berne (Stewart und Joines 2015) definiert den Begriff **„Lebensskript"** so:

„Ein Lebensplan, der in der Kindheit aufgestellt, von den Eltern verstärkt, durch spätere Ereignisse gerechtfertigt worden ist und in einer bewusst ausgewählten Alternative gipfelt."

16.2 Einführung in die Transaktionsanalyse

„Die Transaktionsanalyse ist eine Theorie der menschlichen Persönlichkeit und zugleich eine Richtung der Psychotherapie, die darauf abzielt, sowohl die Entwicklung wie auch die Veränderung der Persönlichkeit zu fördern."

Definition nach International Transactional Analysis Association (ITAA)

Die Transaktionsanalyse geht aus von gewissen Grundanschauungen, in denen tiefe Überzeugungen zum Ausdruck kommen. Es handelt sich dabei um die Einstellung zum Menschen, zum Leben überhaupt und zu den Zielen einer Veränderung. Diese Anschauungen, auf denen die ganze TA beruht, besagen: Die Menschen sind in Ordnung. Jeder hat die Fähigkeit zum Denken. Jeder Mensch entscheidet über sein eigenes Schicksal und kann seine Entscheidungen auch ändern.

Des Weiteren bietet die TA eine Entwicklungstheorie an. Das Konzept des Lebensskripts erklärt, wie die Erlebens- und Verhaltensmuster, die unser heutiges Leben kennzeichnen, in unserer Kindheit entstanden sind. Im Rahmen der Skripttheorie gibt die TA Erklärungen dafür, wie wir Strategien aus der Kindheit im Erwachsenendasein wiedereinsetzen, selbst wenn diese Ergebnisse zeigen, die für uns verheerend oder schmerzlich sind. Damit hält die TA auch eine Theorie der Psychopathologie bereit.

Auf dem Gebiet ihrer praktischen Anwendungen stellt die TA zunächst eine Methode der Psychotherapie dar. Sie kann bei psychischen Erkrankungen eingesetzt werden. Die Methode wird angewandt in der Einzel-, Gruppen-, Paar- und Familientherapie (Stewart und Joines 2015).

16.3 Bildaufgabe „Male dein Leben in vier Bildern!"

Bei dieser Bildaufgabe können Sequenzen aus dem eigenen Lebensplan und typische Elternbotschaften kennengelernt werden, die in der Kindheit vermittelt wurden. Es sind Kindheitsgefühle, die zusammen mit den Skripterinnerungen an die Oberfläche kommen können und mit denen sich der Klient anschließend malerisch auseinandersetzen kann. Die Aufgabe ist es, sein Leben in vier Bildern zu malen (Babyalter, Alter von drei bis sieben Jahren, Teenageralter, Jetztzustand).

Das Skript, das man als Kind verinnerlicht hat, zeigt sich immer wieder im eigenen Verhalten (Lebenseinstellung – Lebensplan – Strategien), das man als Kind beschlossen hat. Unter Einschärfungen versteht man „Tu-nicht-Botschaften", diese wirken oft unterdrückend auf das authentische Erleben. Unter Zuschreibungen versteht man „Du-bist-Botschaften", welche identitätsprägend sind.

CAVE

Die Reaktion beim Vorlesen des Textes und beim Malen kann sehr emotional sein.

Material

Weißes Papier DIN A3, Ölmalkreiden, Gouachefarben, Pinsel, Wasserglas

Anleitung der Methode

- Der Klient erhält zur Einleitung vor dem Malprozess einen Text vorgetragen, der ihn in einen inneren Zustand zu den vier verschiedenen Lebensabschnitten versetzen soll.
- Der Therapeut liest langsam den Text vor:

„Setz dich oder lege dich ganz entspannt hin. Am besten machst du die Augen zu und hörst mir einfach zu.
Lass dein Leben wie einen Film vor dir ablaufen.
Stell dir vor, du bist im Kino oder im Theater. Du wartest, dass das Stück jetzt beginnt. Was da gespielt werden soll, ist deine eigene Lebensgeschichte.
Was ist das für ein Stück, das du gleich sehen wirst? Ist es eine Komödie, Tragödie?
Ist es ein ernstes Schauspiel? Ist es interessant oder langweilig, heroisch oder realistisch – oder was sonst?
Ist der Zuschauerraum voll, halb leer, leer? Werden die Zuschauer gespannt oder gelangweilt mitgehen? Werden sie glücklich oder traurig sein? Werden sie Beifall spenden oder den Raum verlassen – oder was sonst?
Wie heißt der Titel deines Stücks – deiner ureigenen Lebensgeschichte?
So, jetzt wird es allmählich dunkel, und der Vorhang öffnet sich. Deine ureigene Lebensgeschichte fängt jetzt gerade an.

Und nun siehst du die erste Szene. Das ist die allererste Szene deines Lebens. In dieser Szene bist du ganz, ganz klein. Was siehst du um dich herum? Wer ist da? Siehst du Gesichter, Teile von Gesichtern? Wenn du ein Gesicht siehst, so betrachte den Ausdruck auf diesem Gesicht. Was hörst du? Mach dir klar, was du empfindest. Vielleicht empfindest du ein Gefühl in deinem Körper. Vielleicht eine seelische Empfindung. Riechst du etwas, schmeckst du etwas? Gib dir jetzt Zeit, diese allererste Szene in deinem Stück zu erleben.
Pause
Szenenwechsel. In der Szene, die du jetzt siehst, bist du ein Vorschulkind – etwa drei bis sechs Jahre alt. Wo bist du da? Was kannst du um dich herum sehen? Sind andere Menschen dabei? Wer ist da? Sagen die dir was? Sagst du ihnen irgendetwas? Hörst du sonst noch Geräusche? Was fühlst du in dieser Szene? Spürst du irgendwelche Wahrnehmungen oder Reaktionen im Körper? Fühlst du irgendwelche Empfindungen? Vielleicht riechst du etwas oder schmeckst du etwas? Nimm dir Zeit und mach dir alles bewusst, was du hörst, fühlst, schmeckst oder riechst in dieser zweiten Szene deines Stücks – in der Szene, wo du drei bis sechs Jahre alt bist.
Pause
Szenenwechsel. In der Szene, die du jetzt siehst, bist du ein Teenager – etwa 10 bis 16 Jahre alt. Wo bist du da? Was kannst du um dich herum sehen? Sind andere Menschen dabei? Wer ist da? Sagen die dir was? Sagst du ihnen irgendetwas? Hörst du sonst noch Geräusche? Was fühlst du in dieser Szene? Spürst du irgendwelche Wahrnehmungen oder Reaktionen im Körper? Fühlst du irgendwelche seelischen Empfindungen? Vielleicht riechst du etwas oder schmeckst du etwas? Nimm dir Zeit und mach dir alles bewusst, was du hörst, fühlst, schmeckst oder riechst in dieser dritten Szene deines Stücks – in der Szene, wo du 10 bis 16 Jahre alt bist.
Pause
Szenenwechsel. In der Szene, die du jetzt siehst, bist du in der Gegenwart – in deinem jetzigen Alter. Wo bist du da? Was kannst du um dich herum sehen? Sind andere Menschen dabei? Wer ist da? Sagen die dir was? Sagst du ihnen irgendetwas? Hörst du sonst noch Geräusche? Was fühlst du in dieser Szene? Spürst du irgendwelche Wahrnehmungen oder Reaktionen im Körper? Fühlst du irgendwelche seelischen Empfindungen? Vielleicht riechst du etwas oder schmeckst du etwas? Nimm dir Zeit und mach dir alles bewusst, was du hörst, fühlst, schmeckst oder riechst in dieser vierten Szene deines Stücks – in der Szene, in deinem jetzigen Alter.
Nimm dir nun so viel Zeit, wie du brauchst, um allmählich wieder in die Gegenwart zurückzukommen."

Stewart und Joines (2015)

16.4 Fallbeispiele und Interventionen

16.4.1 Fallbeispiel 1 und Intervention „Mein Leben und alles, was dazu gehört"

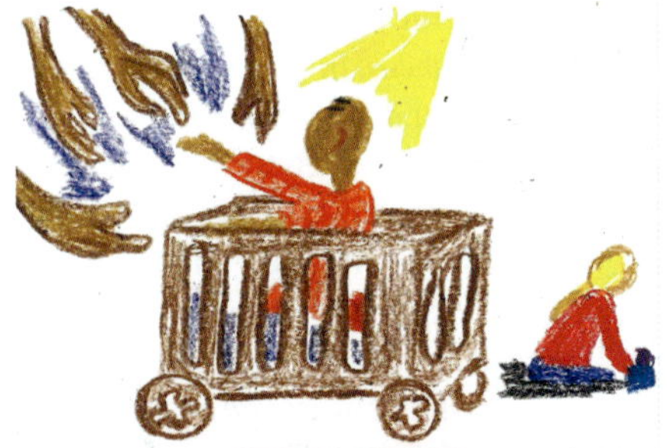

FALLBEISPIEL

Eine Klientin, 25 Jahre alt, steht kurz vor einem großen Umbruch und einer Lebensveränderung. Sie würde gerne eine Ausbildung zur Ergotherapeutin antreten. Allerdings wäre dies mit einem Umzug verbunden. Momentan arbeitet sie seit beinahe zwei Jahren bei der Lebenshilfe für Menschen mit Behinderung. Diese Tätigkeit hat in ihr den Impuls geweckt, in der Sonderpädagogik bzw. in der Gestaltungstherapie Fuß zu fassen. In der Ausbildung könnte sie ihre Liebe zur praktischen und künstlerischen Arbeit in Verbindung mit einer therapeutischen Arbeit setzen. Sie möchte sich bewusstmachen, was sie derzeit beschäftigt und wo es in naher Zukunft hingehen soll. Durch die Lebensskriptanalyse erhofft sie sich mehr Klarheit und auch eine gewisse Zuversicht und Vertrauen auf das, was kommt.

16

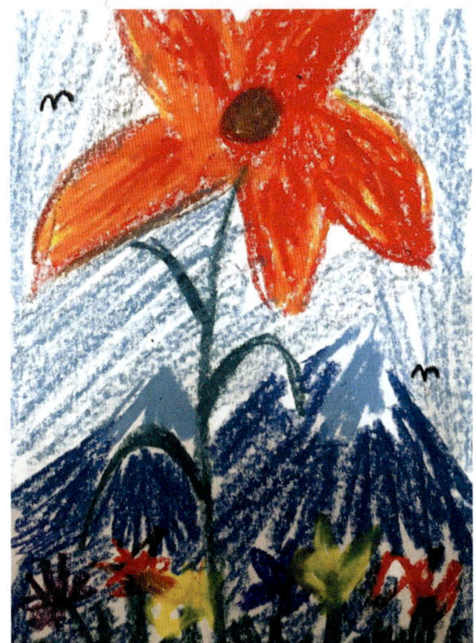

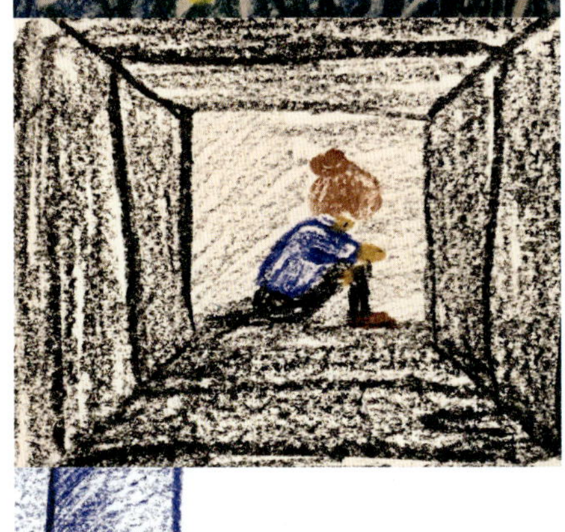

Beschreibe deine Bilder einschließlich der Gefühle in der Fantasiereise!

„Während des Lesens tauchten in meinem Kopf schnell passende Bilder auf. Es war ein Wechselbad der Gefühle. Meine gesamte Lebensgeschichte spielte sich innerhalb weniger Minuten in meinem Kopf ab. Dementsprechend schnell hatte ich Gefühle und Assoziationen festhalten können. Nur bei meinem Jetzt-Zustand tat ich mich schwer, ein eindeutiges Bild zu erfassen. Erst nachdem ich mich fragte, was mich derzeit beschäftigt und umtreibt, konnte ich auch für die vierte Sequenz ein Bild vor meinem inneren Auge wahrnehmen. Schwer tat ich mich auch mit der Wahrnehmung von Geschmäckern sowie Gerüchen in den jeweiligen Lebensphasen. Einzig in der zweiten Sequenz konnte ich einen Frühlingsgeruch und Vogelgezwitscher realisieren. Während dem Malen verspürte ich zum Teil Ängste, Selbstzweifel, Schuldgefühle, wie auch das Gefühl von Freiheit und Autonomie.

Das Bild eins stellt mich in einem Kinderbett dar. Neben mir im Schatten ist meine ältere Schwester zu erkennen. Über mir erkennt man die Hände meiner Eltern. Mein Mund ist offen, ich schreie und raube meinen Eltern Energie und Liebe. Ich stehe im Mittelpunkt und sorge mit meinem Geschrei dafür, dass die Aufmerksamkeit von meiner Schwester auf

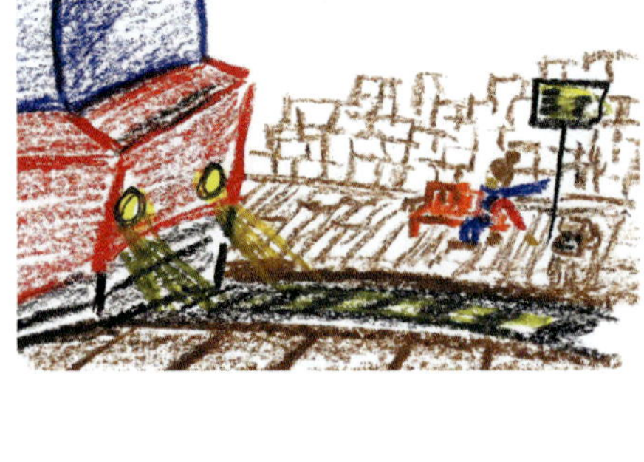

mich gelenkt wird. Ein helles Licht ist auf mich gerichtet, auf mich und meine Bedürfnisse. Ich dränge damit meine Schwester in den Hintergrund und verlange meinen Eltern viel ab. Das Bild löst in mir Schuldgefühle aus.

Beim Bild zwei erkennt man eine Blumenwiese. Im Hintergrund sind Berge zu sehen. Ich habe mich in Form einer Blume in den Mittelgrund gedrängt dargestellt, umgeben von weiteren bunten, kleineren Blumen. Meine Blätter sind gelb-rot dargestellt. Ich symbolisiere Frühling, Kraft und Energie. Das pure gesunde Leben, wenn man will. Ich empfand dieses Bild als sehr passend, da ich in jener Phase nur so vor Energie sprühte. Ich war ein wildes, fröhliches Kind, das gerne draußen war und mit offenen Augen die Welt in sich einsaugte. Ich hatte eine umsorgte Kindergarten- und Grundschulzeit, frei von Sorgen und Lasten. Das Bild löst in mir ein Gefühl von Wild- und Freiheit aus.

Auf Bild drei bin ich mit angezogenen Beinen und weggedrehtem Kopf dargestellt. Meine Haltung ist in sich gekehrt, verängstigt und traurig. Ich bin umgeben von mehreren schwarzen Grenzen. Es stellt das Gefühl dar, das mich in meiner gesamten Teenager-Zeit begleitet hat. Die Farben sind vorwiegend schwarz und dunkel. Der einzige Hoffnungsschimmer geht von meinem blauen Pulli aus. In jener Zeit erschien mir das Leben schwer und sinnlos. Mein Selbstbild war verfälscht und ich sprach mir selbst keinen Raum zu. Gescheiterte Therapien, die Abschottung von Freunden und die Selbstzerstörung stehen hier im Fokus. Das Bild löst in mir das Gefühl von Angst, Schuld, Hoffnungslosigkeit und Kälte aus.

Bei Bild vier erkennt man mich auf einer roten Bank. Ich habe meinen Rucksack neben mir stehen und ich warte auf einen bereits einfahrenden Zug. Meine Hand reicht nach dem Rucksack, mein Blick ist auf den Zug gerichtet. Ich befinde mich in einer Wartesituation, bereit einzusteigen. Ich bin mir jedoch noch nicht sicher, ob ich diesen Schritt gehe oder noch etwas warten soll. Das Bild löst in mir ein Gefühl von Mut, Aufbruchstimmung, aber auch eine gewisse Art von Unentschlossenheit aus.“

Gibt es ein durchgehendes Thema in deinen Bildern? Wenn ja, welches?

„Die Thematik des Mittelpunkts zieht sich wie ein roter Faden durch alle vier Bilder. In den ersten beiden Sequenzen stehe ich eindeutig im Mittelpunkt. Ich schreibe mir viel, wenn nicht gar zu viel Raum zu. In der dritten Sequenz versuche ich, so wenig Platz wie nur möglich einzunehmen. Auch im vierten Bild sitze ich noch recht weit am Rande der Bank. Es beschreibt meinen Umgang mit mir selbst. Anfangs fühle ich mich schuldig, da ich das Gefühl hatte, in meiner frühen Kindheit zu viel Aufmerksamkeit auf mich gerichtet zu haben. Anschließend versuchte ich, so wenig Aufmerksamkeit wie nur möglich auf mich zu ziehen, und im Jetzt-Zustand bin ich dabei herauszufinden, wie viel Raum ich mir zusprechen möchte und wie ich mit der Thematik des Mittelpunkts in der Zukunft umgehen möchte.“

Welchen Titel würdest du deiner Geschichte geben?

„Mein Leben und alles, was dazu gehört.“

Welche Elternbotschaften wie zum Beispiel Zuschreibungen und Einschärfungen hast du im ersten Bild gehört?

„Im Bild eins waren es die Elternbotschaften 'Du hast uns viel Nerven gekostet'.“

Welche Elternbotschaften wie zum Beispiel Zuschreibungen und Einschärfungen hast du im zweiten Bild gehört?

„Geh raus und wachse!“

Welche Elternbotschaften wie zum Beispiel Zuschreibungen und Einschärfungen hast du im dritten Bild gehört?

„Wir müssen alle stark sein. Lass dir doch endlich helfen!“

Gibt es eine zentrale Elternbotschaft für dich?

„Kopf hoch! Du schaffst es!

Was sind im Bild vier deine Ressourcen?

„Meine Ressourcen sind die Aufbruchstimmung, Spontaneität, innere Stärke, Autonomie, Offenheit und Leichtigkeit.“

16

16.4.2 Fallbeispiel 2 und Intervention „Das Leben ist wie eine Schachtel Pralinen"

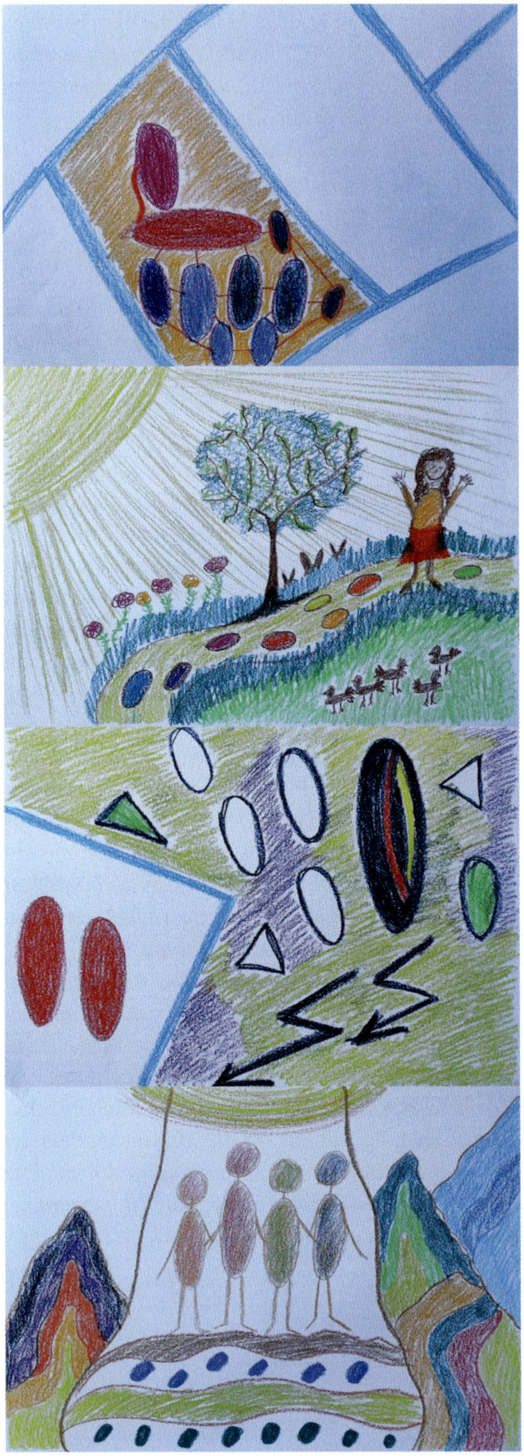

FALLBEISPIEL

Eine Klientin, 49 Jahre alt, ist mit sieben Jahren aus dem Ausland nach Deutschland umgesiedelt. Die Kindheit bis zu sieben Jahren war wohlbehütet. Die Großeltern und Eltern haben damals zusammen in einem Haus gewohnt. In Deutschland ist sie während ihrer Grundschulzeit fünfmal umgezogen. Ab der dritten Klasse hat sie dann zusammen mit ihren Eltern zuerst in einer Wohnung, dann später in einem Haus gelebt. Die Eltern haben viel Alkohol konsumiert, die Mutter wurde alkoholabhängig. Aufgrund der belastenden Situation gab es immer wieder Konflikte und Probleme in ihrer Pubertät. Die Co-Abhängigkeit war stark, sodass eine Abgrenzung und Abnabelung von den Eltern kaum möglich war. Die Klientin gründete mit 25 Jahren eine eigene Familie.
Die Präsenz und die Konflikte der Eltern spielten weiterhin eine große Rolle. Als die Klientin 36 Jahre alt war, verstarb ihre Mutter mit 54 Jahren an Krebs und an den Folgen ihrer Alkoholabhängigkeit. Mit 43 Jahren erkrankte die Klientin an einer Depression mit Panikattacken, die annähernd fünf Jahre dauerte. Die Lebensskriptanalyse soll ihr ermöglichen, ihre eigene Persönlichkeit zu sehen, die Co-Abhängigkeit von ihren Eltern zu betrachten, eigene Fähigkeiten und Ressourcen zu entdecken und dass ihr klar wird, welchen Weg der Autonomie sie weitergehen kann. Für ihre Gesundheit und die ihrer eigenen Familie.

Beschreibe deine Bilder einschließlich der Gefühle in der Fantasiereise!

„In der Fantasiereise hatte ich schnell Bilder und Gefühle. Während des Malens der ersten Sequenz hatte ich Angst und eine Traurigkeit überkam mich. Es sind fast Tränen geflossen. Ich habe intuitiv gemalt, ohne viel nachzudenken. Ich wollte den Gefühlen Raum geben. Es hat mich doch überrascht, wie intensiv die Gefühle im ersten Bild waren, obwohl ich aus dieser Zeit nichts bewusst weiß. Die Neonlichter, die ich gesehen habe, die Kälte, dich mich umgab, und das Alleinsein nach der Geburt habe ich gemalt. Das Gefühl danach, die Geborgenheit und die Freude meiner Familie und die Verbindung zu meiner Mutter waren tröstend.
Auf das zweite Bild habe ich mich gefreut. Während ich die Bilder meiner frühen Kindheit vor mir hatte, hatte ich starkes Herzklopfen. Die Erinnerungen an die Zeit fühlten sich sehr schön an. Es war eine Zeit, die für mich sehr behütet, leicht, heimelig und bunt war. Ich

habe viel Liebe und Zuneigung bekommen und war ein glückliches Kind. Ich war viel in der Natur und habe meine Umgebung den ganzen Tag lang erkundet. Dabei spielten meine Großeltern väterlicherseits eine große Rolle, die mit im Haus wohnten. Mein Opa hat mich oft zum Heuschneiden mitgenommen und ich bin mit vielen Tieren aufgewachsen.
Im dritten Bild ging es mir erstaunlich gut, weil ich diese Sequenz als einen sehr wichtigen Teil meines Lebens sehe, obwohl diese Zeit sehr schwer war. Damals waren die Themen Rebellion, Abgrenzung, Identität, Wut, Trauer, Depression, Alkohol, Party…
Das vierte Bild zeigt mich und meine jetzige Familie. Es fühlt sich an wie nach Hause kommen oder eher wie der Weg zu dem, was ich gerne noch erreichen möchte. Wir haben gemeinsam schon Einiges an Hürden geschafft und haben dennoch diese Familienbande, die uns verbindet und stärkt. Dieses Bild ist noch nicht fertig…. es darf sich im Laufe der nächsten Jahre noch füllen.

Gibt es ein durchgängiges Thema in deinen vier Bildern – wenn ja, welches?
„Ein durchgängiges Thema findet sich in den vielen Menschen, die mich im Leben begleitet haben und von denen ich wertgeschätzt, beschützt, gefördert und gefordert wurde. Die Kreise in den Bildern symbolisieren diese Menschen."

Welchen Titel würdest du deiner Geschichte geben?
„Das Leben ist wie eine Schachtel Pralinen…In der Nachbesprechung fiel mir allerdings ein besserer Titel ein: Die Entdeckung meines Ichs im Laufe des Lebens."

Welche Elternbotschaften wie Einschärfungen und Zuschreibungen gibt es für das erste Bild?
„Wir sind für dich da!"

Welche Elternbotschaften wie Einschärfungen und Zuschreibungen gibt es für das zweite Bild?
„Gehe deinen Weg!"

Welche Elternbotschaften wie Einschärfungen und Zuschreibungen gibt es für das dritte Bild?
„Probiere dich aus!"

Welche zentrale Elternbotschaft hast du gehört?
„Familie ist alles."

Welche Ressourcen gibt es auf Bild vier?
„Schwierigkeiten überwinden, Kommunikationsfähigkeit, mein Mann und meine Söhne als Spiegel und Korrektiv, gutes Fundament, auf dem ich stehe. Erfahrungen und Fähigkeiten meiner Ahnen, die mir mitgegeben wurden. Zusammenhalt, Stabilität, Mut, Stärke, Intelligenz, Kraft, Willen, Optimismus, Energie und Empathie."

16.5 Einsatz der Methode

- Bei Beziehungsproblemen
- Bei Schwierigkeiten im Beruf
- Bei psychischen/psychosomatischen Erkrankungen
- Bei Wiederholungen von „alten" Verhaltensmustern
- Zur Persönlichkeitsentwicklung und Förderung der Autonomie

! WICHTIG

Diese Methode kann sehr aufdeckend sein, daher ist psychische Stabilität Grundvoraussetzung!

LITERATUR

International Transactional Analysis Association (ITAA). https://itaaworld.com/

Stewart I, Joines V. Die Transaktionsanalyse (12. Aufl.). Freiburg i. Br.: Herder; 2015.

KAPITEL

17 Die Skriptanalyse II

17.1 Einstieg in die Skriptanalyse

Es gibt mehrere Möglichkeiten, in die Skriptanalyse einzusteigen, um sich mit dieser Arbeit vertraut zu machen. Zum Einstieg in die Arbeit mit Kunsttherapie selbst sollte die Skriptarbeit nicht gewählt werden, da sie sehr aufdeckend ist. Es sollten leichtere kunsttherapeutische Arbeiten zu Beginn vorangestellt werden, um sich „aufzuwärmen", um sich mit seiner eigenen Lebensgeschichte gut auseinandersetzen zu können.

Einstiegsmöglichkeiten vor Beginn der Skriptanalyse

- Collagenarbeit („Male ein Symbol vor einem passenden Hintergrund!")
- Selbstbild in Kohle zeichnen
- Rezeptive Kunsttherapie
- Stimmungsbild in Farbe malen
- Namen malen

Die Bildaufgabe „Gestalte deinen Namen" wird im Folgenden vorgestellt.

17.2 Bildaufgabe „Gestalte deinen Namen"

Der Klient gestaltet seinen Vor- und/oder Zunamen auf einem passenden Hintergrund. Dabei geht es um die Wahrnehmung seiner eigenen Identität, wie er sich mit seinem Namen verwurzelt fühlt und in welchem Rahmen er ihn akzeptieren kann.

Material

Weißes Papier DIN A3, Ölmalkreiden, Wasser, Pinsel, Gouachefarben

Anleitung der Methode

- Der Klient gestaltet mit Ölmalkreiden seinen Vor- und Zunamen auf einem weißen Papier mit einem passenden Hintergrund. Die Buchstaben sollen dabei deutlich erkennbar sein.

17.3 Fallbeispiele und Interventionen

17.3.1 Fallbeispiel und Intervention „Präsenz und Klarheit"

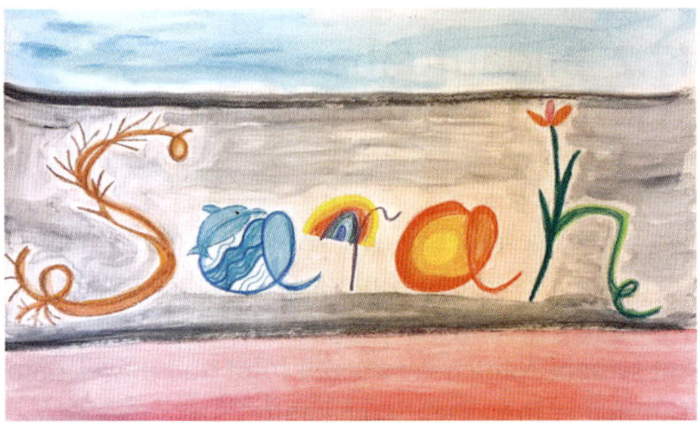

Wie geht es dir mit deinem Bild?
„Ich habe zu Beginn mit Ölkreiden gearbeitet, dann ein bisschen mit Gouachefarben, damit ein Gefühl ins Fließen kommen kann. Es ist von Ängsten begleitet. Grau ist die momentane Farbe, aufgrund der aktuellen Situation (Trauer wegen Verlust). Das Grau darf sein, darauf ist der Name gebettet. Oben ist das Blau, in der Mitte das Grau, unten das Rosa. Ich habe mich weiblich stimmig, gut gefühlt."
Was ist für dich das Blau oben?
„Den Himmel, er ist luftig. Die Hoffnung hat etwas Leichtes."
Schauen wir uns deinen Namen genauer an.
„Das 'S' ist braun. Die Erde und das Wasser, Feuer, Licht, Wurzeln, Sicherheit. Was mir wichtig ist: Die Farbe braun, ist wie Holz. Das 'A' ist das Wassersymbol. Das steht für Gefühle, Wellen, einen Delfin, das Spielerische, die Emotionen. Das 'R' ist ein Regenbogen als Symbol für die Vielschichtigkeit und die vielen Facetten von mir selbst. Das 'A' ist die Sonne, die Wärme und die Gefühle, mit Leidenschaft dabei und ganz da. Das 'H' ist eine Blume im Wachstum, eine Blüte, das Unstete in mir. Die persönliche Entwicklung, nach oben wachsen."
Was sind die grauen Grenzen?
„Diese grauen Grenzen sind momentan wichtig. Ich stecke in dem Grau und habe lange daran gemalt."
Du fühlst dich nicht so wohl, da es grau ist? Ist mutig, es anzuschauen.
„Trauer ist immer anders, aber es fühlt sich nie gut an."
Die Nuancen sind stärker und heller grau?
„Das Grau ist jetzt wichtig und es hat seinen Platz."
Wie empfindest du es, wenn du deinen Namen anschaust?
„Ich bin noch da! Gut und deutlich erkennbar. Ich bin da, sehr präsent und klar."
Bist du einverstanden, wie dein Name jetzt so dasteht?
„Ja, ich bin einverstanden mit dem Namen!"

Ziel der vorbereitenden Bildaufgabe

- Ich-Stärkung
- Selbstakzeptanz
- Finden der Identität

17.4 Skript-Matrix mit Bannbotschaften und Erlaubnissen

17.4.1 Definition „Bannbotschaften und Erlaubnisse in der Transaktionsanalyse"

Jeder Mensch bekommt von seinen Eltern in frühester Kindheit eine Vielzahl von Botschaften mit auf den Weg, die Kindern dabei helfen, sich zu Persönlichkeiten zu entwickeln.

Es ist in Ordnung, dass du schreist, strampelst, dich freust und böse bist, lachst und weinst usw. Dort, wo dem Kind bedeutet wird, dass all sein Verhalten grundsätzlich o. k. ist, kann es seine Fähigkeiten entfalten.

Aber es ist als Elternteil unmöglich, in allen Situationen auf das gesamte Verhalten des Kindes hin nur positive Botschaften zu senden. Und außerdem ist es mit jeder Botschaft noch so eine Sache: Der, der sie sendet, kann sich nie ganz sicher sein, wie sie ankommt. Und so erreichen auch gut gemeinte, aber als „böse" aufgefasste Botschaften das Kind.

Man kann davon ausgehen, dass jedes Kind Empfänger ist bzw. war von

- wachstumsfördernden und guten Botschaften, aber auch
- bedrohlichen und verhängnisvollen Botschaften, sogenannten „Bannbotschaften". (www.dasabenteuerleben.de)

Ein Mensch geht daran nicht gleich zugrunde, jedoch haben diese Bannbotschaften Auswirkungen auf sein Leben, sie werden Bestandteil seines Lebensplans. Bob und Mary Goulding (amerikanische Psychotherapeuten) haben bei ihrer therapeutischen Arbeit festgestellt, dass zwölf Themen immer wieder als Ursprung der negativen frühkindlichen Beschlüsse zu finden waren. Sie haben daraufhin diese zwölf Bannbotschaften zusammengestellt, die in der Bildaufgabe **„Gestalte drei Bilder von Bannbotschaften und Erlaubnissen, um einen Prozess deutlich zu machen"** verwendet werden.

Jede Bannbotschaft entspricht auch einer **Erlaubnis.** In der Skriptanalyse ist es üblich, die Bannbotschaften als Verbote zu fassen, hingegen treten Erlaubnisse in sprachlich positiver Form auf **(du darfst ...).** Dabei ist zu beachten, dass das Verbot und die Erlaubnis nicht einfach gegensätzliche Weisungen darstellen. Das Verbot ist verbindlich und nimmt dem Menschen in seiner Schärfe jegliche Lust, einem natürlichen Impuls zu folgen. Heißt es hingegen **„du darfst"** oder **„du kannst ruhig ...", muss** es nicht getan werden, sondern der Empfänger der Botschaft wird eingeladen zu entscheiden, ob er etwas tun will oder nicht (Stewart und Joines 2015).

17.5 Bildaufgabe „Gestalte drei Bilder von Bannbotschaften und Erlaubnissen, um einen Prozess deutlich zu machen"

Um den Klienten mit seinen eigenen Verboten und Erlaubnissen zu konfrontieren, werden ihm vor der Gestaltung zwölf Bannbotschaften und zwölf Erlaubnisse vorgelesen. Anschließend werden diese mit zwei Matrizen in drei Prozessbilder umgesetzt, mit denen dann weitergearbeitet wird.

Material

Bleistift, Ölmalkreiden, Gouachefarben, Lineal, vier Blätter weißes Papier DIN A3, Schere

Anleitung der Methode

- Jeder Klient erhält ein Blatt Papier, auf das er mit dem Bleistift als Grafik zwei Sterne nebeneinander mit jeweils zwölf Enden zeichnet.
- Die Sterne sollen jeweils die Bannbotschaften und die Erlaubnisse darstellen, die mit den entsprechenden Überschriften bezeichnet werden. Anschließend werden die zwölf Bannbotschaften und die zwölf Erlaubnisse vorgelesen. Je nach Intensität wird nach dem Vorlesen jeder Bannbotschaft und jeder Erlaubnis auf einem der Striche des Sterns auf einer Skala von 1–10 ein Punkt gemacht. 1 bedeutet wenig Übereinstimmung, 10 die höchste Übereinstimmung. Beginn ist am oberen Strich in der Mitte.
- Nach dem Vorlesen der Bannbotschaften und der Erlaubnisse werden die Punkte auf jedem Stern verbunden. Es entstehen zwei Formen, die sogenannten Matrizen. Diese Matrizen werden dann ausgeschnitten und auf ein Blatt Papier übertragen. Beide Formen dürfen sich annähern oder auch überlappen. Es kann alles mit ihnen passieren. Die Bildaufgabe ist, drei Bilder zu gestalten, um einen Prozess deutlich zu machen. Wichtig ist, dass in einem kreativen und gestalterischen Prozess mit Spielen und Experimentieren eingestiegen wird. Es wird intuitiv gearbeitet.
- **Gestaltungszeit:** 90 Minuten
  ➤ Abb. 17.1

17

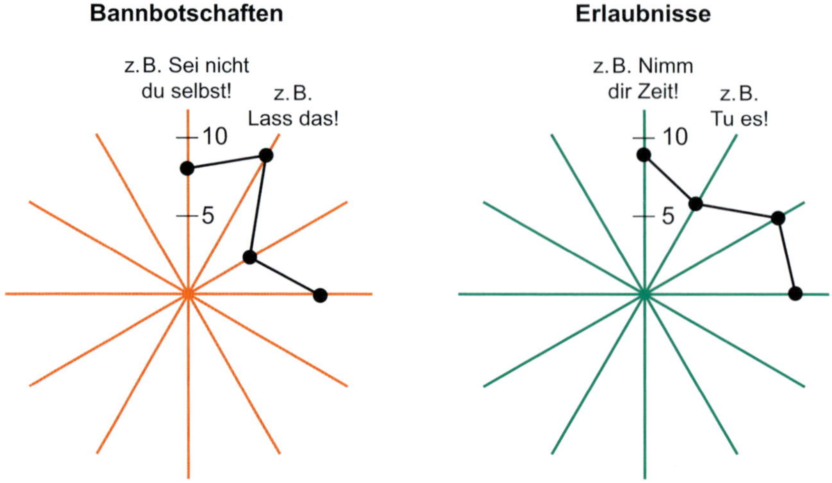

Abb. 17.1 Zwei gestaltete Sterne dienen als Grundlage für die Matrizen.

17.5.1 Die zwölf Bannbotschaften

„Sei nicht!"
„Sei nicht du selbst!"
„Sei kein Kind!"
„Werde nicht erwachsen!"
„Schaff's nicht!"
„Lass das!"
„Sei nicht wichtig!"
„Sei nicht zugehörig!"
„Sei nicht nahe!"
„Sei nicht gesund!"
„Denke nicht!"
„Fühle nicht!"

Stewart und Joines (2015)

17.5.2 Die zwölf Erlaubnisse

„Du bist gut genug, so wie du bist!"
„Sei dir selbst zu Gefallen!"
„Sei offen und drücke deine Wünsche aus!"
„Tu es!"
„Nimm dir Zeit!"

Stewart und Joines (2015)

„Du darfst um Hilfe fragen!"
„Du darfst frei entscheiden!"
„Du darfst dich frei entwickeln!"
„Du darfst ‚Nein' sagen!"
„Du darfst dich anvertrauen!"
„Du darfst so sein, wie du bist!"
„Du darfst Gefühle und Gedanken zeigen!"

17.6 Fallbeispiele und Interventionen

17.6.1 Fallbeispiel 1 und Intervention „Das Symbol der Unendlichkeit"

Dieses Fallbeispiel bezieht sich auf die Klientin in ➤ Kapitel 16.4.2**.**

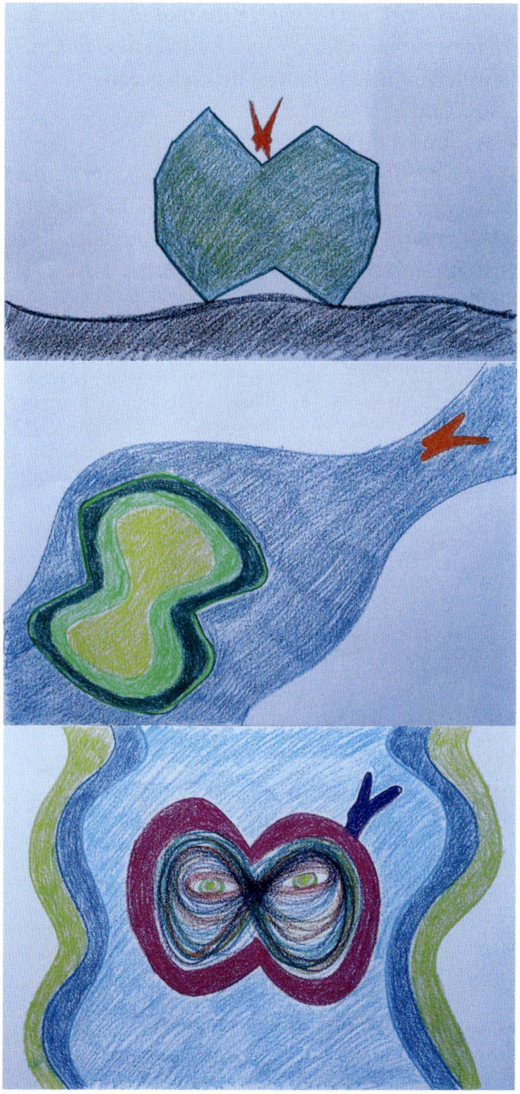

Wie ging es dir mit der Aufgabe?

„Die Bannbotschaften sind nicht so dominant in meinem Leben wie die Erlaubnisse. Ich hatte deshalb ein gutes Gefühl und habe mich intuitiv auf den Prozess eingelassen. Es sollte sich entwickeln."

Beschreibe deine Bilder!

„Im ersten Bild sind die beiden großen Matrizen. Grün sind Erlaubnisse, Rot die Bannbotschaften. Die Erlaubnisse stehen auf einem Grund. Die Bannbotschaften trampeln auf den Erlaubnissen herum. Meine Assoziationen mit Grün sind Stein und Fels. Mit Rot ein Teufelchen und ein Rumpelstilzchen."

Wie sind die Positionen der Bannbotschaften und der Erlaubnisse?

„Sie stehen beide in der Mitte und sind statisch."

Was ist noch wichtig?

„Die Matrizen haben in Bild eins keinen Hintergrund und stehen allein. In den beiden anderen Bildern sind sie in eine Atmosphäre eingebunden."

Wie wirkt das erste Bild auf dich?

„Streng, kantig und statisch."

Beschreibe Bild zwei!

„Die Bannbotschaften haben sich von den Erlaubnissen losgelöst. In meiner Vorstellung schweben sie in einem blauen Universum. Alles ist in einem Schwebezustand und sie sind noch nicht angekommen. Beide sind im Universum nach rechts oben in Bewegung. Die Bannbotschaften bewegen sich dabei langsamer. Und es ist ein Abstand zwischen den beiden entstanden."

Wie sehen die Erlaubnisse aus?

„Die Formen der Erlaubnisse sind heller, weicher und fließender als in Bild eins. Sie sehen aus wie eine Acht. Die Farben sind auch Grün und Gelb, wobei in Bild zwei das Gelb vom Grün abgegrenzt ist und deutlicher wurde als in Bild eins, wo beide Farben noch vermischt sind. Das Dunkelgrün hält alles zusammen."

Gibt es eine Verbindung zur Acht?

„Ja, ich mag die liegende Acht als Symbol der Unendlichkeit. Es bedeutet für mich Freiheit und dass das Leben im Fluss ist und immer wieder neue Aufgaben hat."

Und die Bannbotschaften?

„Die wurden im Bild zwei auch heller und weicher von den Konturen her. Hier sieht es für mich nicht mehr aus wie ein Teufel. Der blaue Hintergrund ist für mich wie ein Universum. Er dehnt sich von links unten nach rechts oben aus."

Beschreibe Bild drei!
„Die liegende Acht hat mir so gut gefallen, dass ich sie mitten in der Mitte platzieren wollte. Beim Malen der pinken Konturen kam mir die Idee, mit allen Farben außer Schwarz die Acht ganz oft hineinzumalen. Das war schön und fühlte sich an wie im Fluss."
Was bedeutet der pinke Rand?
„Die Farbe mag ich sehr. Sie wirkt für mich fröhlich und ich verbinde damit gute Laune. Die vielen Farben stehen für mich für Facettenreichtum und Flexibilität."
Gibt es noch etwas Wichtiges?
„Ja. Die Augen. Sie sind beim Prozess entstanden. Es sind meine Augen, die immer klarer sehen und immer klarer in mich hineinblicken. Aber auch die Umwelt sehen, also nach Drinnen und nach Draußen."
Was machen die Bannbotschaften?
„Die Bannbotschaften haben wieder angedockt. Sie gehören zu meinem Leben. Sie wurden mir mitgegeben und sie sind prägend. Deshalb gehören sie zu mir und daraus habe ich gelernt. Sie sehen für mich aus wie ein Victory-Zeichen. Ich habe sie besiegt."
Die Farbe hat sich verändert!
„Ja, das Lila mag ich auch gerne. Die Verbindung der Bannbotschaften und den Erlaubnissen fühlt sich für mich stimmig an."
Was hat sich auf Bild drei noch verändert?
„Beim Hintergrund ist ein helleres Blau dazugekommen und das Gelb, das alles umschließt. Mit Gelb verbinde ich etwas Positives und Strahlendes. Das helle Blau wirkt etwas leichter. Der Hintergrund ist wellenförmig in Bewegung. Die Mitte ist auch in Bewegung, aber immer im Zentrum. Im Gegensatz zu Bild eins, wo alles statisch ist."
Wo ist eine Veränderung sichtbar?
„Die Bannbotschaften haben sich in Bild zwei losgelöst und haben sich dann in Bild 3 wieder angedockt."
Würdest du etwas ändern wollen? Wann ja, was?
„Das Victory-Zeichen würde ich gerne mehr sichtbar machen, sonst nichts."
Welchen Einfluss haben die Bannbotschaften noch?
„Sie haben die Bedeutung, dass ich dazugelernt habe und sie als Erwachsene besser reflektieren und verstehen kann. Die beiden Spitzen sind: Sei nicht du selbst! Fühle nicht!"
In welchen Situationen wirken sie noch im Alltag?
„Wenn ich mit meinem Vater kommuniziere. Heute kann ich mich besser abgrenzen und ihm diese Botschaften zurückmelden. Und ich kann etwas fühlen."
In welchem Bild befindest du dich gerade?
„In Bild drei."
Was nimmst du mit?
„Ich freue mich, dass ich mich entwickeln durfte, dass ich so sein kann, wie ich bin. Dass ich die Bannbotschaften nicht mehr als anstrengend empfinde. Es ist auch für mich als Mutter interessant zu wissen, wie man mit den Kindern spricht."

17.6.2 Fallbeispiel 2 und Intervention „Die äußere und innere Lebenswelt"

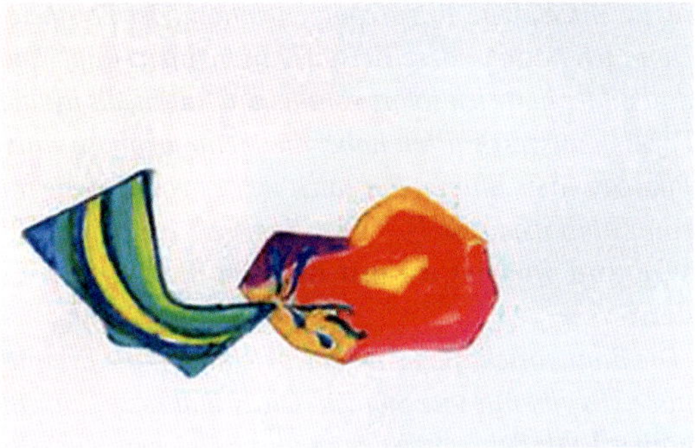

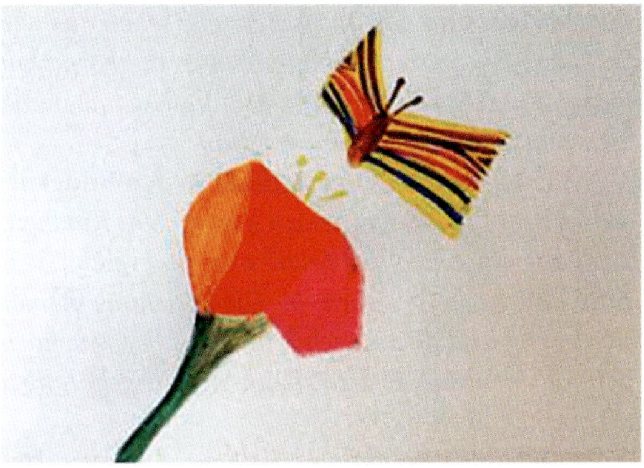

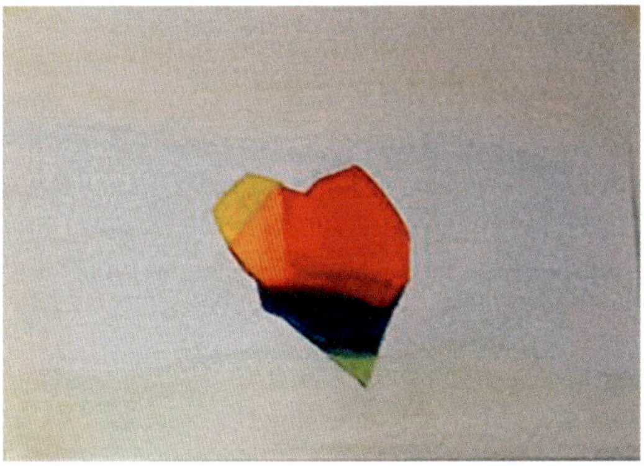

Wie ging es dir mit der Aufgabe?
„Anfangs fühlte ich mich aufgrund meiner aktuellen Lebenssituation ein wenig überfordert, drei Bilder zu malen. Dann konnte ich mich gut darauf einlassen und habe intuitiv mit dem ersten Bild begonnen. Für die nächsten zwei Bilder entstanden gleich Ideen in meinem Kopf, die ich umsetzte, womit ich mich wohlgefühlt habe."

An welcher Stelle bist du mit deinem Skript zufrieden?
„Beim ersten Bild bin ich zufrieden über die Darstellung des Gegensatzes von Bannbotschaften und Erlaubnissen durch die zwei Formen, so wie es sich für mich als Kind angefühlt hat. Beim zweiten Bild bin ich zufrieden über die Transformation der Bannbotschaften in etwas Schönes. Zusammen mit der Blume ergibt sich eine Zusammengehörigkeit, ein stimmiges Bild. Beim dritten Bild bin ich zufrieden über die sichtbare Integration der Bannbotschaften, die dennoch ihren Platz im Herzen gefunden haben."

Wo ist eine Veränderung sichtbar?
„Eine Veränderung ist von Bild zu Bild ersichtlich. Vom Schmerz, der durch die Bannbotschaften verursacht wurde, welche die Erlaubnisse negativ beeinflusst haben, zur Verwandlung in etwas Schönes und zur teilweisen Auflösung der Bannbotschaften, dargestellt durch die Bildung einer neuen Form."

Wo würdest du gerne etwas ändern wollen?
„Das Wesentliche zum Thema ist erfasst aus meiner Sicht. Dennoch fehlt in den ersten beiden Bildern ein Hintergrund. Der Hintergrund steht für mich für die äußere und innere Lebenswelt neben Erlaubnissen und Bannbotschaften."

Was kannst du tun, um diese Änderung zu bewirken?
„Ich möchte mir mehr Zeit dafür nehmen, die Aufmerksamkeit mehr auf meine Umwelt oder andere Anteile in meinem Herzen und in meiner Seele oder Neues zu lenken."

Wie viel Einfluss haben die Bannbotschaften noch?
„Die Bannbotschaft ‚Fühle nicht' ist aufgelöst worden, insbesondere im Umgang mit meinen Kindern konnte ich das Skript verändern. Andere Bannbotschaften wirken zum Teil noch, was mir inzwischen in dem Moment oder im Nachhinein auch bewusst wird."

In welchen Situationen im Alltag wirken sie noch?
„Lebensthemen, die emotional sind, zum Beispiel Trauer durch einen Verlust, kommuniziere ich meiner Familie gegenüber zwar, zeige dabei aber nicht die Intensität meiner Emotionen. In der Beziehung wirkt zum Teil die Bannbotschaft ‚Sei nicht nahe', insbesondere, wenn ich mich in dem Moment in meinem Kind-Ich befinde und mich für nicht besonders liebenswert halte. In Gruppensituationen wirkt punktuell die Bannbotschaft ‚Sei nicht wichtig', wenn ich mich sehr stark zurückhalte und ich mich frage, ob ich mich einbringen soll, wobei der introvertierte Anteil auch meiner Persönlichkeit entspricht und durch die Erlaubnis ‚Sei einfach du selbst' bestätigt wird."

17.6.3 Fallbeispiel 3 und Intervention „Die Metamorphose“

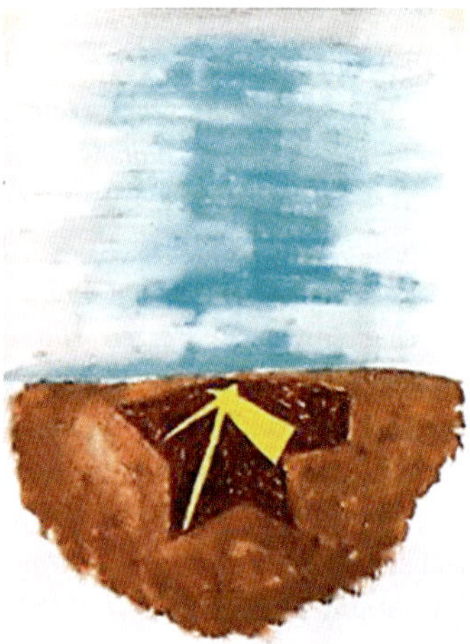

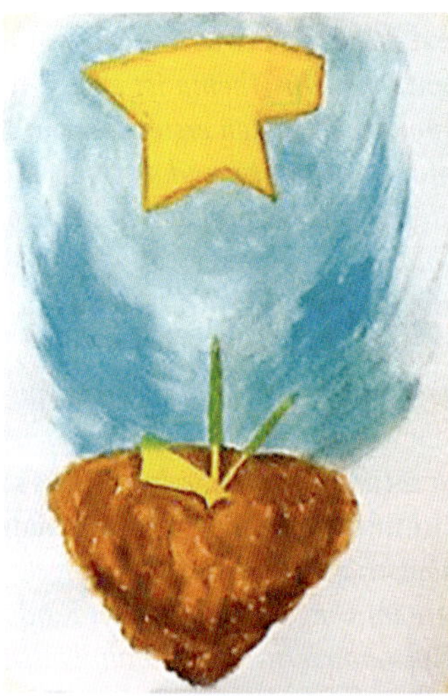

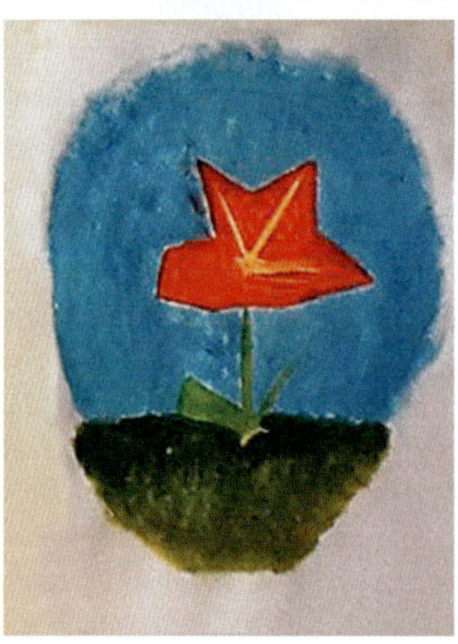

Wie ging es dir mit der Aufgabe?

„Bei der Vorbereitung erging es mir schwierig. Bei der Durchführung war es bei den Bannbotschaften schwierig für mich, diese einzuschätzen anhand der Beispiele. Denn ich hatte andere Beispiele in meinem Kopf. Die drei Bilder hatte ich sofort vor meinen Augen, als ich die Formen ausgeschnitten habe: die Metamorphose einer Pflanze, einer Blume. Für mich war es von Anfang an eine Hibiskusblume.“

Wie und wo bist du mit deinem Skript zufrieden?

„Die Bannbotschaften sind doch kleiner als die Erlaubnisse. ‚Es gibt nur vier Spitzen‘. Die Erlaubnisse sind ein großes Feld. Bei sechs Spitzen und Bereichen, die sehr ausgeglichen sind. Die sechs Bereiche sehen aus wie ein Stern. Die Bannbotschaften haben die Form von Schmerz und Sprengung. Die Erlaubnisse haben die Form von einem Gefäß, einem Raum.“

Wo ist eine Veränderung sichtbar in den Bildern?

„Das erste Bild repräsentiert ein wenig meine Kindheit. Die Bannbotschaften und Erlaubnisse sind vereint, vermischt, sie liegen im Dunkeln. Die Erziehung meiner Eltern, eng und doch beschützt. Ich selber war noch nicht als Identität geboren. Beide Anteile gehören zu mir, formen mich.

Das zweite Bild repräsentiert die Jugend bis jetzt. Das Loslösen von beiden Skripten hat stattgefunden. Die Wärme und das Licht der Erlaubnisse scheinen am Himmel, in der Freiheit, wie eine wärmende Sonne. Die Bannbotschaften sind der Stiel einer Pflanze, der langsam an die Oberfläche ‚bricht‘, sich zeigt und transformiert (das Gelb wird durch die blaue Freiheit zum frischen Grün). Ein Potenzial zeigt sich darin, aus dem Samen eine Pflanze zu werden. Ein Wachstum hat stattgefunden, eine Transformation.

Das dritte Bild hat noch nicht stattgefunden. Eine Annäherung findet statt, eine Vereinigung, und ist doch separat. Etwas Neues und Schönes entsteht, es blüht. Beides gehört zu mir: Erlaubnisse und Bannbotschaften. Schmerz und Freude haben mich zu dem gemacht, der ich heute bin. Durch die Metamorphose und Wandlung kann ich mich zu etwas Neuem kreieren.“

Wo würdest du gerne etwas ändern wollen?

„Ich würde gerne das Rot vom dritten Bild etwas im zweiten Bild integrieren. In die Pflanze. Das Potenzial, das im Samen liegt.“

Was kannst du tun, um eine Änderung zu bewirken? Wie kommst du vom zweiten Bild aufs dritte Bild?

„Ich glaube, das braucht Zeit. Und die Bannbotschaften: ‚Sei nicht normal' und ‚Sei nicht nahe. Vertraue nicht' muss ich mir anschauen. Diese müssen noch ans Licht kommen, ausbrechen aus dem Dunklen."

Wie viel Einfluss haben die Bannbotschaften noch auf dein Leben und in welchen Situationen im Alltag wirken sie noch?

„**Fühle nicht.** *Der Umgang mit meinen eigenen Emotionen. Die Abgrenzung von mir selbst, Emotionen von anderen nicht mehr zu nah an mich ranlassen. Das habe ich schon relativ gut in den Griff bekommen. Das sieht man auch im Bild: Die Spitze davon ist schon aus dem Boden gebrochen und trägt die Blüte.*

Sei nicht du selbst. *Die Ablösung von meinen Eltern und meiner Familie findet gerade noch statt, dass ICH eine eigene Person bin. Meine Eltern und meine Brüder können eine Meinung haben, ich respektiere diese, doch lebe ich MEIN Leben. Ich lasse mich nicht mehr von meinen Eltern beeinflussen. Ich befinde mich im Erwachsenen-Ich. Diese Spitze ist auch schon halb aus dem Boden gebrochen.*

Sei nicht normal. *Ich bin anders, ich fühle mich manchmal anders als andere. Ich bin bunt und verrückt. Warum mache ich das? Ist da immer noch eine Unsicherheit darüber, wer ich bin? Muss ich anders sein? Oder ist das ok, anders zu sein? Jeder Mensch hat eine Individualität, jeder ist anders. Was ist schon ‚normal'? Ich möchte mich selbst annehmen.*

Ich bin, wie ich bin, und das ist gut. *Ich muss keine Aufmerksamkeit auf mich lenken, um bestätigt zu werden. Ich bin gut, wie ich bin. Dort ist schon etwas von der Spitze aus dem Boden sichtbar."*

Sei nicht nahe. Vertraue nicht. *Das ist ein aktuelles Thema für mich. Dieses Thema liegt noch komplett im Dunkeln verborgen. Es ist aber auf dem Bild sichtbar. Die Themen: Bestätigung erhalten und geben in meiner Beziehung (‚Liebst du mich noch?'). Treue in der Beziehung von meiner Seite. Suchen des ‚Kicks'. Bestätigt werden von anderen Männern. Es ist etwas Neues für mich, mich voll und ganz fallen zu lassen. In der Beziehung und Sexualität, aber auch ab und zu im Alltag und im Moment. Vollkommen JA zu sagen."*

17.7 Einsatz der Methode

- Zur Analyse von Problemen im privaten und beruflichen Bereich
- Zur Lösung von Konflikten mit Beziehungspartnern, Eltern oder Kindern
- Zur Persönlichkeitsentwicklung
- Zur Besserung von psychischen/psychosomatischen Störungen
- Bei immer wiederkehrenden Defiziten

CAVE

Nur bei Stabilität, da aufdeckend!

LITERATUR

Stewart I, Joines V. Die Transaktionsanalyse (12. Aufl.). Freiburg i. Br.: Herder; 2015.
www.dasabenteuerleben.de

17

KAPITEL

18 Die Skriptanalyse III

18.1 Übung zur Rolle und Identität „Ich bin mein Diamant"

Ein Diamant hat viele Ecken, Farben, Facetten und Sichtweisen, verschiedene Seiten. Er kann im Schatten liegen und auch ins Licht kommen. Wenn er von der Sonne beschienen wird, dann leuchtet er. Er kann roh und auch geschliffen sein, je nach Zustand der Bearbeitung.

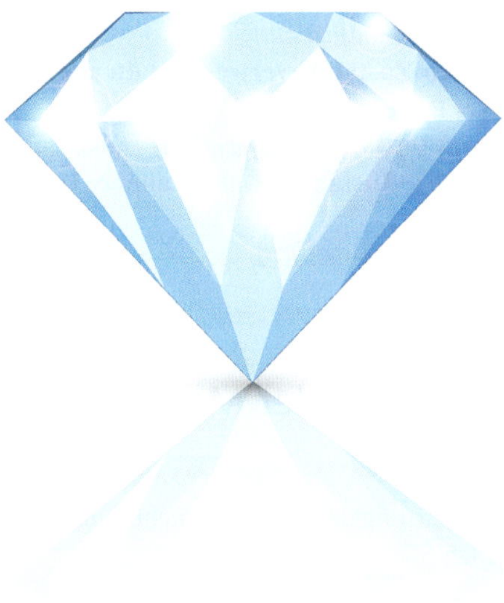

Die Übung „Ich bin mein Diamant“ dient dazu, dass sich die Teilnehmer bewusstwerden, dass sie unterschiedliche Rollen einnehmen. Diese Rollen sind abhängig von dem, was in ihrem Leben momentan im Vordergrund steht und mit was sie sich momentan identifizieren. Man kann das als „Diamant“ sehen, da die Rollen abhängig vom Lichteinfall (Sichtweisen und Perspektiven) sind. Ideal ist es, sich gut in den Rollen zurechtzufinden und seine Persönlichkeit zu behalten. Die Übung „Der Diamant“ wird hier umgesetzt nach Nelly Micholt (Van Poelje 2017).

Material

20 kleine Blankokärtchen DIN A7 pro Teilnehmer

Anleitung der Methode

- Es werden pro Teilnehmer 20 Kärtchen benötigt. Pro Kärtchen schreiben die Teilnehmer eine Rolle auf, mit der sie sich identifizieren. Die Kärtchen werden dann nach folgenden Gesichtspunkten und der Wichtigkeit von innen nach außen sortiert:
  - Kern-Wesen oder Selbst
  - Persönlichkeit (Skript/Anpassung), Charakter, psychologisches Konzept
  - Identität: biologische und psychologische Gegebenheiten, meine Selbstdefinition, subjektive und objektive Einschätzungen
  - Formale Rollen: z. B. im Beruf, als Freundin, Vereinsmitglied, Teilnehmerin, Patin
  - Sekundäre Rollen: situationsgebunden und zeitgebunden, z. B. Kunde, Patientin
- Frage zum Einstieg: **Wie definiere ich mich?** Einen Satz zur Definition aufschreiben und diese Karte in die Mitte legen. Die anderen Kärtchen werden nach Prioritäten um die Karte herum gelegt, sodass es einen Kreis ergibt.
- **Gestaltungszeit:** 60 Minuten
- Jeder Teilnehmer stellt seine Kärtchen vor. Die Teilnehmer suchen sich dann zwei private und zwei berufliche Kärtchen aus, um mit diesen mit Fragen weiterzuarbeiten.

18.2 Fallbeispiele und Interventionen

18.2.1 Fallbeispiel und Intervention „Visionär, Partner, Kollege und Begleiter"

Ein junger Mann hat für sich vier Karten ausgewählt, zwei berufliche als Kollege und Begleiter und zwei private als Visionär und Partner.

Wie definierst du dich?

„Ich sehe mich als einen Mann, der manchmal unsicher ist und nicht so einfach in allen Bereichen Vertrauen fassen kann."

Mit welchen Aspekten fühlst du dich in der Rolle als Visionär wohl oder unwohl?

„Wegen der Veränderung fühle ich mich sehr wohl. Wegen der Ängste damit unwohl."

Welche Aspekte deiner Persönlichkeit kannst du in dieser Rolle als Visionär ausleben oder nicht ausleben?

„Ich kann vieles ausleben."

Welche Ich-Zustände (Kind-Ich, Erwachsenen-Ich, Eltern-Ich) verwendest du am meisten in dieser Rolle?

„Die Neugierde (Kind-Ich), die Kreativität, das Vertrauen."

Welchen Ich-Zustand erwarten andere von dir in dieser Rolle als Visionär?

„Realität und Dankbarkeit (Erwachsenen-Ich)."

Mit welchen Aspekten als Partner fühlst du dich wohl oder unwohl?

„Ich fühle mich wegen des Vertrauens und der Offenheit wohl. Wegen der Erwartungen, immer verständnisvoll sein zu müssen, unwohl …"

Welche Aspekte deiner Persönlichkeit kannst du in der Rolle als Partner ausleben oder nicht ausleben?

„Nicht ausleben kann ich meine Angstfreiheit …"

Welche Ich-Zustände verwendest du am meisten in dieser Rolle?

„Die Schüchternheit, die Unsicherheit und das Verständnis (Kind-Ich)."

Welchen Ich-Zustand erwarten andere von dir in dieser Rolle?

„Stark zu sein und liebevolle Hingabe (Erwachsenen-Ich)."

Mit welchen Aspekten als Kollege fühlst du dich wohl oder unwohl?

„Ich fühle mich wegen des Gebrauchtwerdens sehr wohl. Meine Meinung nicht sagen zu können, da fühle ich mich unwohl."

Welche Aspekte deiner Persönlichkeit kannst du in dieser Rolle ausleben oder nicht ausleben?

„Ich kann die Buntheit und die Freiheit nicht ausleben."

Welche Ich-Zustände verwendest du am meisten in dieser Rolle?

„Das Durchhalten (Erwachsenen-Ich)."

Welchen Ich-Zustand erwarten andere von dir in dieser Rolle als Kollege?

„Anpassungsfähigkeit (Erwachsenen-Ich)."

Mit welchen Aspekten als Begleiter fühlst du dich wohl oder unwohl?

„Ich fühle mich wohl, frei und offen sein zu können. Wegen Bewertungen von außen fühle ich mich unwohl."

Welche Aspekte deiner Persönlichkeit kannst du in dieser Rolle ausleben oder nicht ausleben?

„Ich kann die Buntheit ausleben."

Welche Ich-Zustände verwendest du am meisten in dieser Rolle?

„Offenheit, Vertrauen und Neugierde (Kind-Ich)."

Welchen Ich-Zustand erwarten andere von dir in dieser Rolle?

„Stärke (Erwachsenen-Ich)."

18.3 Einsatz der Methode

- Zur Schärfung der Selbstwahrnehmung
- Zur Ich-Stärkung
- Zur Verbesserung des Selbstwertgefühls
- Zum Finden der eigenen Identität

18.4 Bildaufgabe „Male deine kurz-, mittel- und langfristigen Ziele, die du realisieren möchtest!"

Diese Aufgabe dient dazu, sich klar zu werden, wie die Zukunft aussehen könnte, wenn Ziele formuliert und gestalterisch umgesetzt werden. Das gibt Sicherheit und inneren Halt, wenn der Teilnehmer sich dessen bewusst wird.

Material

Drei Blatt Zeichenpapier DIN A3, Ölmalkreiden, Gouachefarben

Anleitung der Methode

- Jeder Teilnehmer notiert seine kurz-, mittel- und langfristigen Ziele. Dabei definiert jeder für sich die Zeitbegriffe auf die genannten Ziele.
- **Malzeit pro Bild:** 30 Minuten

18.5 Fallbeispiele und Interventionen

18.5.1 Fallbeispiel 1 und Intervention „Verwurzelung und Wachstum"

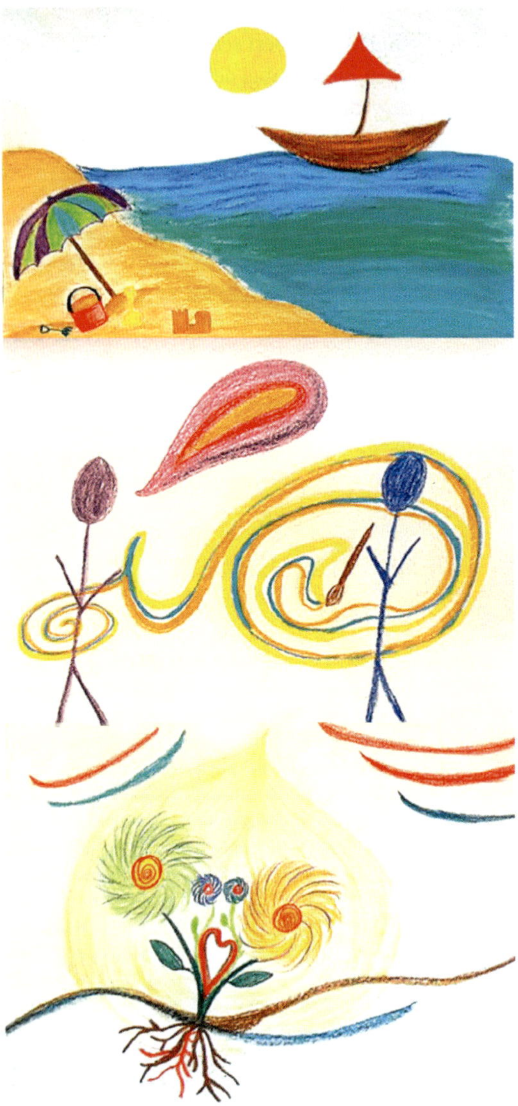

Was ist das Ziel dieser Arbeit gewesen?
„Einen Plan zu erhalten für die Zukunft. Dies gibt Struktur und inneren Halt."
Wie weit stimmt die Zielsetzung mit dem Bild überein?
„Bild eins ist der Familienurlaub, Bild zwei zeigt, wie ich die kunsttherapeutische Beratung in die Arbeit integrieren kann, Bild drei, dass ich im Einklang mit der Beziehung bin."
Wie konkret ist denn das Ziel in Arbeit?
„Der Sommerurlaub ist gebucht und zwei Klienten zeigen bereits Interesse für Kunsttherapie. Der Nährboden für die Verwurzelung ist geschaffen und gemeinsames Wachsen ist wieder möglich."
Wie definierst du die Zeitbegriffe?
„Beim ersten Bild gute vier Monate, beim zweiten Bild neun bis zwölf Monate. Für das dritte Bild sind es fünf Jahre."
Wie sieht das gesprochene Ziel gemalt aus?
„Bei Bild eins zeigt sich das Bedürfnis nach Erholungsurlaub am Meer in abstrakter Darstellung. Es sind warme Farben wie Sand und kühle Farben wie Wasser zu sehen. Es zeigen sich einfache und klare Formen, das Boot und das Meer sind bewegt, der Rest ist statisch. Das Bild zwei ist ebenfalls eine abstrakte Darstellung. Es ist fließend und dynamisch. Sowohl warme als auch kalte Farben sind auf dem Bild. Bild drei ist eine objektfreie Darstellung. Zwei große Blüten symbolisieren mich und meinen Partner, zwei kleine Blüten die Kinder. Ein Herz als Zeichen der Liebe verbindet die Blüten. Es wurde ein Boden geschaffen, um das Ziel Verwurzelung und Wachstum zu erreichen. Um alles herum ist eine große Zwiebel = Wachstum im Werden. Warme und kalte Farben, geschlossene Formen, Blumen dynamisch. Es zeigt ein großes Bedürfnis nach Verwurzelung."
Welche Botschaft gibt dir das Bild als Ziel?
„Bei Bild eins ist die Botschaft: ‚Freu dich, es kommt auf dich zu.' Bei Bild zwei ist es: ‚Fang an damit, es gibt für beide Seiten wertvolle Erkenntnisse.' Und bei Bild drei ist es: ‚Lass es zu, lass es wachsen!'"

18.5.2 Fallbeispiel 2 und Intervention „Klarheit und Ordnung im Leben"

Dieses Fallbeispiel bezieht sich auf die Klientin in ➤ Kapitel 16.4.2 **und** ➤ 17.6.1.

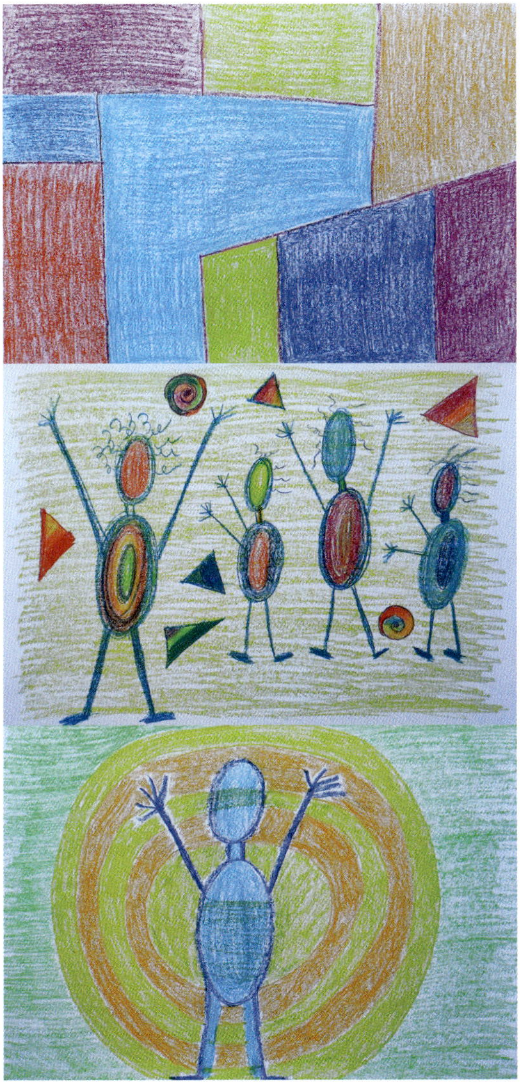

Was ist das Ziel dieser Arbeit?
„Klarheit zu finden."
Wie weit stimmt die Zielsetzung mit den Bildern überein?
„Es ist stimmig."
Wie konkret sind die Ziele in Arbeit?
„Das Ziel eins, im Haus Ordnung und Schönheit herzustellen, ist konkret in Arbeit. Das zweite Ziel, berufliche neue Aspekte setzen, stimmt auch konkret in der Umsetzung. Das Ziel drei, wieder gesund zu werden, ist auch konkret in der Umsetzung."
Wie definierst du die Zeitbegriffe?
„Als kurzfristiges Ziel definiere ich höchstens drei Monate, als mittelfristiges Ziel 12 bis 18 Monate. Das langfristige Ziel ist zwei Jahre."
Wie sehen die gesprochenen Bilder gemalt aus?
„Das erste Bild mit den unterschiedlichen Farben zeigt die Aufteilung des Hauses. Blau bedeutet Klarheit und Ordnung, und das alles wieder an seinem Platz steht. Hellblau steht speziell für das Schlafzimmer. Gelb für die Wohlfühloasen. Orange für alle anderen Flächen. Diese sind schon fertig, müssen nur noch aufgehübscht werden. Lila bedeutet keine Veränderung. Es ist nicht beeinflussbar – es sind die Räume der Jungs. Auf dem zweiten Bild ganz links, das bin ich. Die anderen Figuren stehen für Klientinnen und Kolleginnen. Die Körperhaltung der Figuren ist offen, freudig, voller Erwartungen, ein Handeln und ein Tun und Erregung. Die bunten Körper sind Symbole für Neues. Die Dreiecke und Spiralen sind Akzente, die ich einbringe und teile. Die Spiralen stehen für Kunsttherapie. Die Dreiecke sind andere Gruppen, Wissen aus Fortbildungen, Akzeptanz- und Commitment-Therapie. Das Gelb im Hintergrund ist Stimmung und Freude darauf. Auf dem dritten Bild bin ich zu sehen. Die dunkelblauen Konturen stehen für Präsenz. Das Hellblau für Ruhe, Klarheit, Gesundheit für mein Nervensystem. Die Schmerzen und Nerven kommen zur Ruhe. Mein Körper kommt wieder klar. Ich bin in Gelb und Orange um mich herum eingefüllt, das soll alles symbolisieren, was ich brauche, um wieder gesund zu werden. Ich hole mir alles, was ich brauche. Nutze meine Introspektionsfähigkeit, habe einen Zauberkasten und Zauberbuch, was mir bis jetzt geholfen hat. Ich habe davon schon viel herausgefunden. Das Gelb und das Orange gehen durch meinen Kopf, Rumpf und Fesseln durch. Hier findet Heilung statt. Das Grün im Hintergrund ist ein Zustand, den ich will. Frisch, gesund und geheilt."
Welche Botschaft gibt dir das erste Bild als Ziel?
„Bald ist es soweit, bald ist es vollbracht!"
Welche Botschaft gibt dir das zweite Bild als Ziel?
„Freu' dich auf das, was kommt! Bring dich mit deinem Wissen ein!"
Welche Botschaft gibt dir das dritte Bild als Ziel?
„Du wirst wieder gesund!"

18

18.5.3 Fallbeispiel 3 und Intervention „Klarheit im Herzen"

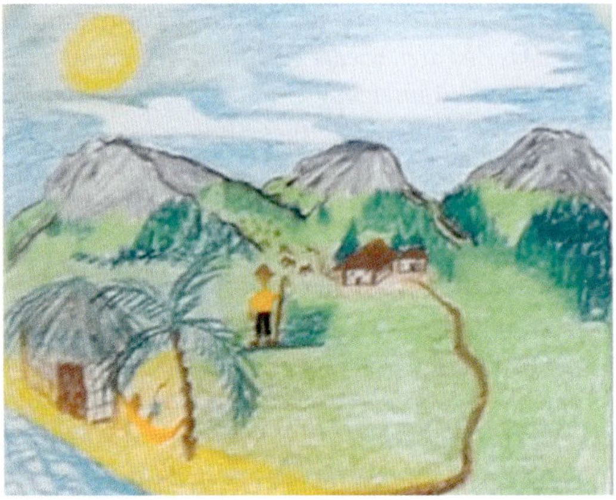

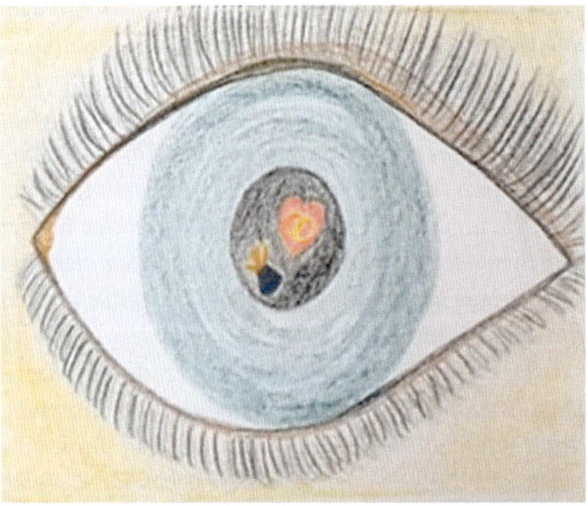

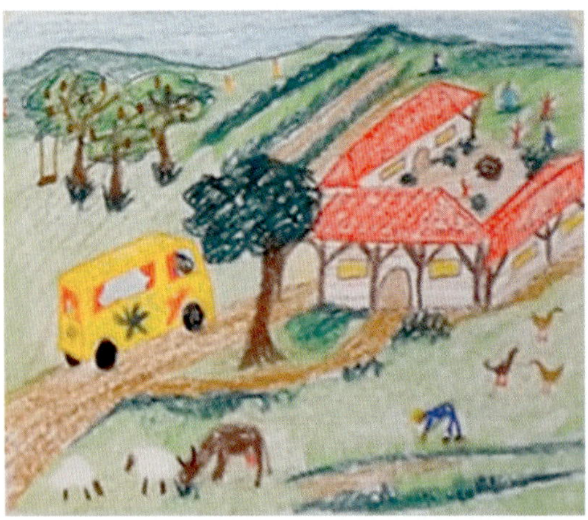

Was ist das Ziel dieser Arbeit?

„Es ist eine Ressourcenarbeit. Sie bringt Klarheit und ist richtungsweisend und ich möchte sie ins Bewusstsein bringen."

Wie weit stimmt die Zielsetzung mit dem Bild überein?

„Zu 100 Prozent."

Wie konkret ist das Ziel in Arbeit?

„Es ist alles sehr in der Schwebe, ich traue mich nicht hinzuschauen. Ich habe Angst."

Wie definierst du die Zeitbegriffe?

„Als kurzfristig sehe ich bis zu einem Jahr. Als mittelfristig die nächsten vier bis fünf Jahre. Es hat sich jedoch während des Gespräches in ein bis zwei Jahren geändert. Als langfristig betrachte ich zehn Jahre."

Wie sieht das gesprochene Bild gemalt aus?

„Im Bild eins ist ein Auge. In der Pupille sind Eheringe und ein Kind. Im Bild zwei ist eine Alp abgebildet, auf der ich gerne arbeiten möchte (Hinweis: Bild eins (Alp) war zunächst Bild zwei, später rückte es auf Platz eins; siehe letzte Antwort unten). *Und auf dem dritten Bild sieht man eine Lebensgemeinschaft mit vielen Tieren auf dem Land und einen VW-Bus."*

Welche Botschaft geben dir die Bilder als Ziel?

„Bei Bild eins ist es Hinschauen. Auf meine Ehe. Will ich, wollen wir Kinder? Ich habe eine ambivalente Haltung gegenüber einem Kind. Darüber möchte ich mir klarwerden. Ich habe Angst, mich darauf einzulassen. Will ich mit meinem Mann zusammenbleiben? Es ist ein großer Altersunterschied. Der Kopf übertönt mein Herz. Ich möchte Klarheit in meinem Herzen schaffen. Bild zwei zeigt, dass ich am liebsten für eine ganze Saison auf die Alp möchte. Das ist eine Arbeit, die mich total erfüllt. Ich muss das mit dem Chef klären, ob es von der Arbeitszeit geht. Die Wohnung möchte ich nicht gleich kündigen. Sie ist Anker und ein Platz, an den man zurückkehren kann."

Vielleicht solltest du erst auf die Alp, da könnte sich etwas klären?

„Ich tausche Bild eins und Bild zwei, da es sich gerade stimmiger anfühlt, erst auf die Alp zu gehen und dann das Thema Ehe und Kinder näher zu betrachten. Im Bild drei zeigt sich, dass ich irgendwann einen VW-Bus haben und darin wohnen möchte. Auf dem Land mit Tieren und mit weiteren lieben Menschen wohnen. Die Stadt engt mich ein, hindert mich daran, mich zu spüren. Meinen Beruf würde ich dort gerne weiter ausüben. Auf dem Land einen Ort schaffen, wo die Menschen hinkommen, in Richtung Erlebnispädagogik. Mein Mann kann sich das auch vorstellen."

18.6 Bildaufgabe „Welche möglichen Hindernisse könnten diesen Zielen im Wege stehen, und welche Ressourcen stehen dir zur Verfügung, um diese Hindernisse aus dem Weg zu räumen?"

Hier wird auf die vorherige Aufgabe Bezug genommen, um bei eintretenden Hindernissen gut damit umgehen zu können und sich die Ressourcen bewusst zu machen, die man zur Verfügung hat, um die Hindernisse zu überwinden.

Material

Weißes Papier DIN A3, Ölmalkreiden, Schere, Klebstift

Anleitung der Methode

- Jeder Teilnehmer macht sich zuerst Notizen über die möglichen Hindernisse und die vorhandenen Ressourcen. Es bestehen zwei Möglichkeiten zur Bearbeitung der gestalteten Ziele:
  - In das jeweils bestehende, vorher gestaltete Bild hineinarbeiten (kleben, Puzzle darüberlegen, Teile ausschneiden)
  - Neue Bilder malen
- **Bearbeitungszeit:** 60 Minuten

18.7 Fallbeispiele und Interventionen

18.7.1 Fallbeispiel 1 „Trauer und Liebe"

Welche möglichen Hindernisse könnten deinen Zielen im Wege stehen?
„Die momentane Trauerwolke und die Krise mit meinem Lebenspartner."

Welche Ressourcen stehen dir zur Verfügung, um diese Hindernisse aus dem Weg zu räumen?
„Meine Ressourcen sind das Gefühl der Liebe. Ich kann etwas in die Beziehung geben und sie pflegen und den Partner mehr mit einbeziehen. Es ist ein Nährboden vorhanden und es ist auch eine Akzeptanz da, dass ein Schatten da sein darf und auch wieder vorbeiziehen kann."

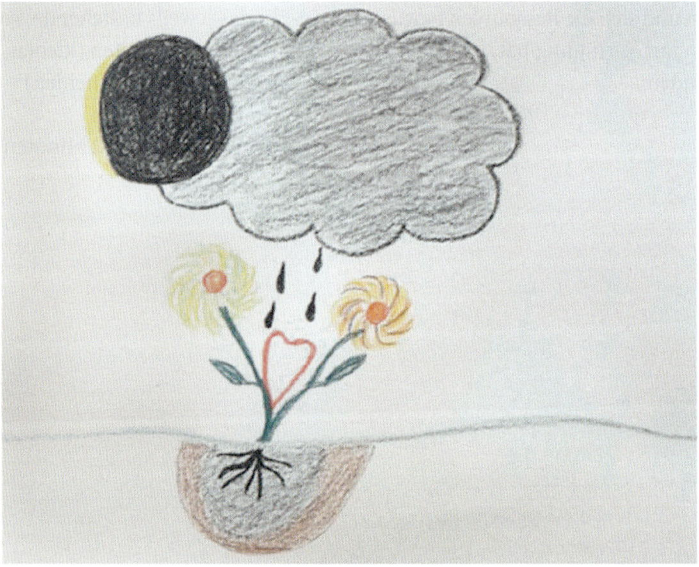

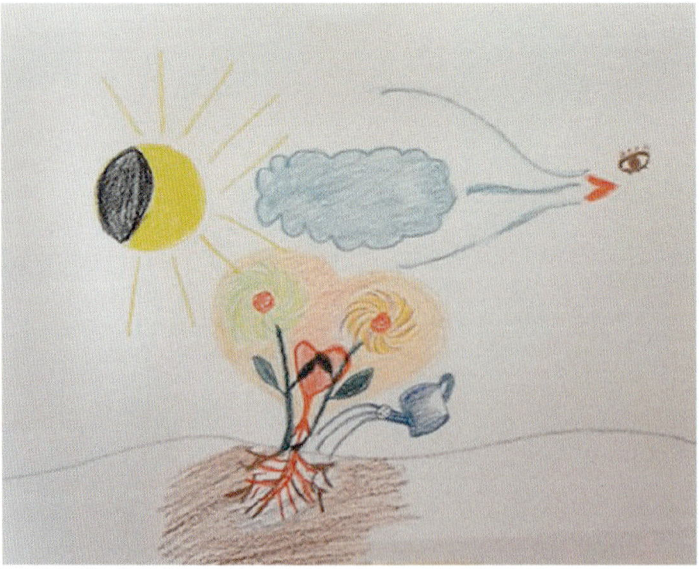

18.7.2 Fallbeispiel 2 „Entwicklung und Vertrauen"

Dieses Fallbeispiel bezieht sich auf die Klientin in ➤ Kapitel 16.4.2, ➤ 17.6.1 **und** ➤ 18.5.2.

Welche möglichen Hindernisse könnten deinen Zielen im Wege stehen?

„Mein Anspruch. Ich neige dazu, mich zu überfordern, und manchmal fällt es mir schwer, Nein zu sagen."

Welche Ressourcen stehen dir zur Verfügung, um diese Hindernisse aus dem Weg zu räumen?

„Die Bereitschaft, mich weiterzuentwickeln, Neues zu lernen und auch die Hilfe anderer anzunehmen. Ich habe das unerschütterliche Vertrauen, dass sich alles zu meinem Besten entwickelt. "

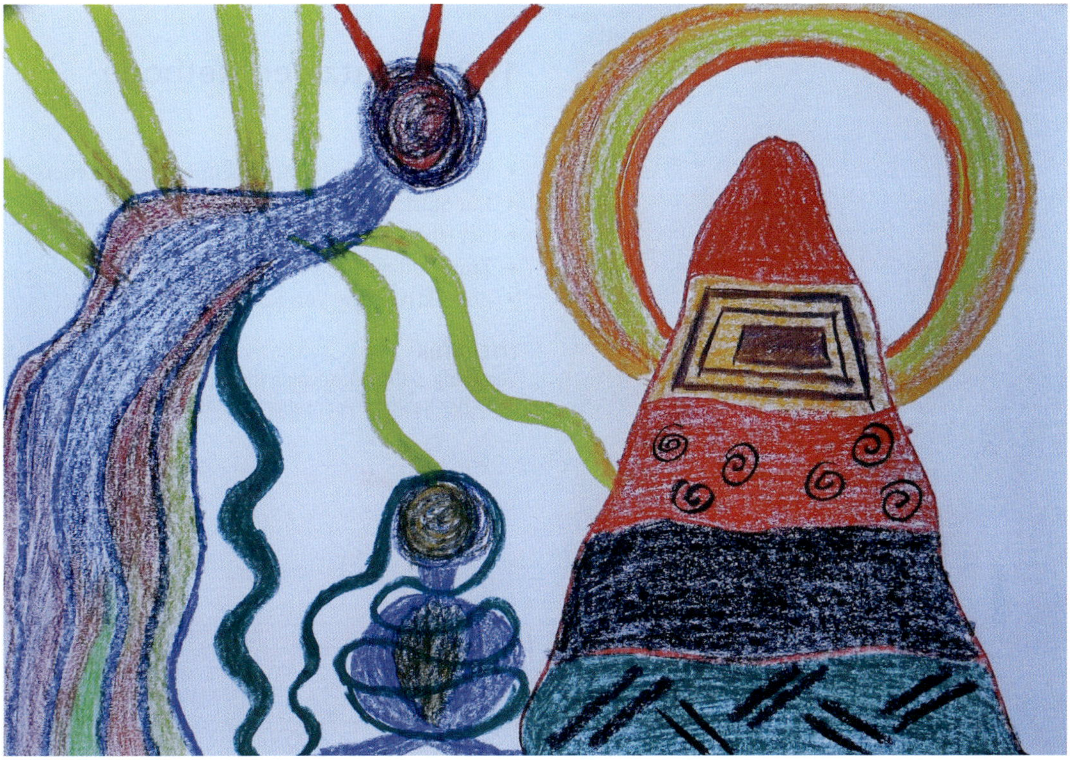

18.7.3 Fallbeispiel 3 „Zeit und Leichtigkeit"

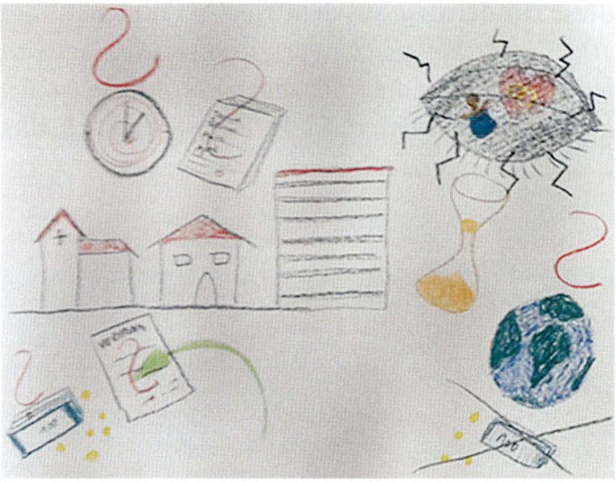

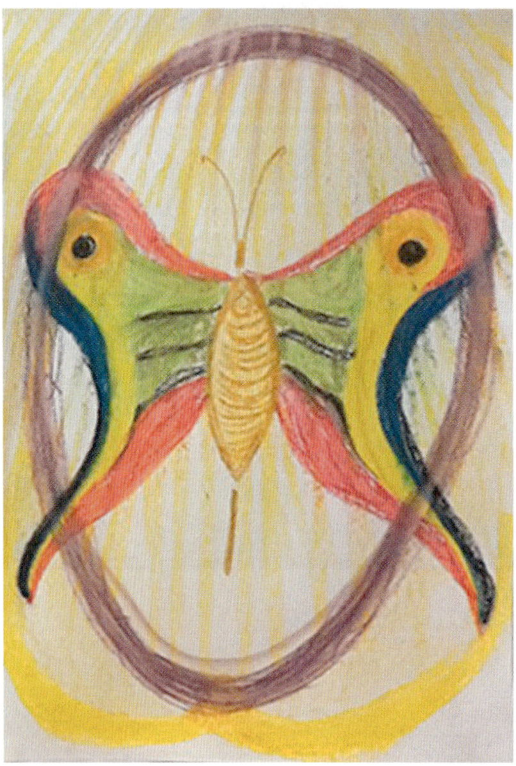

Welche möglichen Hindernisse könnten deinen Zielen im Wege stehen?
„Dass mir die Zeit wegläuft. Ich habe Angst hinzuschauen und die biologische Uhr tickt."
Welche Ressourcen stehen dir zur Verfügung, um diese Hindernisse aus dem Weg zu räumen?
„Ich bin wie ein Schmetterling. Ich verfüge über Flexibilität, Wandel und Leichtigkeit. Ich habe Vertrauen, dass alles gut wird!"

18.8 Einsatz der Methode

- Für mehr Klarheit und Orientierung im Leben
- Zur Stärkung und Bewusstwerdung für Ziele
- Bei Hindernissen und Blockaden
- Zum Aufbau von Perspektiven
- Zur Aktivierung von Ressourcen

LITERATUR
Van Poelje S (Hrsg.). Keeping the Tao Torch Alight: Berne After Reading. Pennsauken, NJ: BookBaby; 2017.

KAPITEL

19 Kunsttherapie und Ängste

19.1 Definition von „Angst" und deren Symptome

Was ist Angst? Das Wort **Angst** kommt aus dem Lateinischen. Es ist verwandt mit dem Wort **angustia,** das für „Enge, Beengung, Bedrängnis", und dem Wort **angor,** das für „Würgen" steht. Angst ist ein Primäraffekt, der schon mit der Geburt beginnt und mit dem Tod endet. Im Allgemeinen ist sie ein Produkt unserer Kognition.

Da die Angst ein Symptom sehr vieler psychischer Erkrankungen (z. B. bei Depressionen, Zwängen, Psychosen, Suchterkrankungen, somatoformen Störungen) sein kann, wird im Folgenden näher auf dieses Symptom eingegangen. Es werden verschiedene Formen der Angst anhand von einigen Fallbeispielen dargestellt, um zu zeigen, wie man sich diesem Thema auch im kunsttherapeutischen Kontext nähern kann.

Der deutsche Psychoanalytiker und Psychologe Fritz Riemann bemerkte Folgendes zum Thema Angst:

„Es bleibt eine Illusion zu glauben, ein Leben ohne Angst leben zu können. Sie gehört zu unserer Existenz und ist eine Spiegelung unserer Abhängigkeiten und des Wissens um unsere Sterblichkeit …

Wenn wir Angst einmal ‚ohne Angst' betrachten, bekommen wir den Eindruck, dass sie einen Doppelaspekt hat. Einerseits kann sie uns aktiv machen, andererseits kann sie uns lähmen. Angst ist immer ein Signal und eine Warnung bei Gefahren und enthält gleichzeitig einen Aufforderungscharakter, nämlich den Impuls, sie zu überwinden. Das Annehmen und das Meistern der Angst bedeuten einen Entwicklungsschritt, lässt uns ein Stück reifen. Das Ausweichen vor ihr und vor der Auseinandersetzung mit ihr lässt uns dagegen stagnieren. Es hemmt unsere Weiterentwicklung und lässt uns dort kindlich bleiben, wo wir die Angstschranke nicht überwinden."

Riemann (2009)

19.2 Die Angst symbolisch in Bildern dargestellt

Wie zeigt sich die Angst im Bild symbolisch?

- Dunkle und düstere Farben
- Chaotische und unkoordinierte Strichführung
- Schwarze Löcher
- Dunkle spiralförmige Strudel
- Wenig Struktur
- Bedrohliche und düstere Atmosphäre

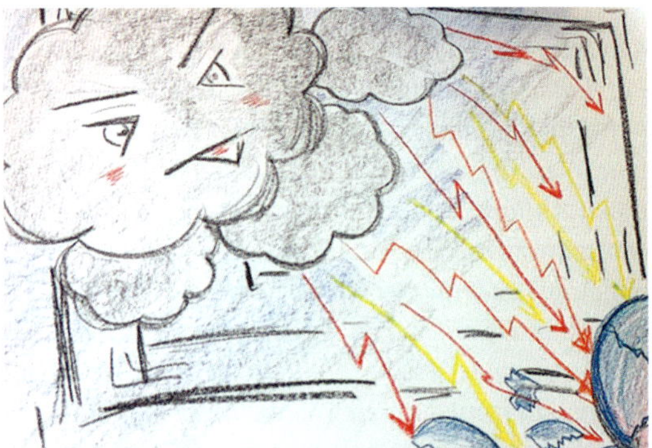

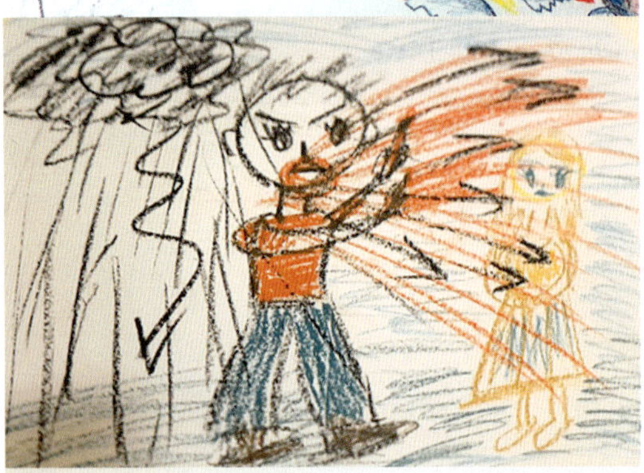

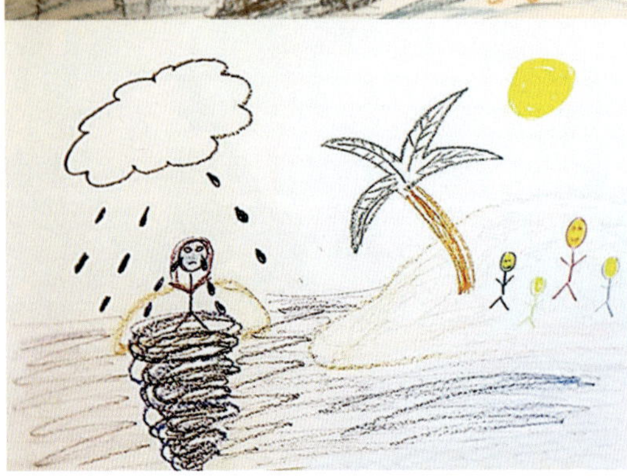

19.3 Kunsttherapeutische Interventionen bei Angstbildern

PRAXISTIPP

Wenn ein Angstbild noch nicht möglich ist, dann
- Stabilisierung → Ruheort malen lassen
- Helle Bilder in hellen Farben malen lassen
- Ressourcenbild malen lassen → Was ist mir wichtig?
- Mandala malen lassen → beruhigend und zentrierend
- Collage gestalten lassen

Interventionen des Therapeuten

- Bestätigung, dass das Bild so sein darf, wie es ist
- Vorschläge bringen, die Gegenbilder (positive Gefühle) enthalten
- Etwas Positives hinzufügen in Farbe und Form
- Spiralen mit verschiedenen Farben und Größen malen lassen – statt schwarz
- Abwärtsspirale oder nach innen ziehende Spirale in eine Aufwärtsspirale verändern = Bewegungsänderung! Nach außen und oben!

19.4 Bildaufgabe „Male das Selbsterleben deiner Angst in einer bestimmten Situation"

Beim Malen einer Angstsituation wird der Klient direkt mit seiner Angst konfrontiert und es können bestimmte Gefühle und Emotionen spürbar und sichtbar gemacht werden. Durch das nochmalige Durchleben dieser Ängste im Gestalten auf Papier und in der anschließenden Bildbesprechung in einem beschützten Rahmen kann die Angst gemildert, abgebaut und verarbeitet werden.

Material

Blatt weißes Papier DIN A3, Ölmalkreiden, Gouachefarben, Pinsel, Wasser, Wasserglas

Anleitung der Methode

- Der Klient wird gebeten, sich eine Situation zu überlegen, in der er Angst hatte, und soll diese anschließend malen.
- **Malzeit:** 60 Minuten

19.5 Fallbeispiele und Interventionen

19.5.1 Fallbeispiel 1 und Intervention „Angst vor dem unbekannten Land"

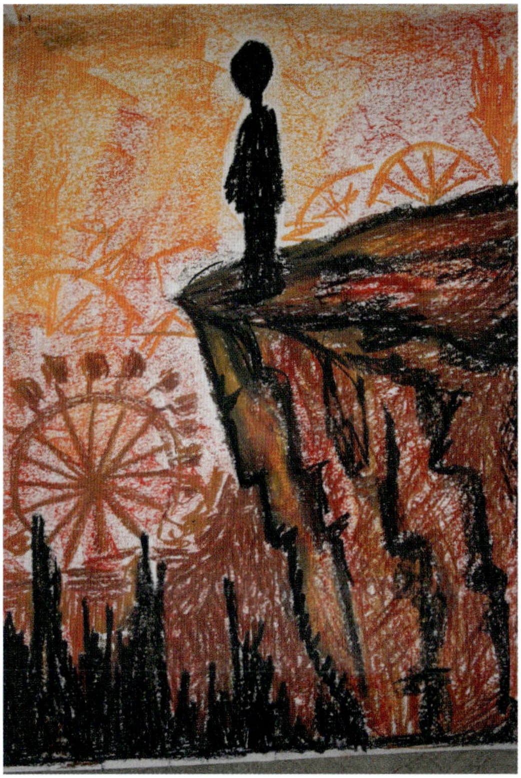

Welche Angst hast du gemalt?

„Das Bild zeigt einen Ausschnitt aus meinen immer wiederkehrenden Albträumen, die ich mit acht Jahren nach dem Auswandern nach Deutschland hatte. Ich hatte noch nie so viel Angst in meinem Leben. Die Albträume vergingen. Das Bild hat sich eingeprägt."

Wie und was hast du gefühlt in diesem Traum?

„Ich hatte noch nie so viel Angst in meinem Leben gefühlt wie in diesem Traum Es kam mir vor, als ob ich einen Blick in die Hölle bekommen habe. Ich stand wie versteinert da und schaute in dieses Höllenfeuer. Es war der Horror! Die Vorstellung, dass es so etwas überhaupt gibt. Ich hatte Todesangst. Es war grausam, die Zerstörung mit ansehen zu müssen. Der Anblick der Gräueltaten erschauderte mich, es schmerzte innerlich, als ob es einen zerriss. Nach dem Gefühl des Schmerzes kam der Gedanke, dass ich nicht hineinfallen soll, obwohl es mich anzog. Ich schleiche mich besser unbemerkt weg, damit ich nicht bemerkt werde. Ich kann mich erinnern, dass ich dann nass aufgewacht bin. Mein Körper hatte sich wie Gummi angefühlt, wie eine Betäubung, aber mein Herz raste wie verrückt. Bei dem Gedanken an den Traum weinte ich leise in mein Kissen. Ich schlief lange nicht mehr ein und die Nächte danach hatte ich Angst, wieder diesen Traum träumen zu müssen. Ich traute mich nicht, jemanden zu wecken. Es war damals eine schwierige Zeit in unserer Familie."

19.5.2 Fallbeispiel 2 und Intervention „Angst vor dem Tod"

Welche Angst hast du gemalt?

„Ich habe eine sehr tiefe Angst gemalt, die ich letztes Jahr in Kenia im Urlaub erlebt habe! Wir haben einen Schnorcheltrip gebucht und mussten dabei ins offene Meer springen. Das Wasser war zwischen drei und fünf Meter tief und wir konnten somit nicht stehen. Zudem hatten wir keinerlei Erfahrung beim Schnorcheln und nur eine schlechte Ausrüstung dabei. Die Strömung war an diesem Tag sehr stark und hat uns immer weiter vom Boot weggetrieben. Es standen außerdem für ca. 30 Leute am Boot nur zwei Rettungsringe zur Verfügung. Also wollten wir möglichst schnell in Richtung der ‚rettenden' Insel schwimmen, da das Wasser dort vermeintlich seichter war. Wir unterschätzen allerdings die Entfernung und konnten auch nach ca. 100 Meter Schwimmen noch lange nicht stehen. Ich bin in Panik geraten und hatte große Angst vorm Ertrinken. Auch mein Mann hat bereits Atemnot bekommen. Zusätzlich haben mir die vielen großen Fische unter uns Angst gemacht."

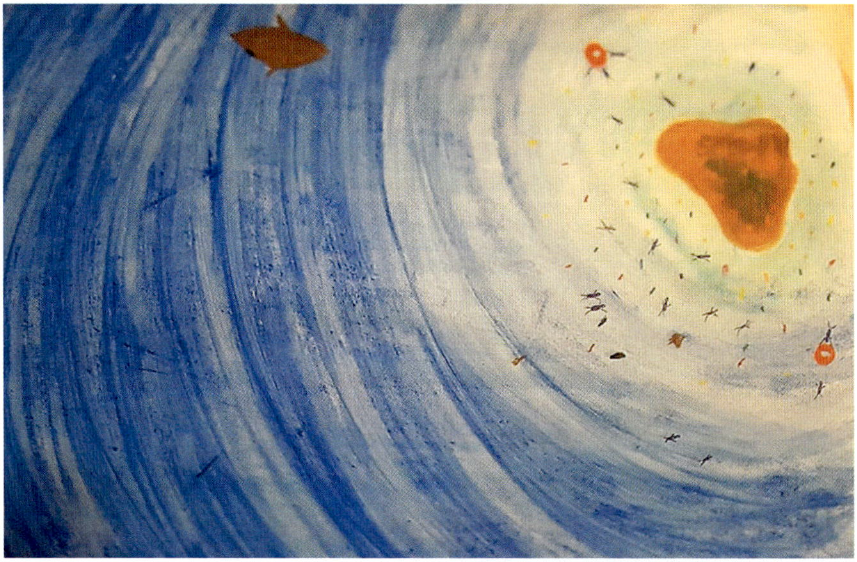

19.5.3 Fallbeispiel 3 und Intervention „Angst vor Authentizität"

Welche Angst hast du gemalt?

„Meine Angst vor Authentizität. Ich muss lernen, mich zu vertreten, und habe Angst, wenn ich mich äußere. Das gefällt mir nicht. Zum Beispiel bei der Freundschaft. Ich war immer die Gebende. Die Freundin hat genommen ohne einen Ausgleich, bis alles so kaputt war, dass ich es beenden musste. Es war nur eine Illusion, dass es gut war. Das Auge rechts bin ich, links die andere Person. Es ist angstbesetzt, weil ich meine Bedürfnisse benennen soll. Das Auge schaut auf den Anderen, schaut erschreckt. Das Rot sind die Angstflammen, der blaue Bach, die Tränen. Das Auge ist zu sehr beim Anderen, es gehört aber zu mir. Die Angst ist rot, ist aber auch die treibende Kraft. Ein unberührter Kern in der Mitte, da kommt die Angst nicht hin. Ich kenne die Situation, sie begegnet mir immer noch."

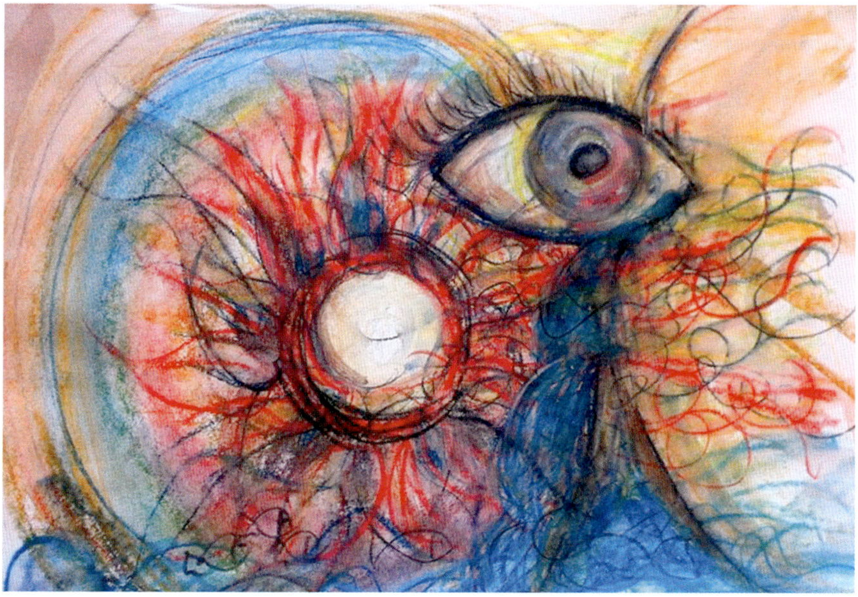

19.5.4 Fallbeispiel 4 und Intervention „Angst vor autoritärer Person"

Welche Angst hast du gemalt?
„Ich habe eine Angst aus einer beruflichen Situation gemalt. Ich habe diese in Form einer Erdkugel gemalt, die Erdkugel soll mein ‚Ich' darstellen und das dargestellte Gewitter meine Chefin. Meine Chefin ist eine schwierige Person."
Wie ist deine Chefin, was bedeutet 'schwierig'?
„Negativ, fehlerorientiert, wechselhafte Stimmung, Angst machend, unberechenbar."
Wie zeigt sich dies?
„Insbesondere bei den regelmäßigen Dienstbesprechungen, vor denen ich regelrecht Angst habe."
Wie zeigt sich die Angst?
„Ich bin aufgewühlt und habe Bauchschmerzen."
Welche Angst ist es genau?
„Ich habe Angst vor Abwertung, vor großer Beeinträchtigung, fühle mich in Brand gesetzt."
Wie wirkt sich das auf dein Befinden aus?
„Meine Stimmung wird schlecht. Ich fühle mich ohnmächtig, ich fühle mich wie gelähmt und will bei der Besprechung nichts mehr sagen. Ich bin sehr angespannt und habe Angst vor negativer Veränderung."
Was brauchst du in der Situation für dich?
„Eine Stärkung meines Selbstwerts. Dies gibt mir Sicherheit."
Was hilft dir dabei, mehr Sicherheit zu bekommen?
„In dem Moment wäre es wichtig für mich, dass ich ‚bei mir' bleibe und den Fokus auf mein inneres ‚Ich' lenke."

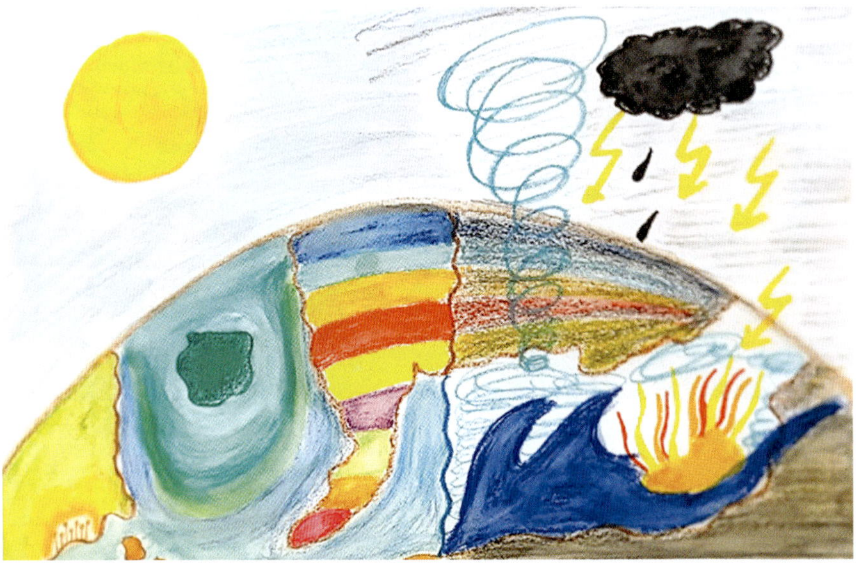

19

19.6 Bildaufgabe „Male ein Bild, wie du die Angst in dieser Situation gelöst und überwunden hast"

Durch das Selbsterleben der Angst im Malprozess und der Bildbesprechung des „Angstbildes" können bei dem Klienten Lösungen gebildet werden, die ihn aus der Angstsituation herausführen können. Im zweiten Schritt wird dann intuitiv ein „Lösungsbild" dazu gemalt und im Prozess selbst kann eine konstruktive Lösung gefunden werden, die dann anschließend besprochen wird.

Material

Blatt weißes Papier DIN A3, Ölmalkreiden, Gouachefarben, Pinsel, Wasser, Wasserglas

19.7 Fallbeispiele und Interventionen

19.7.1 „Lösungsbild" zum Fallbeispiel 1 „Angst vor dem unbekannten Land"

Welche Lösungen sind auf dem zweiten Bild zu sehen?

„Das Bild zeigt eine sanfte Landschaft in Grün- und Blautönen. Wenn man in Angstsituationen den Blickwinkel ändert und sich der Verhältnisse und der Zusammenhänge des großen Ganzen bewusst wird, dann erscheint einem das Problem oder die Angst ebenfalls verändert. Kleiner oder vielleicht unbedeutender. Alles hat einen Grund! Das Auswandern war für meine Eltern die richtige Entscheidung und ich habe das Beste aus dem gemacht, was mir mitgegeben wurde. Die Erfahrungen und Ressourcen, die ich daraus gezogen habe, tragen ihre Früchte."

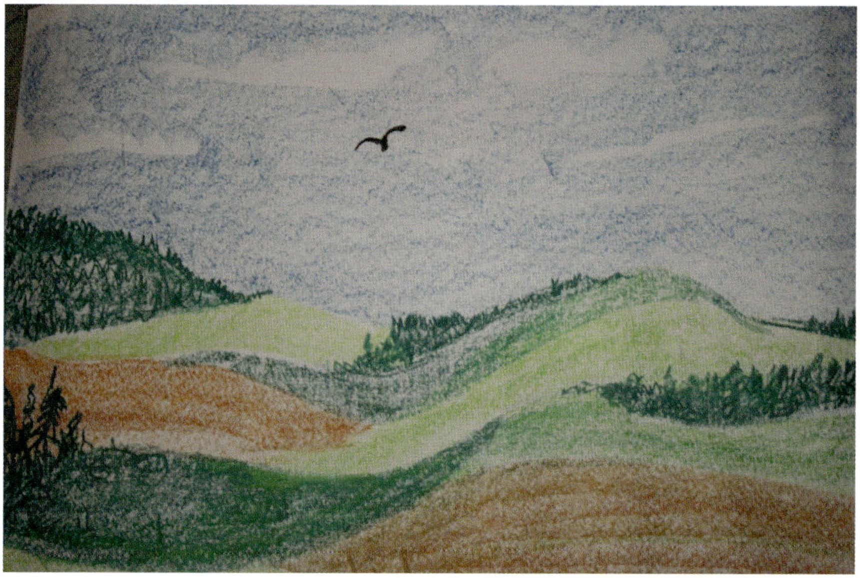

19

19.7.2 „Lösungsbild" zum Fallbeispiel 2 „Angst vor dem Tod"

Welche Lösungen sind auf dem zweiten Bild erkennbar?

„Ich habe versucht, Ruhe zu bewahren, soweit es ging, und versucht, ruhig weiter zu atmen, ohne Wasser zu schlucken. Dann haben wir versucht, die anderen Urlauber auf uns aufmerksam zu machen, die uns dann mit einem Rettungsring entgegengeschwommen sind. Als ich damals ins Wasser gesprungen bin, wollte ich eigentlich meine Angst vor neuen, für mich nicht kontrollierbaren Situationen überwinden. Dieses Erlebnis hat mich leider wieder einen Schritt zurückgeworfen und mich eher darin bestärkt, Situationen, die mir nicht geheuer sind, zu meiden. Im zweiten Bild ist der ‚Schutzring', den ich um mich herum brauche, gut erkennbar."

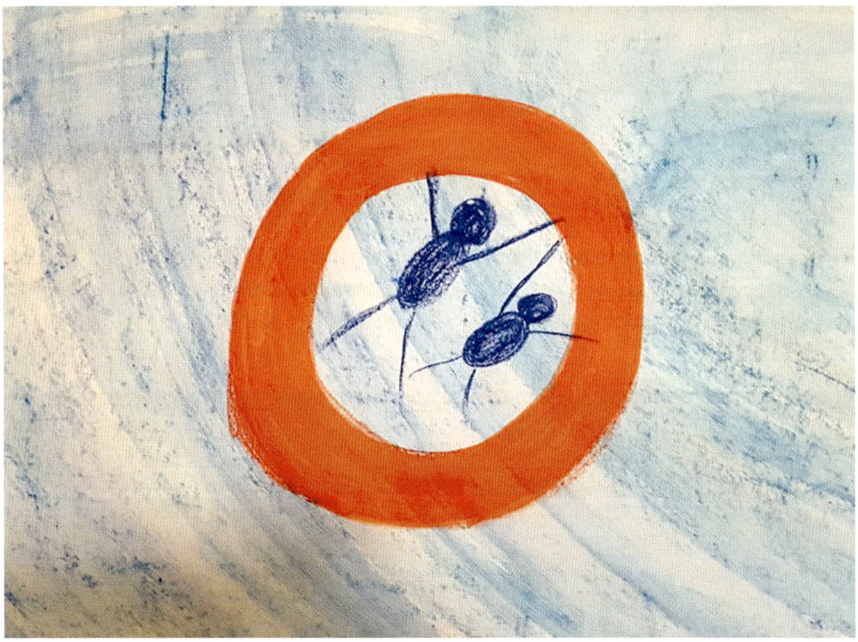

19.7.3 „Lösungsbild" zum Fallbeispiel 3 „Angst vor Authentizität"

Welche Lösungen sind auf dem zweiten Bild erkennbar?

„Ich habe die Angst so gelöst. Ich grenze mich zum anderen ab. Das Auge ist bei mir und ist klar. Ein Austausch findet statt. Das Rot hier ist als Lebensantrieb gemalt und als Unterstützung. Es ist eine Klarsicht, ich sehe die Situation. Ich bin bei mir, aus mir heraus und nicht aus dem Anderen heraus. Ich bin noch nicht ganz dort, aber auf einem guten Weg."

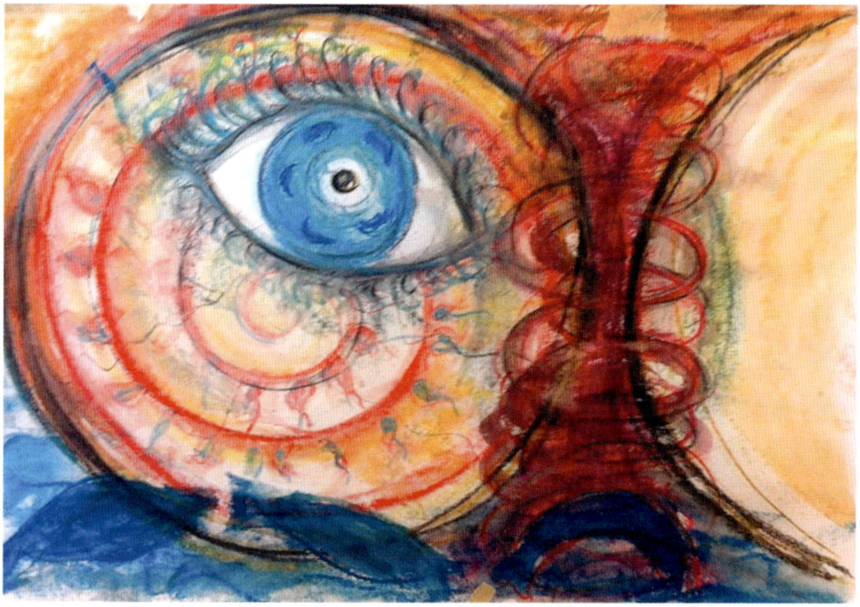

19.7.4 „Lösungsbild" zum Fallbeispiel 4 „Angst vor autoritärer Person"

Wie sieht das Selbsterleben aus, wenn du die Angst in dieser Situation überwunden hast?
„Ich habe die Erdkugel gemalt, die mein inneres ‚Ich' darstellt. Das Unwetter ist weitergezogen und der Kern ist fest im ‚Erdinneren'. Ich bleibe bei mir und dadurch gewinne ich an Stärke und Selbstsicherheit. Der Regenbogen auf dem Bild soll die ‚Hoffnung' darstellen."
Was bedeutet für dich ‚Hoffnung'?
„Trotz negativer Aspekte ist der Himmel freundlich, vieles ist auch gut und positiv an meiner Arbeit. Die Beratung von straffällig gewordenen Menschen gibt mir Sinn und Erfüllung. Die Klienten sind teils höflich und man kann mit ihnen gut arbeiten. Ich habe einen sicheren Arbeitsplatz und bin verbeamtet, das gibt mir Sicherheit."
Wie kannst du künftig mit deiner Angst umgehen?
„Ich möchte bei ‚mir' bleiben und dadurch sicher sein. Ich habe Hoffnung und kann das Ganze und die Situation annehmen. Ich möchte mich von den Ängsten und Unsicherheiten der Chefin distanzieren."

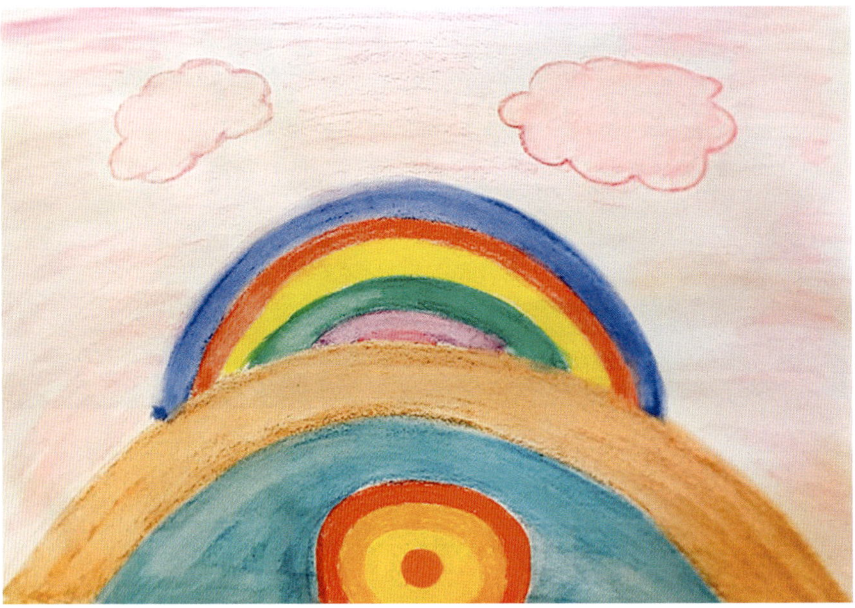

19.8 Reflexionen

Aussagen von Klienten, nachdem sie ein Angstbild gemalt hatten

Welche Wirkung hat es, sich malerisch mit dem Thema Angst auseinanderzusetzen?
„Die Angst wird sichtbar, es geht tiefer, befreiend und überraschend erkenntnisreich."
„Die Wirkung ist visualisierend, befreiend und Überblick gebend."
„Die Angst wird detailliert veranschaulicht in Farbe, Form und Ausdruck."
„Eine aufdeckende und klärende Wirkung ist zu sehen. Ich sehe, wie die Angst aussieht und wie sie mich beeinträchtigt. Eine lösende Wirkung ist zu sehen und welche unbewussten Lösungsideen es im Umgang mit der Angst gibt."
„Man kann die Angst greifbar machen. Man konfrontiert sich mit der Angst, man kann sie ansehen, in einem Spiegel."
„Sie zeigt die Größe, die Präsenz der Angst. Sie macht sie greifbar, veränderbar und kontrollierbar und zeigt Zusammenhänge auf."
Welcher Unterschied besteht zwischen der gemalten und der ausgesprochenen Angst?
„Für andere sichtbar und erlebbar. Die Angst wird detailliert veranschaulicht in Farbe, Form und Ausdruck. Sie kann aus der Ferne, mit Distanz, betrachtet werden."
„Zur ausgesprochenen Angst besteht mehr Distanz."
„Die Angst fühlt sich gesprochen unkonkreter und unspezifischer an."
„Gemalt bekommt die Angst ein Gesicht, einen Stellvertreter. Ich kann sie ansehen und es nimmt den Schrecken. Durch das Lösungsbild weiß man konkreter, was zu tun ist im Umgang mit der Angst."
„Unbewusste Ideen und Bewältigungsstrategien werden gemalt sichtbar."
„Ausgesprochen ist die Angst abstrakt und intellektueller."
„Ich habe das Gefühl, dass sich die Angst durch den Körper bewegt, und habe es auch so gemalt."
„Lösungswege werden klarer, während des Malens können sich diese schon anbieten."
„Man geht mit der Angst in einen Dialog."
„Ausdruck, Form und Farbe der Angst bringen sie vor die Augen der Seele."

19.9 Einsatz der Methode

- Generalisierte Angststörungen
- Phobien
- Panikstörungen
- Konflikte mit der Umwelt
- Dissoziative Störungen
- Somatoforme Störungen

19.10 Die neun Grundängste

Es gibt neun Grundängste, die bei Menschen überwiegend auftreten und mit denen wir uns abwechselnd ein ganzes Leben beschäftigen. Grundängste sind unsere tiefsten existenziellen Ängste – doch betreffen sie nicht unser physisches Überleben, sondern etwas nicht eindeutig Fassbares, was jenseits davon liegt, also das mehr der Psyche zugeordnet ist (Mahr 2013).

Wer sich auf die Erforschung dieser Ängste einlässt, erkennt, dass sie eigentlich der Sehnsucht nach umfassender Bewusstheit und Entfaltung entspringen. Sie können als spiritueller Selbstfindungsweg genutzt werden, da sie uns auffordern, unsere wahre Identität, unser grenzenloses seelisches Selbst zu erkennen und zu leben und auch die Ängste zu überwinden.
Die neun Grundängste sind:
- Angst vor Bedeutungslosigkeit und Wertlosigkeit
- Angst vor Kontrollverlust und Auflösung
- Angst vor Krankheit
- Angst vor dem Unbekannten und neuen Situationen
- Angst vor Mangel und Verlust
- Angst vor Verletzung
- Angst vor dem Verpassen und dem Tod
- Angst vor dem Ausgeliefertsein und vor Abhängigkeit
- Angst vor Einsamkeit und Alleinsein

19.11 Kunsttherapeutische Methode bei Angstpatienten: „Begleitetes Malen" nach Helena Schrode

Bei der Methode „Begleitetes Malen" nach Helena Schrode, einer klinischen Kunst- und Gestaltungstherapeutin, gestalten Patient und Therapeut je auf einem Papiergrund, das heißt, der Therapeut begleitet selbst aktiv den Entstehungsprozess der Bilder, indem er sich gestaltend auf den Patienten bezieht. Es ist eine Form der nonverbalen Kommunikation, die die gleiche Zuwendung erfordert wie ein Gespräch. Das Therapeutenbild spiegelt sich in den durch die therapeutische Beziehung hervorgerufenen inneren Bewegungen, Formen oder Bildern, die in Kontakt mit der aktuellen Gestimmtheit des Patienten stehen. So lassen sich Nähe und Vertrautheit herstellen, die angstmindernd wirken und auch über Ähnlichkeiten und Unterschiede in den Bildern erlebbar gemacht werden (Von Spreti, Martius und Förstl 2005).

In meiner Arbeit habe ich mich an die Methode „Begleitetes Malen" angelehnt, aber eine Veränderung im Gestaltungsprozess vorgenommen. Ein wesentlicher Unterschied besteht darin, dass der Therapeut erst ***nach*** Beendigung des Patientenprozesses selbst aktiv wird und mit seinem eigenen Gestaltungsprozess beginnt. Ein Vorteil in dieser Abweichung ist, dass der Therapeut seine volle Aufmerksamkeit, Konzentration und Empathie auf den Patienten richten kann, da seine Aufgabe in der wertschätzenden Beobachtung seines Gegenübers liegt. Der Patient fühlt sich angenommen und gesehen. Eine vertrauensvolle Therapeuten-Patienten-Beziehung kann aufgebaut werden.

PRAXISTIPP

- Achten Sie auf das empathische Einfühlen in den Patienten und in seinen Gestaltungsprozess!
- Beobachten Sie die eigene gefühlsmäßige Reaktion = Gegenübertragung!
- Entscheiden Sie, welche seiner spontanen bildhaften Äußerungen dem Patienten zugemutet werden können und welche den therapeutischen Prozess fördern!

19.12 Bildaufgabe „Male das Selbsterleben einer der neun Grundängste"

Der Klient hat die Möglichkeit, sich bildnerisch mit einer der neun Grundängste auseinanderzusetzen, die ihn momentan am meisten beschäftigt. Mit der Methode des begleiteten Malens kann er seine Angst in einem sicheren Rahmen bearbeiten und erhält ausreichend Unterstützung vom Therapeuten, Ressourcen und Lösungen zu finden.

Material

Weißes Papier DIN A3, Ölmalkreiden

Anleitung der Methode

- Der Klient beginnt bei der Methode „Begleitetes Malen" mit dem Malprozess und malt auf seinem Papier eine der neun Grundängste. Er malt so lange, bis er meint, dass er damit fertig ist. Der Therapeut sitzt mit dem gleichen Malgrund dem Klienten gegenüber und beobachtet den Malprozess des Klienten. Anschließend bezieht sich der Therapeut auf das Bild des Klienten, indem er in fast gleicher Weise auf seinem eigenen Malgrund die Angst des Klienten malt und somit „spiegelt".
- Kleine Abweichungen im Bild dürfen vom Therapeuten bewusst bereits im ersten Malprozess eingesetzt werden, um Möglichkeiten einer positiven Veränderung aufzuzeigen. Der ganze Ablauf passiert auf der Ebene der nonverbalen Kommunikation. Durch die Annäherung und Spiegelung und ein empathisches Einfühlen im Bild seitens des Therapeuten kann eine Vertrauensbasis zwischen Therapeut und Klient geschaffen werden.
- Nach dem ersten Malprozess erfolgt eine Besprechung der Bilder. Der Klient beschreibt sein Bild und wie es ihm im Prozess ergangen ist. Ähnlichkeiten und Abweichungen zwischen den Bildern werden besprochen und auch, wie Ähnlichkeiten oder Unterschiede im Kontext bildnerisch ressourcenaktivierend weiterverarbeitet werden können.

- Im zweiten Malprozess beginnt wieder der Klient, an seinem Bild weiterzumalen. Der Klient hat die Möglichkeit, aufgezeigte Veränderungen vom Therapeuten aus dem ersten Prozess zu übernehmen, und kann feststellen, dass es auch Lösungen zu Ängsten geben kann. Sobald der Klient mit dem Malen fertig ist, arbeitet der Therapeut an seinem eigenen Bild weiter. Der Therapeut kann auch kleine Nuancen vom Klienten übernehmen, um den Klienten zu stärken und Sicherheit zu geben und ihn auch zu spiegeln. Es können im zweiten Prozess größere Abweichungen seitens des Therapeuten vorgenommen und es kann auch ressourcenstärkend gearbeitet werden. Nach dem zweiten Malprozess wird wieder über den Prozess und Veränderungen in den Bildern gesprochen.
- Was sich im zweiten Malprozess an Erkenntnissen und Ressourcen ergeben hat, kann der Klient nun im dritten Malprozess umsetzen. Entweder malt er direkt am zweiten Bild weiter oder er entscheidet sich für einen neuen Malgrund.
- Es wird mehr ressourcenorientiert gearbeitet. Der Therapeut interveniert, spiegelt und verstärkt die Ressourcen auf seinem Bild und geht in Richtung Lösung. Nach dem letzten Malprozess wird abschließend über das dritte Bild gesprochen.
- **Malzeit:** 90–120 Minuten

19.13 Fallbeispiele und Interventionen

19.13.1 Fallbeispiel 1 und Intervention „Angst vor der Grundangst 'Verletzung'"

Erster Malprozess

Diese Klientin hat sich für die „Angst vor Verletzung" entschieden. Dies wird vor dem Malprozess verbalisiert. Anschließend beginnt die Klientin zu malen und beendet den Malprozess, nachdem sie das Gefühl hat, dass sie mit dem Bild fertig ist. Die Therapeutin bezieht sich auf das Bild der Klientin, spiegelt es in allen Details, nur schwächt sie es in den Farben ab. Nach Beendigung ihres Malprozesses wird über das Bild gesprochen.

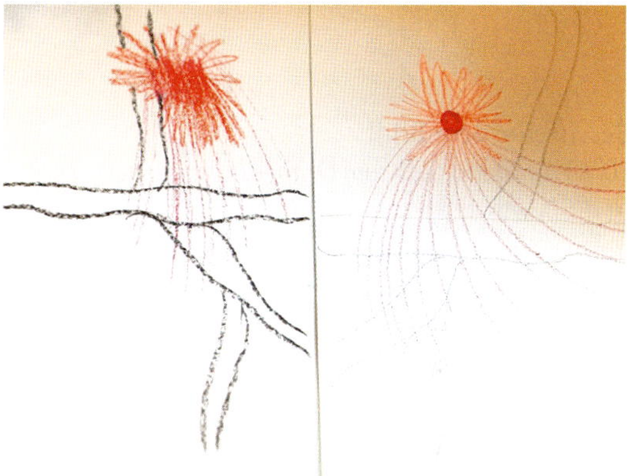

Wie sieht deine Angst aus?
„Rot sind die Wut und die Aggression, die mich an dem Platz festgehalten haben. Pink ist das Herz, das neue Wege gehen will. Habe ich resigniert oder bin ich im Frieden? Gibt es noch neue Wege? Geht mein Mann noch mit? Es ist auch keine Sehnsucht da, neue Wege zu gehen. Die Wut in uns beiden, kostet mich viel Kraft. Er lässt es verbal an mir aus. Ich fühle mich als Fußabstreifer und es schwächt mich. Ich möchte, dass mich mein Mann liebevoll stärkt."
Was sagst du zu dem Bild, das ich gemalt habe?
„Es wurde eine Blume aus der Wut gemalt. Es ist auch alles feiner gemalt und wirkt weicher."

Zweiter Malprozess

Den zweiten Malprozess beginnt die Klientin wieder und arbeitet an ihrem Bild weiter. Sie verwendet weitere Farben. Die Therapeutin „interveniert" und spiegelt anschließend das Bild der Klientin, indem sie die gleichen Farben verwendet, nur dass sie die Farben sanfter und zurückhaltender in Farbstärke und Form einsetzt.

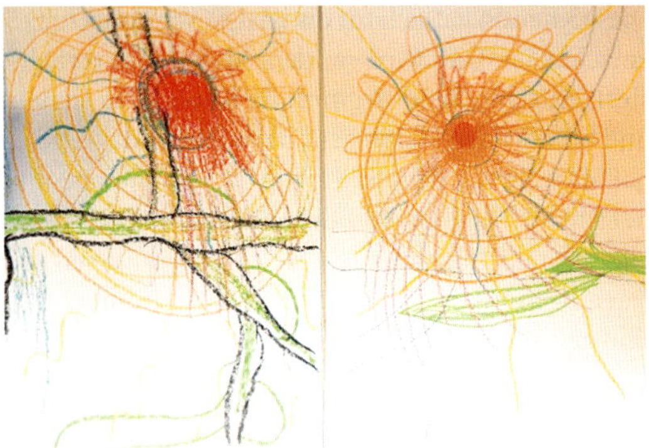

Beschreibe dein Bild!
„Die Wut ist mit Gelb und Orange harmonisiert. Türkis ist die bewusste Sprache. Es gibt ‚grüne' Möglichkeiten für die Zukunft und für die Gefühlswelt. Der Baumstamm steht jetzt da."
Was siehst du in meinem Bild?
„Es ist leichter, sanfter. Es ist eine Blume und eine Einheit und fließt mehr ineinander. Bei mir sind Grenzen, die stören."
Wie fühlst du dich?
„Es ist mehr ein Teil vom Ganzen. Ich funktioniere so gut. Die Wut ist energielos. Ich erledige meistens das andere und dann kümmere ich mich um mich. Es ist ungewohnt, an erster Stelle zu stehen. Ich gebe mir die Erlaubnis, ich darf an erster Stelle stehen und mein (mich) Selbst verwirklichen."

Dritter Malprozess

Beim dritten Malprozess entschließt sich die Klientin, mit einem neuen Malgrund zu beginnen. Sie bezieht sich auf das Gespräch vom zweiten Bild und malt sich und ihre Selbstverwirklichung. Die Therapeutin spiegelt das Bild, nur dass sie bestimmte Flächen wie das Herz, den Kopf und den Körper der Klientin farblich verstärkt und zusätzlich kleine Herzen malt. Dadurch wird die Klientin innerlich „stärker".
Wie sieht das Bild aus und was hast du gemalt?
„Mein Herz ‚Ich liebe mich', meine Liebe fließt in die Welt. Die Wut muss raus. Ich muss sagen, was mich stört. Ich muss für mich einstehen. Der Kopf ist orange, das steht für die Lebensfreude. Grün für die Heilung. Alte Verletzungen dürfen heilen."
Wie stehst du da?
„Ich stehe auf der Erde. Arme dürfen empfangen. Ich bin bereit, zu empfangen und für mich einzustehen."
Was siehst du auf meinem Bild?
„Es gefällt mir besser. Es ist klarer und sanfter. Es ist ‚Selbstliebe'. Ich liebe mich selbst, weil ich es wert bin. Es lässt mich meinen Platz einnehmen und mich selbst verwirklichen."

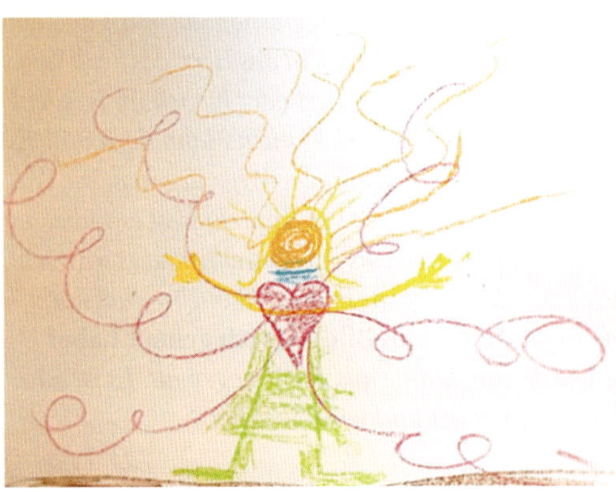

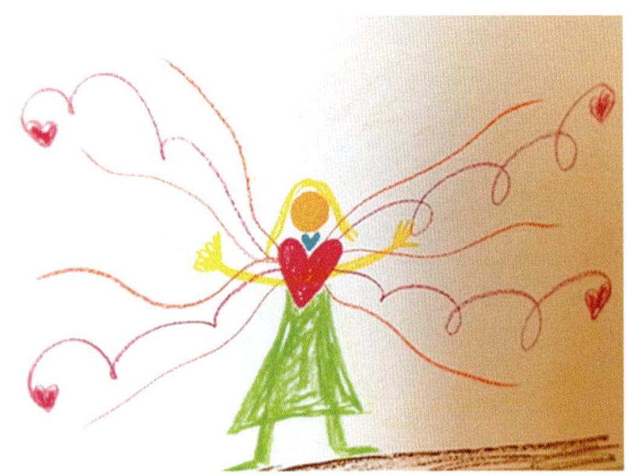

19

19.13.2 Fallbeispiel 2 und Intervention „Angst vor der Grundangst 'Verlust'"

Erster Malprozess

Diese Klientin möchte sich mit der Grundangst „Angst vor Verlust" auseinandersetzen. In diesem Fall beginnt die Klientin zu malen, ohne dass der Therapeutin bekannt ist, dass es sich um das Thema Verlustangst handelt. Nachdem die Klientin mit ihrem Bild fertig ist, beginnt die Therapeutin zu malen. In ähnlicher Weise malt sie das Bild wie die Klientin, nur das Herz wird ist in der Farb- und Formgebung klarer, größer und kräftiger. Das Schwarze, das das Herz in Zacken durchfährt, wird bei der Therapeutin abgeschwächt dargestellt, die Umrandung um das Herz herum kräftiger.

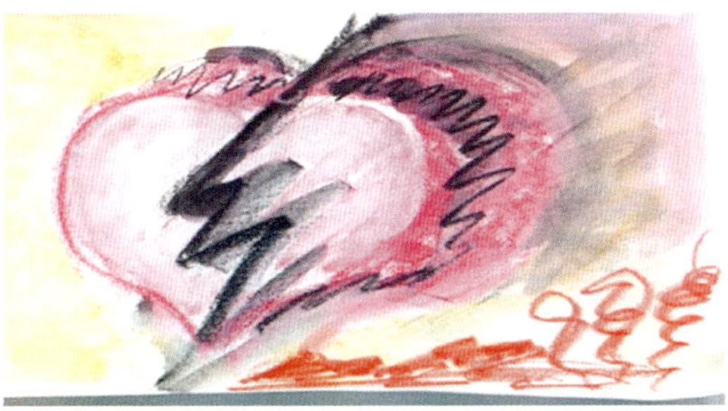

Wie sieht dein Bild aus?
„Das Bild ist sehr voll. Es hat mich nicht erleichtert, ist jetzt aber ausgesprochen und ausgebreitet. Es geht mir nicht gut. Ich habe Panik und Angst um mein Kind, schon seit der Geburt. Eine Angst, dass es mir wieder genommen wird und stirbt."

Wie geht es dir mit dem Aussprechen?
„Schlecht, nicht gut. Ich weiß, dass das für mich das Ende bedeuten würde. Das Herz ist das Kind, der Rahmen bin ich. Im Worst Case würde er gehen. Das würde mich auch zerstören. Ich wüsste nicht, wie ich da weiterleben sollte. Das Rote ist Blut, mein Herz blutet. Manchmal kommen solche Gedanken. Ich muss dann weinen und habe massive Verlustangst. Seit seiner Geburt ist mir klar, dass es etwas gibt, das mein Leben zerstören könnte. Das war vorher nicht. Ich habe Angst davor, es heraufzubeschwören, wenn ich es ausspreche, darum verdränge ich es. Als Kind machte ich die Erfahrung, dass ich immer wieder Kaninchen verloren habe. Ich habe die Haare aufgehoben."

Du hast in der Kindheit dazu Erfahrungen gemacht. Jetzt hast du eine Situation, die ähnlich ist, etwas, das dir sehr wichtig ist, könntest du verlieren. Wirf einen Blick auf mein Bild, was ist ähnlich?
„Die Farben sind gleich. Der Einschnitt ist nicht so schlimm, ist abgeschwächt. Der Rand dazwischen, das Blut ist spielerisch."

Kannst du mit meinem Bild etwas anfangen?
„Es hat mich gestört, dass du mein Kind malst, ist ja mein ‚Heiligtum'. Ich hätte nicht ausgehalten, wenn du es genauso gestaltet hättest. Ich war irritiert, hatte gehofft, du benutzt kein Schwarz."

Wohin willst du weitergehen?
„Keine Ahnung, es ist so diffus, bräuchte Sinn. Je mehr ich mich freue, umso größer wird die Angst."

Was könnte das mit dir zu tun haben?
„Ich weiß es nicht, ist das normal?"

Was würdest du jetzt im zweiten Bild malen?
„Ihn wieder ganz sein lassen."

Zweiter Malprozess

Im zweiten Malprozess beginnt die Klientin wieder auf einem neuen Papiergrund zu malen. Sie hat sich etwas beruhigt. Vermutlich hat es ihr gutgetan, ihre Angst auszusprechen. Das zweite Herz von der Klientin ist nun „weicher" und abgerundeter. Die Therapeutin nähert sich dem Bild der Klientin wieder an, indem sie die Herzen in fast gleicher Weise spiegelt. Nur dass am oberen Ende des Herzens eine „Fontäne" strömt. Nach Beendigung der Malprozesse gehen Klientin und Therapeutin wieder in das Gespräch.

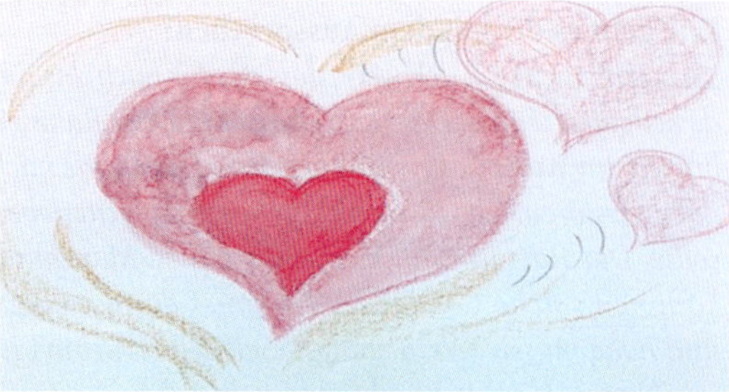

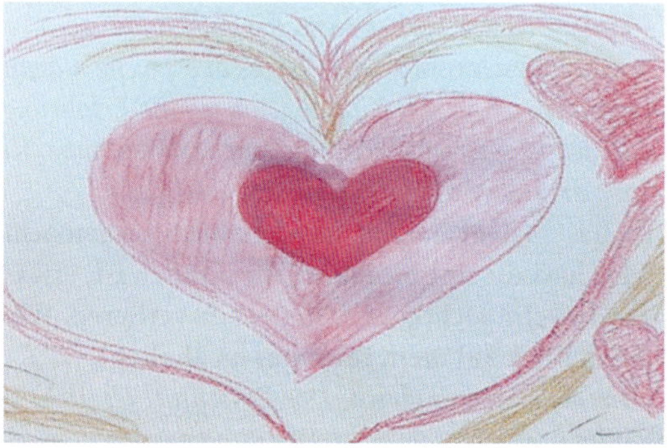

Wie geht es dir jetzt?
„Ich bin jetzt leer, der Gedanke, dass etwas Schlimmes sein kann, ist weg. Ich stelle mir etwas Schönes vor. Dass alles gut bleibt, das andere ist zu destruktiv. Ich malte mich wieder groß, er kann seinen Weg gehen, ich auch. Es ist dann so in Ordnung. Ich weiß aber nicht, ob ich das schaffe, es könnte vieles sein, was mich hindert. Er soll frei sein. Er spürt die Ängste von mir."
Jetzt ist schon ein Keim da von einer Lösung.
„Ja, aber trotzdem kann etwas passieren. Meine Lösung ist, dass ich mich mit dem Schlimmen beschäftige."
Gut ist die Veränderung. Dein Herz hat Größe bekommen.
„Ich dachte, aus Liebe kann noch etwas wachsen, etwas Nährendes."
Meine Gedanken waren, dass es strömen darf wie eine Fontäne von innen nach außen. Es zeigt sich ein großer Rahmen für die Liebe und wenig Schwarz. Das Strömen und Fließen der Liebe nach draußen überwiegt. Die Angst wird dann kleiner, durch Festhalten wird sie blockiert. Angst und Sorge können etwas mit Festhalten zu tun haben.

„Das Gefühl tut gut. Es bestärkt mich und ich kann es sein lassen, wie es ist. Die Angst ist gerade weg, bzw. bei Skala 1–10 auf 3. Beim Malen vorher war sie auf 15! Meine Ressourcen sind Größe, Liebe, Freiheit, Bewegung und gute Energie."
Das sind gute, starke Ressourcen, die du dem Kind geben kannst.

Dritter Malprozess

Der dritte Malprozess geht der Klientin relativ leicht von der Hand. Sie fühlt sich insgesamt leichter und auch angstfrei. Das Lösungsbild wird in kurzer Zeit gemalt und sie fühlt sich damit zufrieden. Es braucht hier nur noch wenig an verbaler Intervention seitens der Therapeutin, da der Prozess zufriedenstellend für beide Seiten ist.

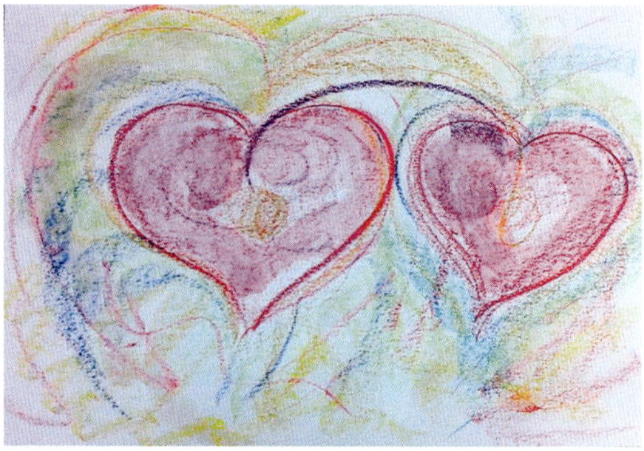

Ich habe das Gefühl, ich brauche nicht mehr malen.
„Ich habe auch gemalt, was er mir mitgibt."
Jetzt sind die Herzen nebeneinander. Du lässt ihm als eigene Person gesunden Abstand, der nötig ist. Vorher war es eher eine Symbiose, jetzt ist es ein zartes Miteinander. Wie geht es dir?
„Es hat seinen Schrecken verloren. Es tut sich etwas. ich glaube, es ist der Anfang. Dein Begleiten war toll, und es hat unglaublich gut getan. Für große Ängste ist es ein schönes Gefühl, wenn diese einem gespiegelt werden. Es gibt Wertschätzung."

19.14 Einsatz der Methode

- Bei Lebenskrisen
- Bei Beziehungskonflikten

LITERATUR

Freud S. Hemmung Symptom und Angst (7. Aufl.). München: Fischer; 1992.
Mahr M. Grundängste und Selbstverwirklichung. Wege der inneren Befreiung. Berlin: epubli; 2013.
Riemann F. Grundformen der Angst (39. Aufl.). München: Ernst Reinhardt; 2009.
Von Spreti F, Martius P, Förstl H. Kunsttherapie bei psychischen Störungen. München: Elsevier; 2005.

KAPITEL

20 Der psychische Schatten im gegenständlichen Bild

„Wer zugleich seinen Schatten und sein Licht wahrnimmt, sieht sich von zwei Seiten, und damit kommt er in die Mitte."

C. G. Jung

20.1 Schattenaspekte

Das Konzept des Schattens wurde erstmals von **Carl Gustav Jung** benannt. Er versteht darunter *„alles das, was du auch bist, aber auf keinen Fall sein willst"*. Es geht hier also um die ausgeblendeten Aspekte unseres Menschseins, um das, was wir bei uns nicht sehen wollen oder können, oder das, was wir ablehnen.

Ein Sprichwort sagt: „Desto mehr Licht, desto größer ist der Schatten." Im Anderen kommt mir dann das „Dunkle" entgegen, das ich bei mir nicht wahrhaben möchte. Wenn ich anfange, es dort zu verbessern oder gar zu bekämpfen, kann man das als „Schattenboxen" bezeichnen. In der Tiefenpsychologie wird die Schattenentwicklung als Prozess angenommen, der parallel zur Ich-Entwicklung verläuft: Was nicht ins eigene Ich-Ideal passt und nicht den Wünschen und Ansprüchen der sozialen Umgebung entspricht, wird ins „Schattenreich" des Unterbewusstseins verbannt. Dort landet also nicht nur Negatives, sondern einfach all das, was nicht mit dem Selbstbild vereinbar ist und daher nicht nach außen gezeigt und gelebt werden möchte. Negative Gefühle und Emotionen wie zum Beispiel Wut und Aggression werden nach außen projiziert, da man diese Emotion bei sich selbst nicht wahrhaben kann und möchte.

So kann eine Abspaltung von seinen eigenen Emotionen entstehen und man entfernt sich immer mehr von sich und auch von anderen Menschen, begründet durch Unverständnis und Intoleranz. Die Folge können eine Isolierung von der Umwelt und Konflikte mit anderen sein.

Wenn die eigenen Schattenanteile gut erkannt und bearbeitet werden, können sich mehr Authentizität und Echtheit, das wahre Ich zeigen, und damit kann wieder eine gute und ehrliche Verbindung zur Außenwelt aufgenommen werden.

Die Psychoanalytikerin Verena Kast bemerkte Folgendes zu dem Thema Schatten:

„Unter dem Schatten eines Menschen verstehen wir jene Persönlichkeitszüge, die auf gar keinen Fall offen vor der Welt daliegen und gesehen werden sollen. Tun sie es doch, verliert der Betreffende zumindest vorübergehend das Gesicht, was bei den meisten Menschen mit Scham und Angst verbunden ist. Beim persönlichen Schatten eines Menschen kann es sich um eine einzelne Eigenschaft der Persönlichkeit handeln, die mit einem bestimmten Verhalten verbunden ist und die von diesem Menschen nicht akzeptiert werden kann, zum Beispiel Neid oder Geiz. Es können damit aber auch alle zu einem gewissen Zeitpunkt bewussten Eigenschaften und Verhaltensweisen gemeint sein, die wir an uns selbst nicht annehmen können und daher verdrängen. Es gibt aber immer auch Schatten, der uns selbst verborgen ist."

Kast (2000)

Um in der Kunsttherapie das Thema „Schatten" gestalterisch gut umsetzen zu können, muss zuerst ein theoretisches Verständnis dafür entwickelt werden. Dies kann durch folgende Aussage von Verena Kast vermittelt werden:

„Es wird in der Auseinandersetzung mit dem Schatten darum gehen, grundsätzlich eine Schattenakzeptanz zu entwickeln, zu verstehen, dass im menschlichen Leben das Helle und das Dunkle zusammenspielen. Es wird auch darum gehen, eine Schattensensibilität zu entwickeln, sodass wir lernen, mit den schattenhaften Aspekten in uns verantwortlich umzugehen. Dabei geht es nicht um einen Verlust der Wertehaltung, sondern um eine Umwertung der Werte."

Kast (2000)

20.2 Bildaufgabe „Gestalte ein Bild von deinem persönlichen Schatten"

Die Bildaufgabe erfordert vom Klienten, sich mit denjenigen Eigenschaften auseinanderzusetzen, die er an sich oder auch bei anderen Menschen ablehnt. Es geht darum, diese Eigenschaften zu erspüren und zu entdecken und in einem weiteren Schritt zu akzeptieren und zu integrieren.

Material

Zeichenpapier DIN A3, Tonpapier, Zeitungspapier, Ölmalkreiden, Schere, Klebstift

Anleitung der Methode

- Der Therapeut oder Leiter bittet den Klienten, die Augen zu schließen, während er eine Meditationsgeschichte vorliest, um ihn zu seinen Schatten zu führen:

Licht und Schatten

„Bist du schon einmal stehen geblieben, hast gedankenversunken vor dich auf den Boden gestarrt …? Da liegt er, direkt vor dir auf dem Boden. Jene dunkle Gestalt, die dich verfolgt auf Schritt und Tritt, ob es dir bewusst ist oder nicht. Als Kind versuchte der eine oder andere spielerisch auf diesen dunklen Begleiter zu springen, schneller zu sein als er, ihn zu fangen …
Manche Bewegungen hast du vielleicht gar nicht wahrgenommen, die du jetzt durch deinen eigenen Schatten erkennst:
Hattest du tatsächlich gerade den Arm gehoben, um dir die vom Wind zerwühlten Haare aus dem Gesicht zu streifen?
Bist du wirklich gerade über dem winzigen Rinnsal am Weg gehüpft wie ein junger Mensch?
Dein Schatten macht genau das, was du in ‚echt' auch tust – so viel ist klar.
Dein Schatten liegt dunkel vor dir, zeigt dir, was du tust, ganz gleich, wie oder warum du bestimmte Schritte tust, ganz gleich, ob du ihn wahrnimmst oder lieber nicht sehen willst. Dein Schatten begleitet dich, liegt vor dir.
Der dunkle Schatten, jene Minuten, in denen du in deinem Leben stehen bleibst und auf ihn schaust – auf die Wahrheit, auf deine Fehlschritte, deine falschen Bewegungen, deine falsche Richtung. Dein Schatten belügt dich nicht, wenn er dir zeigt, welche Motive dich treiben, welche Ängste oder Trauer dich im Innersten bewegen. Der dunkle Schatten ist nicht farbig und schillernd schön – die Wahrheit über dich selbst zu sehen auch nicht, wenn du ehrlich bist …
Aber manchmal ist es wichtig, seinen eigenen Schatten mal zu betrachten, als wärst du dein eigener Beobachter.
Aber wo ein dunkles Schattenbild von dir ist, da ist auch helles Sonnenlicht.
Wenn du deinen Schatten siehst, fürchte dich nicht, geh nicht traurig weiter.
Wenn der Schatten direkt vor deinen Augen liegt, dann ist es immer so, dass dir die Sonne warm in den Rücken scheint. Spürst du, wie die Sonne dich am Rücken streift, als wolle sie dich einladen, dein Gesicht wegzudrehen vom dunklen Schatten hin zu ihrer Wärme?
Die wärmenden Sonnenstrahlen laden dich ein – Gott lädt dich ein. Gäbe es ein Schattenbild, wenn es die Sonne nicht gäbe? Würdest du deine dunkle Seite erkennen, wenn Gottes Licht nicht scheinen würde? Gottes Wärme ist wärmer als Sonnenschein; eine Wärme für dein Herz, deine Seele.
Und dann kommt der Moment, an dem du es wagst: Du drehst dich vom Schatten zur Sonne.
Der Schatten ist nicht verschwunden, doch du siehst ihn nicht mehr.

Der Schatten bleibt, begleitet dich immer weiter, solange du gehst – doch du hast die Richtung geändert, läufst der Sonne entgegen.
Du siehst die Sonne, spürst die Wärme und erfreust dich daran.
Nur wenn du dich umblickst, hinter dich schaust, dann siehst du den Schatten – aber selbst dann weißt du, er liegt hinter dir.
Die Richtung deines Lebens ändern – dein Denken ändern, wegschauen von dir selbst oder den Dingen, die deinen Alltag bestimmen, denn es gibt noch etwas Wichtigeres, etwas, was du nicht sehen kannst, solange du auf dein Schattenbild zugehst. Dreh dich um zu Gott, deinem Schöpfer, er ist Sonne, Wärme für dich. Dein Schattenbild zeigt dir, wie du handelst, lebst, denkst. Doch wagst du die Umkehr, dann wirst du mit jedem Schritt beginnen, mehr und mehr Seine Größe, Licht und Wärme zu bewundern. In welche Richtung gehst du …?"

https://www.christliche-autoren.de/licht-und-schatten.html

- Anschließend bittet der Therapeut den Klienten, sich die „dunklen" Gedanken und inneren Bilder, die während der Meditationsgeschichte aufgetaucht sind, nochmals bewusst zu machen und sie dann anschließend in einem Prozess zu malen und zu gestalten.
- **Gestaltungszeit:** 90–120 Minuten

20.3 Fallbeispiele und Interventionen

Der Therapeut arbeitet nach dem Vorlesen von „Licht und Schatten“ und dem Gestaltungsprozess mit dem Klienten im Gespräch die wesentlichen Aspekte der verborgenen Schattenanteile heraus.

20.3.1 Fallbeispiel 1 und Intervention „Vom Devoten zum Autonomen“

Wie ging es dir im Prozessverlauf insgesamt?
„Es war schwierig. Ich habe Punkte gefunden, jedoch hatte ich einen großen Widerstand.“
Konntest du deine Schattenanteile entdecken und gut gestalterisch umsetzen?
„Ja, ich konnte es gut darstellen. Meine Schattenpunkte sind, dass ich manchmal feige bin, mich ducke und unehrlich bin. Ich möchte gerne eine Hülle, die klar definiert ist, nicht zusammengesetzt, sondern eins. Erst objektfrei, Spiralen in hell und dunkel als Ying und Yang. Beides strahlt. Das Helle aber nicht ungehindert hell, sondern durch das Dunkle verliert es an Strahlkraft. Das Dunkle gewinnt, wenn das Helle verliert. Das Dunkle überwiegt, nimmt Kraft, pflanzt sich ein. Der Schatten ist so stark, dass das Helle verblasst. Ich weiß nicht mehr, was hell ist im Leben. Die Figur ist geduckt, im Käfig, schaut nach unten, wirft Schatten nach unten und schaut dort hin. Ich mutiere dann zu einem bissigen Wesen, gebe anderen die Schuld, bin angespannt, kann nicht raus, mache andere verantwortlich. Ich möchte gern selbst Verantwortung übernehmen und dabei meine Grenze akzeptieren. Mut und Kraft fehlen mir, die Angst hindert mich – ich könnte ja Job, Familie, Freunde, Sinn verlieren. Mein Sticheln ist feige, tut mir letztendlich selber nicht gut. Der Käfig ist die Einschränkung, zum Teil selber gemacht, und Erwartungen von außen an mich. Die Figur hat aggressive Stacheln zum Sticheln, aber kontrolliert. Manchmal platzt mir der Kragen, tut mir hinterher gut.“

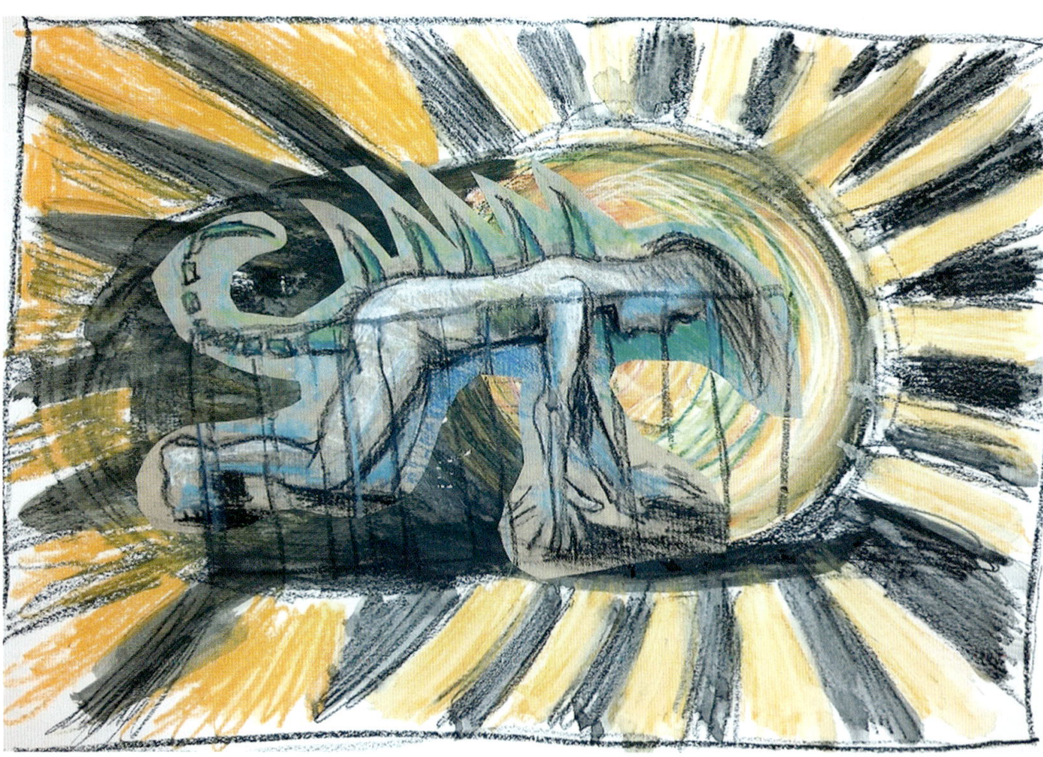

Welcher Aspekt gefällt dir gut an deinem Bild?
„Mein Sternzeichen ist Skorpion und passt zu meinem Bild. Die Erkenntnis: Schatten überwiegt bei gleichen Anteilen von Licht und Schatten. Ich brauche mehr Helles, um mit dem Dunklen klarzukommen."
Welcher Aspekt gefällt dir am wenigsten an deinem Bild?
„Viele Reaktionen resultieren aus Angst, ich wehre mich aber nicht richtig, sondern mehr passiv. Das gefällt mir nicht. Die geduckte und unterwürfige Haltung. Sie hat etwas Devotes."
Das Devote und Unterwürfige lebst du. Es ist zum Teil auch in das Licht integriert. Woher kommt das?
„Es kommt durch Konfliktangst, Bequemlichkeit, Harmoniebedürftigkeit und Angst vor Veränderung."
Hast du auch Angst vor deiner eigenen Macht?
„Ja, die habe ich, und auch vor allem Angst vor meiner Freiheit. Die Freiheit ist für mich etwas Unkontrollierbares, ist offen, ein Raum, der sich komplett öffnen kann. Das lehne ich ab. Erkenntnis: Ich lehne meine eigene Autonomie ab."
Wenn du eine Umschreibung des Bildes mit einem Wort machen würdest, welches wäre dafür das Passende?
„Raubschnecke – oder alterndes Raubtier verliert Biss."
Neue Bildaufgabe: Male ein Bild von deinem größten Schattenaspekt – Autonomie.
Die Umsetzung der Bildaufgabe wird in ➤ Kapitel 20.6.1 **beschrieben.**

20.3.2 Fallbeispiel 2 und Intervention „Von der Geltungsbedürftigen zur Bedeutungslosen"

Wie ging es dir im Prozessverlauf?
„Ich bin am Arbeiten, nicht so gut. Die letzten zwei Wochen waren diffus. Ich habe den eigenen Kritiker sehr gespürt. Ich hatte drei Themen. Meine Schwierigkeit war, dass Teilaspekte mit Worten nicht greifbar waren: Das ist zum Beispiel berufliches Versagen, der Zwang nach Perfektionismus und der Drang, Geltung zu bekommen."
Beschreibe dein Schattenbild!
„Die Kreise sind die Freunde, der große Blaue bin ich. Der Schatten versperrt den Zugang zu den Häusern = Arbeitsstellen. Geh den Weg. Keine Ahnung, wo der Weg noch hinführt. Ich habe Angst, mich zu verzetteln. Eine Gruppenleiterin zu sein, das war meins. Ich habe Angst, dass jemand meckert. Das Viereck bedeutet Angst, nichts zu hinterlassen. Die drei Sprechblasen bedeuten Werte nur in Worte fassen, nicht leben zu können."
Welchen Aspekt findest du gut, welcher gefällt dir?
„Dass ich es zulassen kann, meine Befürchtungen und Ängste anzuschauen. Kritische Urteile annehmen kann."
Welcher Aspekt gefällt dir am wenigsten an deinem Bild?
„Unwichtig zu sein, nicht gesehen werden, ohne Nutzen und Zweck, bedeutungslos zu sein."
Neue Bildaufgabe: Male ein Bild der Bedeutungslosen von dir.
Die Umsetzung der Bildaufgabe wird in > Kapitel 20.6.2 **beschrieben.**

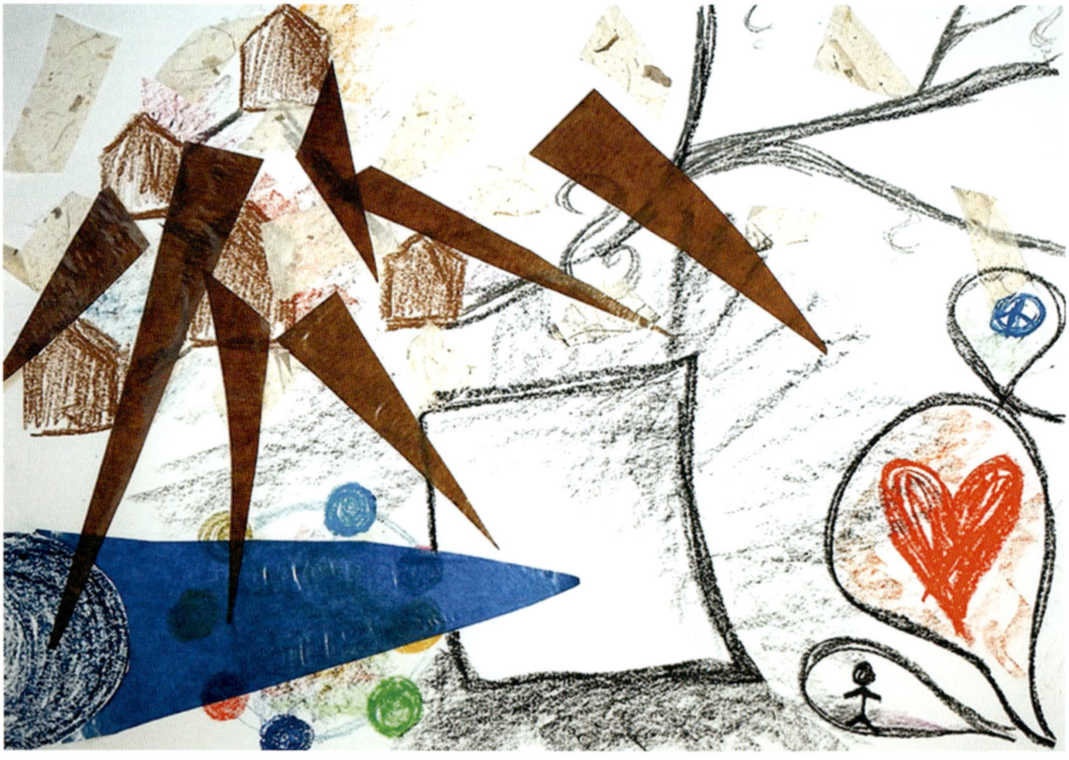

20.3.3 Fallbeispiel 3 und Intervention „Von der Unklaren zur Selbstzentrierten"

Wie ging es dir im Prozessverlauf insgesamt?
„Es ist mir leichtgefallen, es sind Botschaften da, ich hätte gerne weitergearbeitet, ich habe mich reduziert, war ganz gut im Fluss, wie gezielt, war überraschend, habe es nicht so sehr überladen."
Konntest du deine Schattenanteile entdecken und gut gestalterisch umsetzen?
„Das Schwarze und der Sand sind mein Schatten, meine Unkonsequentheit und Unklarheit. Ich habe eine Frau und einen Mann übermalt, es waren vorher drei Frauen und zwei Männer. Ich nehme mir zu wenig Zeit für Ruhe und für mich, gehe an meine Grenzen und ich lasse über meine Grenzen gehen. Die Hände: Ich nehme das Leben zu wenig in meine Hände.
Der Schattenaspekt: Ungeduld ist nicht ersichtlich, der Schatten ist, mich treiben zu lassen, ich kann mich zu wenig treiben lassen. Ich höre nicht so auf das innere Kind, ich definiere mich über Leistung. Ein großer Schatten ist, dass ein Mann und eine Frau genügen, auf die Paarbeziehung bezogen. Die Hintergrundfarbe ist Gold = Herbst = etwas Wertvolles = Selbstwertschätzung = etwas Ungelebtes."
Welcher Aspekt gefällt dir gut an deinem Bild?
„Der Baum, die Wassertropfen und die Hände."
Welcher Aspekt gefällt dir am wenigsten an deinem Bild oder ist am unangenehmsten?
„Die zwei goldenen Punkte gefallen mir am wenigsten. Es war zu viel, zu viel Verwirrung, Unklarheit."
Wenn du eine Umschreibung des Bildes mit einem Wort machen würdest, welches wäre das Passende?
„Eigenverantwortung und Selbstzentrierung! Dann bin ich klar und konsequent, dann entscheide ich."
Neue Bildaufgabe: Male ein Bild der Selbstzentrierten in dir!
Die Umsetzung der Bildaufgabe wird in ➤ Kapitel 20.6.3 **beschrieben.**

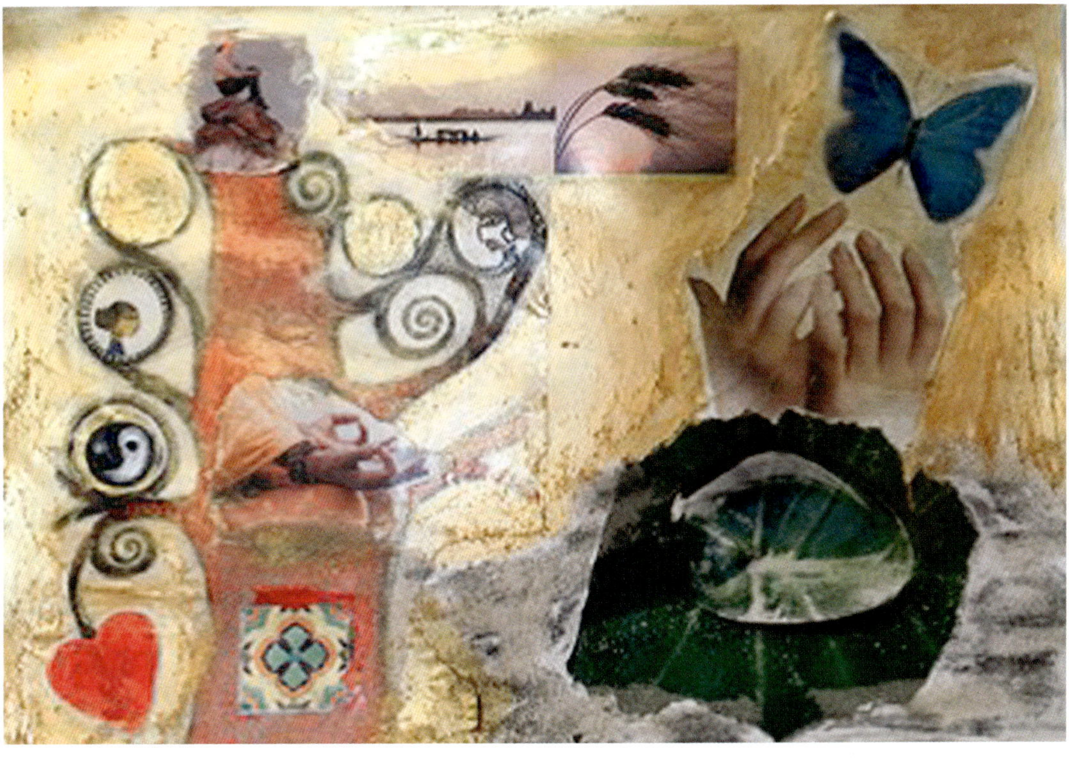

20.3.4 Fallbeispiel 4 und Intervention „Von der Angepassten zur Dominanten"

Wie ging es dir im Prozessverlauf insgesamt?
„Ich habe es als schwierig empfunden und es sind unangenehme Gefühle hochgekommen. Das Collagenmaterial zu finden ist mir leichtgefallen. Irgendwann spürte ich, es ist nicht schön, sich mit den Schattenseiten auseinanderzusetzen, aber es ist nun mal so. Danach habe ich den Prozess als fließend wahrgenommen."
Konntest du deine Schattenseiten entdecken und gut gestalterisch umsetzen?
„Ich konnte meine Schattenseiten gut entdecken und gestalterisch umsetzen. Negative Emotionen habe ich zusätzlich mit Farben dargestellt."
Welcher Aspekt gefällt dir gut in deinem Bild?
„Das Bild mit dem Mann im Feuer kann ich am ehesten annehmen. Es steht für mich für die impulshafte Seite. Männer befriedigen ihre Bedürfnisse mehr als Frauen, sie essen zum Beispiel so viel sie wollen. Diese Schattenseite ist mir schon lange bewusst und ich habe sie bereits integriert. Ich erlaube es mir."
Welcher Aspekt gefällt dir am wenigsten in deinem Bild?
„Das Tier und dessen Blick lehne ich am meisten ab. Es ist für mich ein strenger/böser Blick, der Dominanz und Überheblichkeit ausstrahlt. Ich selbst erlaube es mir nicht, so möchte ich nicht sein. Bei der Erziehung meiner Kinder muss ich dennoch manchmal streng sein. Damit fühle ich mich nicht wohl."
Wenn du eine Umschreibung des Bildes mit einem Wort machen würdest, welches wäre dafür das passende?
„Furchteinflößend."
Neue Bildaufgabe: Male ein Bild der Dominanten in dir!
Die Umsetzung der Bildaufgabe wird in ➤ Kapitel 20.6.4 **beschrieben.**

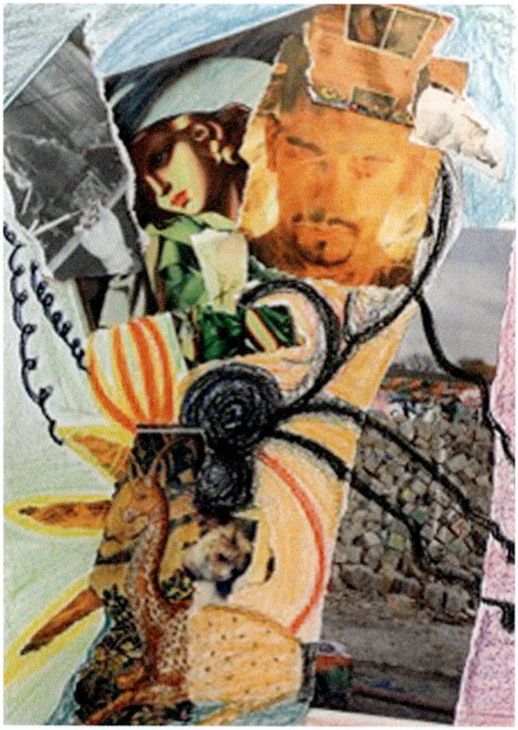

20.3.5 Fallbeispiel 5 und Intervention „Von der Leblosen zur Lebendigen"

Der Grabstein ist als Symbol für die derzeitige Arbeit einer Klientin dargestellt worden, die sie als starr, steif und unlebendig, aber das Wuchtige daran auch als Sicherheit empfindet. Sie erkennt durch das Bild, dass ihre derzeitige Arbeit „tot" ist, und lernt, das zu akzeptieren. Nur so kann etwas Neues und Lebendiges entstehen.

Wie erging es dir in deinem Prozessverlauf insgesamt?

„Zuerst hatte ich keinen Zugang zu dem Schatten. Dann habe ich den Mann mit dem Wirrwarr auf dem Kopf gefunden. Dadurch kam der Prozess ins Rollen. Danach habe ich den Grabstein gefunden, der mich sehr angesprochen hat. Das Bild mit dem Wasser ist ein Symbol von dem, was ich gerne hätte: die Weite, Freiheit und das Fließende (Wasser). Den Hintergrund des gesamten Bildes habe ich in Grün gehalten, als Symbol für das Werden und das Wachstum. Der goldene Boden hier unten war für mich das Symbol für die Ernte und das Wertvolle."

Konntest du deine Schattenanteile entdecken und gut gestalterisch umsetzen?

„Mein Schatten ist der Grabstein, das Steife und Starre, das Unlebendige. Auch ist das Pergamentpapier mein Schattenanteil. Ich lehne das, was ich möchte, noch ab. Es liegt im Nebel, ist schemenhaft, es gibt noch einen Widerstand, der da ist. Ich habe Angst, mein Leben zu leben. Die Ablehnung von dem, was für mich das Lebendige darstellt."

Welcher Aspekt gefällt dir gut an deinem Bild?

„Das Pergamentpapier über dem, was ich gerne hätte. Es ist schemenhaft, es ist etwas da, das man integrieren kann. Die Sicherheit des Grabsteines mag ich, das Wuchtige."

Welcher Aspekt gefällt dir am wenigsten?

„Mein Schattenaspekt, der Grabstein, gefällt mir am wenigsten, das Leblose, das Starre. Die Ablehnung, die Bewegungslosigkeit. Auf der anderen Seite mag ich die Sicherheit des Grabsteins, das Wuchtige. Das ist symbolisch auf meine Arbeit übertragbar. Ich fühle mich nicht wohl in meiner Arbeit, die Bewegungslosigkeit, ja sogar das Tote daran mag ich nicht; doch auf der anderen Seite gefällt mir die Sicherheit daran."

Wenn du eine Umschreibung mit einem Wort machen würdest, welches wäre dafür das Passende?

„Metamorphose."

Male ein Bild deines Schattenaspektes von dem, der dir am wenigsten gefällt.

„Den Aspekt des Sterbens und des Todes zu integrieren: Von der Starren und Unbeweglichen zur Lebendigen."

Die Umsetzung der Bildaufgabe wird in ➢ Kapitel 20.6.5 **beschrieben.**

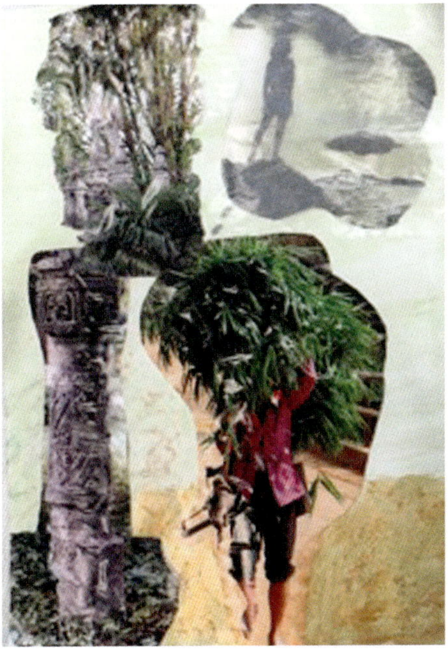

20.4 Bildaufgabe „Male ein Bild von deinem größten Schattenaspekt"

Aus der vorhergehenden Bildaufgabe wurde im Gespräch der größte und unangenehmste Schattenaspekt herausgearbeitet. In dieser Bildaufgabe wird dies gestalterisch umgesetzt. Dabei geht es darum, sich diesen Schattenaspekt bewusst zu machen, zu bearbeiten und schließlich anzunehmen.

Material

Zeichenpapier DIN A3, Tonpapier, Zeitungspapier, Ölmalkreiden, Schere, Klebstift

20.5 Fallbeispiele und Interventionen

20.5.1 Fallbeispiel 1 und Intervention „Male ein Bild des Autonomen in dir!"

Konntest du deinen größten Schattenaspekt herausarbeiten?
„Ja."
Wie sieht dein größter Schattenaspekt aus?
„Es ist ein Wesen mit einer gewissen Kraft und Gefährlichkeit. Ein Raubtier, das direkt sichtbar ist, nicht ein schwächelndes, feiges Sticheln. Es ist eine direkte Kraft nach außen sichtbar, nicht beschönigt, sondern ehrlich, weil sichtbar. Ich bewundere Leute, die direkt sind. Autonomie ist sichtbar, sie ist kein Käfig, sondern zeigt sich mit geballter Faust. Es ist eine Bewegung nach vorne mit erhobenem Kopf in Richtung Licht. Das Helle ist feurig, ich könnte mich auch verbrennen daran. Ist mir bewusst. Ich schäle mich aus dem Kokon, den ich ablegen will. An den Schuppen hängt Schatten, der wird nach und nach aufgelöst."
Kann er in dein Leben integriert werden?
„Ich spüre es noch nicht direkt, aber im Bild ist es schon sehr deutlich spürbar. Im wahren Leben wäre es spürbar, weil ich es schaffe, viele Pflichten, die ich nicht möchte und die mir übergestülpt werden, abwehre und mich abgrenzen kann."
Wie kann er integriert werden?
„Zum Beispiel gestern Abend. Es war eine Party, ich hatte Spaß mit Freunden und konnte die Kritik meiner Frau ‚Du hast dich nicht um mich gekümmert' abwehren. Ich habe mich nicht wie sonst oft schuldig oder verantwortlich gefühlt."

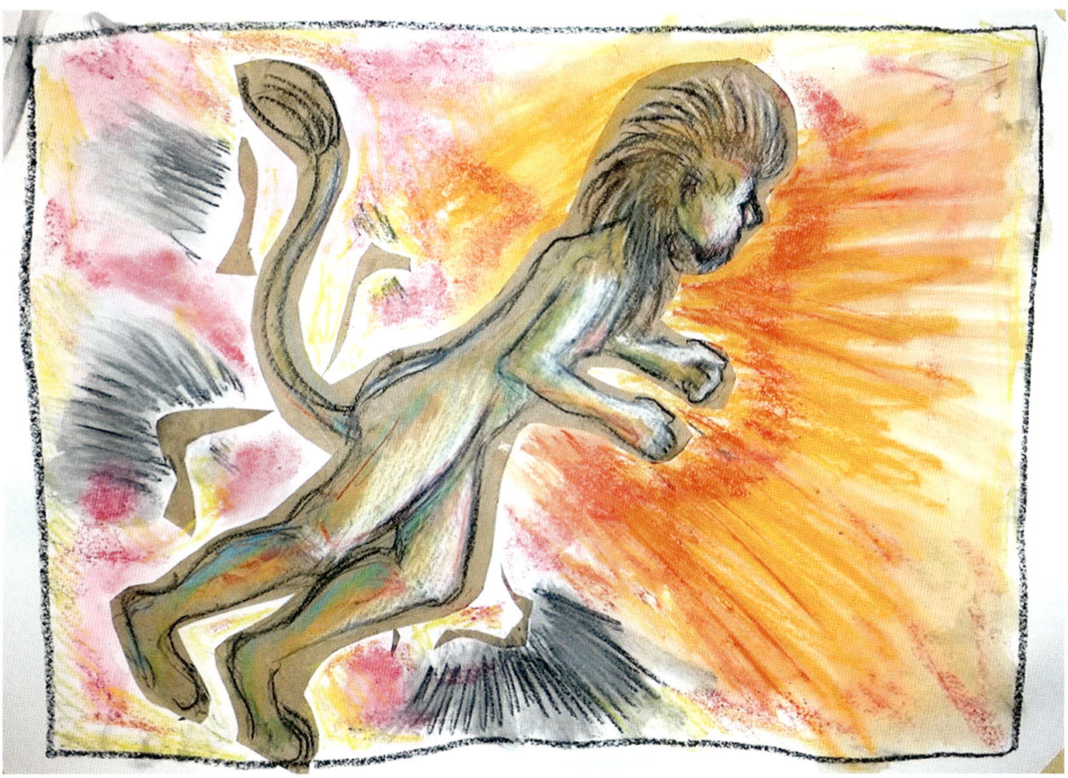

20.5.2 Fallbeispiel 2 und Intervention „Male ein Bild der Bedeutungslosen in dir!"

Konntest du den größten Schattenaspekt der „Bedeutungslosen" herausarbeiten?
„Und der Selbstverliebten. Der große Kreis bin ich. Das Rosa-Gold ist die Selbstverliebtheit. Das Braune ist die Kritik, der Reifen die Isolation. Bunt sind alle anderen. Sie berühren sich, nur ich bin im Abseits. Wie eine Mauer und eine Front. Es ist kein Zugang für mich, das Schwarze, meine negative Aura. Das Hellblaue ist in Bewegung."

Was kannst du integrieren?
„Daran arbeiten. Das Selbstverliebte zurückstellen."
Selbstliebe darf schon sein. Die weiße Mitte ist die Bedeutungslosigkeit. Wie kannst du das integrieren?
„Indem ich Andere akzeptiere, in ihrer Farbe. Das Ziel ist, mich selber zum Leuchten zu bringen."
Die gesunde Grenze. Dass die Farbe in dir leuchtet. Wenn du deine Farbe lebst, löst sich die schwarze Aura und die Bedeutungslosigkeit auf. Integriert dich wieder in das Leben.
„Ich habe Angst, jemand Anderen zu übertönen. Ich muss die richtige Farbe finden."

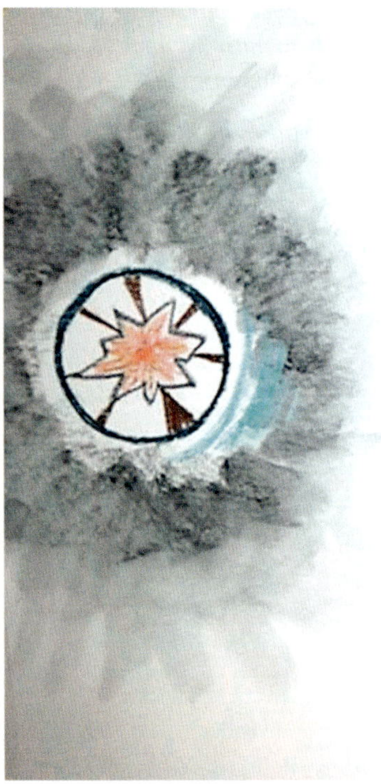

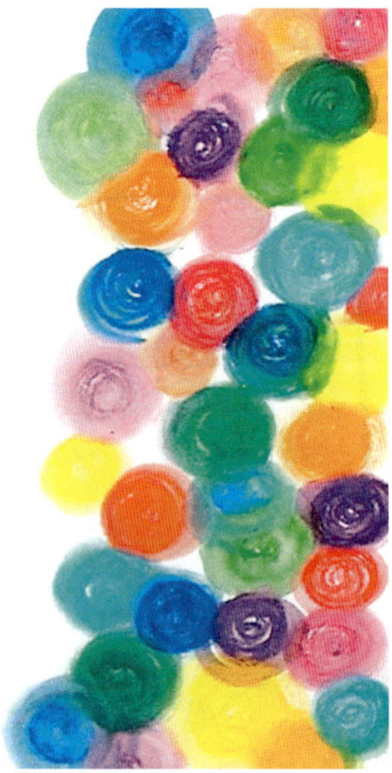

20.5.3 Fallbeispiel 3 und Intervention „Male ein Bild der Selbstzentrierten in dir!"

Konnte der Schattenaspekt „Eigenverantwortung und Selbstzentrierung" herausgearbeitet werden?
„Ja."
Wenn ja, wie?
„Immer wieder Rückzug in die Stille, um mich auf mich selbst zu besinnen und zu zentrieren, zu sammeln, zu konzentrieren. Alleine in der Natur meditieren. Kraftanken im Nichtstun."
Kann er integriert werden in das Leben?
„Ja. Es gilt, Prioritäten zu setzen. Weniger feste Termine und Aktivitäten und Ablenkungen."
Wenn ja, wie?
„Einen festen Zeitpunkt am Tag, Spaziergänge, mehr Wald und Natur. Verweilen am Wasser, ein ruhiges Plätzchen suchen. Auf meine innere Stimme hören, auf meine Körpersignale.
Ich sollte, wenn der Körper erschöpft und überfordert ist, auf meine Impulse hören. Mich treiben lassen, statt getrieben sein."
Wenn nein, warum?
„Ich habe manchmal Abgrenzungsschwierigkeiten, wenn von außen, der Familie und der Umwelt Forderungen kommen. Da steckt Gutmütigkeit und Willensschwäche dahinter."

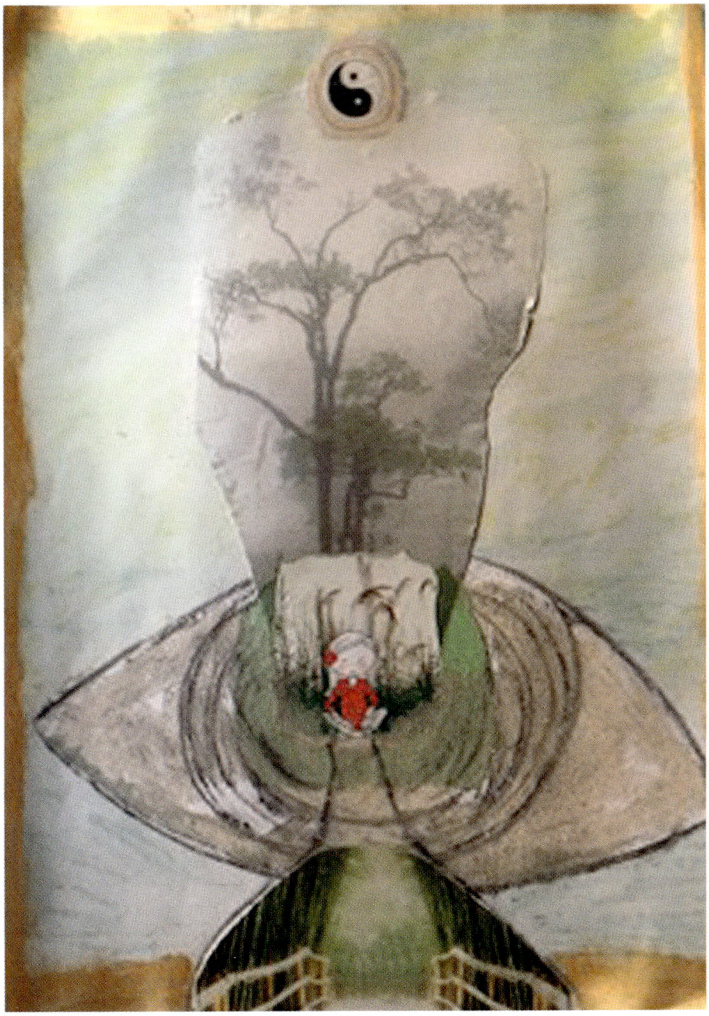

20.5.4 Fallbeispiel 4 und Intervention „Male ein Bild der Dominanten in dir!"

Konnte der Schattenaspekt herausgearbeitet werden, wenn ja, wie?

„Ja, der Schattenaspekt ‚Dominanz' konnte aus meiner Sicht durch verschiedene Bildelemente herausgearbeitet werden. Der Schattenaspekt 'Dominanz' zeigt sich in dem Symbol des Feuers, welches ich gemalt habe. Es zeigt eine präsente Größe und Stärke. Es sprühen auch Funken auf andere Menschen. Durch Dominanz sind auch andere Menschen betroffen. Das Bild des Mannes, der den Speer hält, zeigt eine innere Stärke. Er kann sich durch den Speer verteidigen oder sich entscheiden anzugreifen. Er handelt bedächtig und selbstkontrolliert. Er ist fähig, natürlich zu dominieren. Es gibt noch Hände, die eine Trommel schlagen. Die Hände geben den Takt und den Rhythmus an, bestimmt durch sein/ihr Handeln. Es gibt noch zwei Bilder von Frauen. Die eine Frau ist beweglich und frei, sie richtet den Blick nach oben, behält die Blickrichtung bei. Sie strahlt eine natürliche Autorität aus. Dabei bleibt sie locker und flexibel. Die andere Frau umfasst alles mit ihren Armen, trägt alles und hält alles zusammen. Dann gibt es noch ein Buddha-Bild, welches Weisheit ausstrahlt. Es zeigt sich eine Dominanz mit Milde, durch sein SEIN, IN SICH SEIN und IN SICH RUHEN."

Kann der Schattenaspekt integriert werden in das Leben? Wenn ja, wie?

„Ja, die Frau im privaten Familienbereich, die Alltagsthemen organisieren und bestimmen muss, wird von mir gefordert. Allerdings mit einem unangenehmen Gefühl dabei. Ich könnte versuchten, es leichter zu nehmen, mit mehr Lockerheit und Leichtigkeit, das fehlt. Die Yoga-Haltung, die Kriegerin, könnte ich üben. Es wäre für mich annehmbar, die Dominanz durch natürliche Autorität gegenüber den Kindern zu erreichen. Im Arbeitsbereich könnte ich zu meiner fachlichen Meinung und Kompetenz mehr stehen, auch wenn andere diese abzuwerten versuchen. Eine natürliche Autorität integrieren."

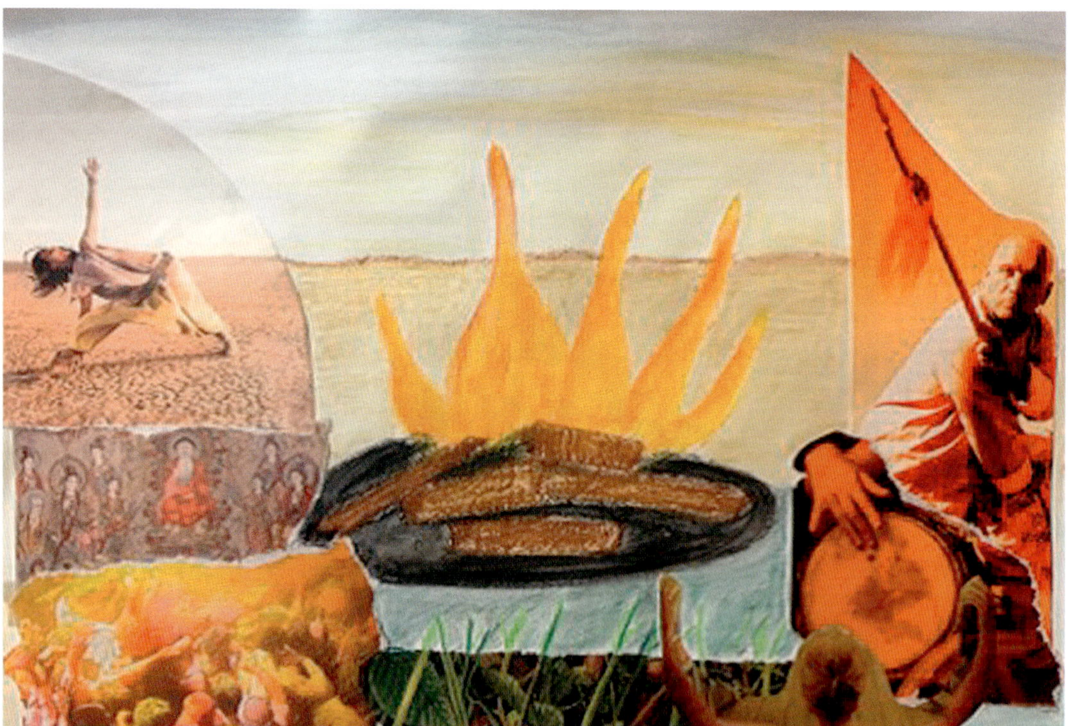

20.5.5 Fallbeispiel 5 und Intervention „Male ein Bild der Lebendigen in dir!"

Konnte der Schattenaspekt „Starre und Unbeweglichkeit" herausgearbeitet werden?
„Mein Schatten war die Starre, die Bewegungslosigkeit. Aus der Starre, dem Schatten, kann etwas Neues, Bewegliches entstehen, wenn er integriert wird. Das Neue kann kommen, wenn das Alte stirbt."
Wenn ja, wie?
„Ich habe einen Eiskristall dargestellt. Er ist nach außen wunderschön, doch kalt, gefühllos. Er wirkt unnahbar. Plötzlich fängt das Eis an zu tauen, durch die Liebe, Eigenliebe. Es entsteht Freude, ja kindliche Freude. Da ist nichts Starres mehr, sondern Bewegung."
Kann er in dein Leben integriert werden?
„Durch das Schmelzen des Eiskristalls kommt Bewegung in den Kristall, er schmilzt, das heißt, er löst sich auf. Es darf fließen, das Alte darf gehen. Nur durch die Herzenswärme kommt das Ganze in Bewegung und mündet in ein Meer von Leichtigkeit und Freude. Ich wünsche mir, mir endlich erlauben zu können, durch Eigenliebe meine unlebendige und starre Arbeit loszulassen und dadurch etwas Neues beginnen zu können, was mir mehr Lebendigkeit und Freude bringt."

Anmerkung
Inzwischen hat die Klientin die unlebendige und starre Arbeit im EDV-Bereich aufgegeben und übt die Tätigkeit als Heilpraktikerin aus, die ihr mehr Freude und Erfüllung im Leben bringt.

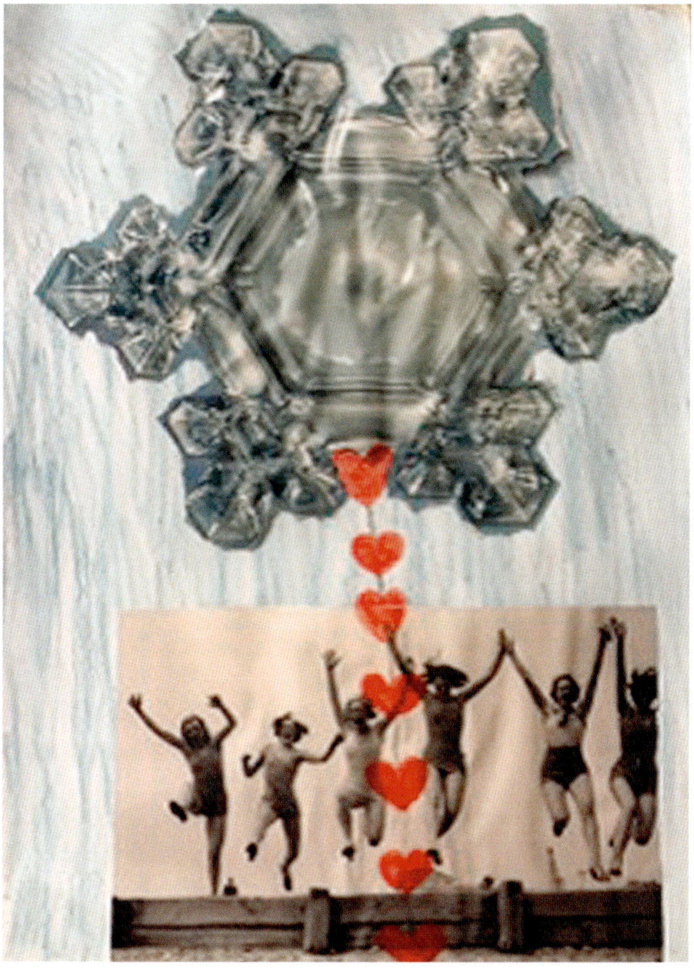

20.6 „Schattenakzeptanz" nach Verena Kast

„Schattenakzeptanz bedeutet, dass wir in einer bestimmten Situation die Schattenqualität unseres eigenen Verhaltens erkennen und, vielleicht vermittelt durch einen Traum, allenfalls das Verhalten korrigieren. Dass wir uns aber in jedem Fall fragen, was es bedeuten würde, wenn wir diesen Schattenaspekt voll ausleben oder in eine Beziehung einbringen, was das Ausleben eines bestimmten Schattenaspekts für Konsequenzen hat. Wir müssen eine Schattensensibilität entwickeln, in Bezug auf unseren Schatten wie auch in Bezug auf den Schatten der anderen. Schattenakzeptanz und Schattensensibilität bringen eine Zunahme von Selbsterkenntnis, Toleranz uns selbst und den anderen gegenüber sowie einer Abnahme der Heuchelei mit sich" (Kast 2000).

20.7 Einsatz der Methode

- Bei Projektionen
- Bei starken Affekten und Undifferenziertheit
- Bei bedrohlichen Figuren in Träumen
- Bei hohem Ich-Ideal
- Bei schambesetzten Themen
- Bei Ängsten
- Bei Phobien
- Bei Konflikten mit der Umwelt

LITERATUR

Kast V. Der Schatten in uns – Die subversive Lebenskraft (4. Aufl.). Zürich, Düsseldorf: Walter; 2000.
www.carl-g-jung.de
www.christliche-autoren.de/licht-und-schatten.html